临床实用急危重症系列丛书

妇产科急危重症

主　编　严　滨

编　者（按姓氏笔画排序）：

朱佳梅　严　玲　张　彤　张　峻　张　斌

张　璐　李　丹　李　晶　陆晓云　陈霄宇

周　岩　林　芳　金　玉　候文艳　徐　磊

曾凯阳

 中国协和医科大学出版社

图书在版编目（CIP）数据

妇产科急危重症 / 严滨主编. —北京：中国协和医科大学出版社，2018.1
（临床实用急危重症系列丛书）
ISBN 978-7-5679-0660-0

Ⅰ. ①妇… Ⅱ. ①严… Ⅲ. ①妇产科病-急性病-诊疗 ②妇产科病-险症-诊疗 Ⅳ. ①R71

中国版本图书馆 CIP 数据核字（2017）第 169724 号

临床实用急危重症系列丛书

妇产科急危重症

主　　编：严　滨
策划编辑：吴桂梅
责任编辑：吴桂梅

出版发行：**中国协和医科大学出版社**
　　　　　（北京东单三条九号　邮编100730　电话65260431）
网　　址：www. pumcp. com
经　　销：新华书店总店北京发行所
印　　刷：北京玺诚印务有限公司

开　　本：710×1000　　1/16 开
印　　张：24.75
字　　数：380 千字
版　　次：2018 年 1 月第 1 版
印　　次：2018 年 1 月第 1 次印刷
定　　价：66.00 元

ISBN 978-7-5679-0660-0

前　　言

　　妇产科是临床医学的重要组成部分，其急危重症发病率高，病情复杂多变，是危害广大妇女及胎儿、婴儿生命安全的重要因素，能否及时诊断和正确处理对其预后有着重要意义。

　　随着医学的快速发展和医学专业分工的进一步细化，妇产科专业在近年来取得了一系列进步，尤其是在妇产科急危重症的诊治方面取得了快速进展。医疗技术的推陈出新为妇产科学的发展注入了许多新概念、新观点和新技术，显著地提高了妇产科各类疾病的治愈率。

　　目前规范、系统、全面地介绍当前妇产科急危重症诊断方法和治疗手段的书籍较为匮乏。为了进一步促进广大妇产科及相关专业医师对妇产科急危重症的正确认识，提高其临床技能，从而使其更好地保障我国妇女人群的健康，我们在参阅国内外相关研究进展的基础上，结合我们的临床经验编写了《妇产科急危重症》一书。本书讲述了妇科急性炎症、妇科急腹症、妇科出血性疾病、女性生殖器官损伤、病理妊娠、妊娠期合并症、妊娠期黄疸、妊娠期出血、异常分娩、分娩期并发症、产褥期并发症、人工流产并发症、产科 DIC、产科休克等的病因、临床表现、检查、诊断、鉴别诊断及详细的治疗措施等，重点讲述了急危重症的关键诊治内容，使读者能够对所述疾病有一个系统和全面的了解和认识。本

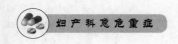

书写法条理清楚，内容精炼，指导对象明确，实用性强。

　　本书可作为妇产科医师的临床工具书及临床相关医务人员急诊急救的重要参考书，同时也可供基层医务人员和医学生阅读参考。

　　由于本书涉及内容广泛，书中不足之处在所难免，恳切希望广大读者批评指正。

编　者

2017 年 10 月

目　　录

第一章　妇产科急危重症常见症状 ································· 1

　　第一节　妇科急危重症常见症状 ······························· 1

　　第二节　产科急危重症常见症状 ····························· 43

第二章　妇科急性炎症 ··· 51

　　第一节　急性非特异性外阴炎 ······························· 51

　　第二节　急性非特异性前庭大腺炎 ························· 54

　　第三节　阴道炎 ··· 56

　　第四节　急性宫颈炎 ··· 65

　　第五节　急性子宫内膜炎 ······································· 69

　　第六节　急性盆腔炎及盆腔脓肿 ····························· 73

第三章　妇科急腹症 ··· 77

　　第一节　异位妊娠 ··· 77

　　第二节　卵巢滤泡或黄体破裂 ································· 91

　　第三节　卵巢肿瘤蒂扭转 ······································· 94

　　第四节　卵巢肿瘤破裂 ··· 96

　　第五节　处女膜闭锁及阴道横隔或纵隔 ··················· 99

　　第六节　痛经 ··· 102

第四章　妇科出血性疾病 ··· 104

　　第一节　功能失调性子宫出血 ································· 104

　　第二节　子宫肌瘤出血 ··· 111

　　第三节　子宫内膜息肉出血 ……………………………………………… 116

　　第四节　绝经后出血 ……………………………………………………… 117

第五章　女性生殖器官损伤 ………………………………………………… 123

　　第一节　外阴裂伤及血肿 ………………………………………………… 123

　　第二节　处女膜损伤 ……………………………………………………… 126

　　第三节　阴道损伤 ………………………………………………………… 127

　　第四节　阴道异物 ………………………………………………………… 130

　　第五节　阴道膀胱瘘 ……………………………………………………… 133

　　第六节　阴道直肠瘘 ……………………………………………………… 135

　　第七节　会阴裂伤 ………………………………………………………… 136

第六章　病理妊娠 …………………………………………………………… 140

　　第一节　妊娠剧吐 ………………………………………………………… 140

　　第二节　自然流产 ………………………………………………………… 145

　　第三节　羊水过多 ………………………………………………………… 153

　　第四节　羊水过少 ………………………………………………………… 158

　　第五节　胎儿窘迫 ………………………………………………………… 161

　　第六节　妊娠期高血压疾病 ……………………………………………… 169

第七章　妊娠期合并症 ……………………………………………………… 182

　　第一节　妊娠合并心脏病 ………………………………………………… 182

　　第二节　妊娠合并贫血 …………………………………………………… 194

　　第二节　妊娠合并特发性血小板减少性紫癜 …………………………… 204

　　第三节　妊娠合并糖尿病 ………………………………………………… 208

　　第四节　妊娠合并急性肾衰竭 …………………………………………… 217

　　第五节　妊娠合并甲状腺功能亢进症 …………………………………… 224

第八章　妊娠期黄疸 ………………………………………………………… 229

　　第一节　妊娠合并病毒性肝炎 …………………………………………… 229

　　第二节　妊娠期急性脂肪肝 ································· 245

　　第三节　妊娠期肝内胆汁淤积症 ····················· 252

第九章　妊娠期出血 ······································· 259

　　第一节　前置胎盘 ··· 259

　　第二节　胎盘早剥 ··· 267

　　第三节　前置血管破裂 ····································· 274

第十章　异常分娩 ··· 277

　　第一节　产力异常 ··· 277

　　第二节　产道异常 ··· 283

　　第三节　胎位异常 ··· 293

第十一章　分娩期并发症 ································· 302

　　第一节　羊水栓塞 ··· 302

　　第二节　脐带异常 ··· 307

　　第三节　子宫破裂 ··· 312

　　第四节　产后出血 ··· 316

第十二章　产褥期并发症 ································· 325

　　第一节　产褥感染 ··· 325

　　第二节　晚期产后出血 ····································· 332

　　第三节　产褥期抑郁症 ····································· 337

第十三章　人工流产并发症 ····························· 343

　　第一节　子宫穿孔 ··· 343

　　第二节　吸宫不全 ··· 347

　　第三节　人工流产综合反应 ····························· 350

第十四章　产科 DIC ······································· 354

第十五章　产科休克 ······································· 373

第一章　妇产科急危重症常见症状

第一节　妇科急危重症常见症状

一、外阴瘙痒

外阴瘙痒是由多种不同病变引起的一种症状，但也可能发生在正常妇女，瘙痒严重时影响工作和生活。

【病因】

1. 局部病因

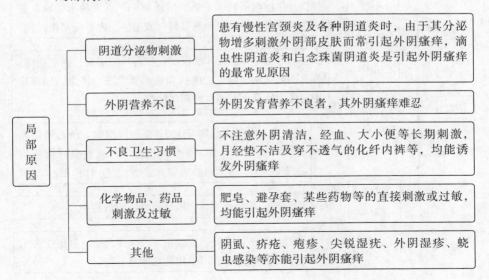

局部原因	阴道分泌物刺激	患有慢性宫颈炎及各种阴道炎时，由于其分泌物增多刺激外阴部皮肤而常引起外阴瘙痒，滴虫性阴道炎和白念珠菌阴道炎是引起外阴瘙痒的最常见原因
	外阴营养不良	外阴发育营养不良者，其外阴瘙痒难忍
	不良卫生习惯	不注意外阴清洁，经血、大小便等长期刺激，月经垫不洁及穿不透气的化纤内裤等，均能诱发外阴瘙痒
	化学物品、药品刺激及过敏	肥皂、避孕套、某些药物等的直接刺激或过敏，均能引起外阴瘙痒
	其他	阴虱、疥疮、疱疹、尖锐湿疣、外阴湿疹、蛲虫感染等亦能引起外阴瘙痒

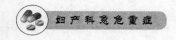

2. 全身病因

糖尿病及黄疸患者的尿液对外阴皮肤的刺激，维生素缺乏尤其是维生素 A、维生素 B 的缺乏，妊娠期肝内胆汁淤积症，妊娠期或经前期外阴部充血等均可引起外阴不同程度的瘙痒。另有部分患者虽外阴瘙痒十分严重，但原因不明，可能与精神或心理方面因素有关。

【临床表现及诊断】

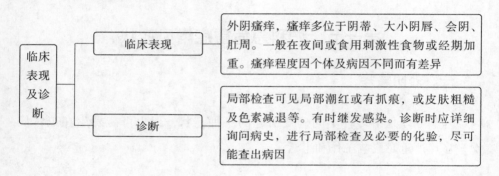

临床表现及诊断
- 临床表现：外阴瘙痒，瘙痒多位于阴蒂、大小阴唇、会阴、肛周。一般在夜间或食用刺激性食物或经期加重。瘙痒程度因个体及病因不同而有差异
- 诊断：局部检查可见局部潮红或有抓痕，或皮肤粗糙及色素减退等。有时继发感染。诊断时应详细询问病史，进行局部检查及必要的化验，尽可能查出病因

【治疗】

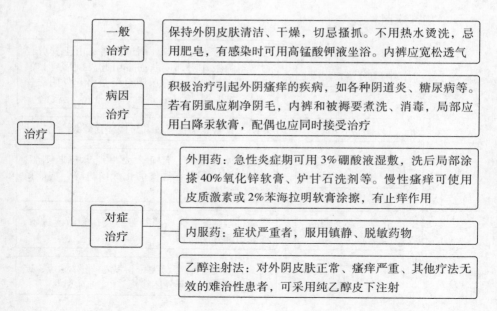

治疗
- 一般治疗：保持外阴皮肤清洁、干燥，切忌搔抓。不用热水烫洗，忌用肥皂，有感染时可用高锰酸钾液坐浴。内裤应宽松透气
- 病因治疗：积极治疗引起外阴瘙痒的疾病，如各种阴道炎、糖尿病等。若有阴虱应剃净阴毛，内裤和被褥要煮洗、消毒，局部应用白降汞软膏，配偶也应同时接受治疗
- 对症治疗：
  - 外用药：急性炎症期可用 3% 硼酸液湿敷，洗后局部涂搽 40% 氧化锌软膏、炉甘石洗剂等。慢性瘙痒可使用皮质激素或 2% 苯海拉明软膏涂搽，有止痒作用
  - 内服药：症状严重者，服用镇静、脱敏药物
  - 乙醇注射法：对外阴皮肤正常、瘙痒严重、其他疗法无效的难治性患者，可采用纯乙醇皮下注射

二、白带异常

正常白带呈白色稀糊状或蛋清样，高度黏稠，无腥臭味，量少。白带量多少与雌激素相关：月经前后 2~3 天量少，排卵期增多，青春期前、绝经后少，妊娠期量多。有生殖道炎症或肿瘤时，白带量明显增多且特点有改变。

【病因】

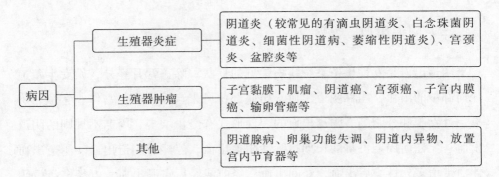

	生殖器炎症	阴道炎（较常见的有滴虫阴道炎、白念珠菌阴道炎、细菌性阴道病、萎缩性阴道炎）、宫颈炎、盆腔炎等
病因	生殖器肿瘤	子宫黏膜下肌瘤、阴道癌、宫颈癌、子宫内膜癌、输卵管癌等
	其他	阴道腺病、卵巢功能失调、阴道内异物、放置宫内节育器等

【鉴别要点】

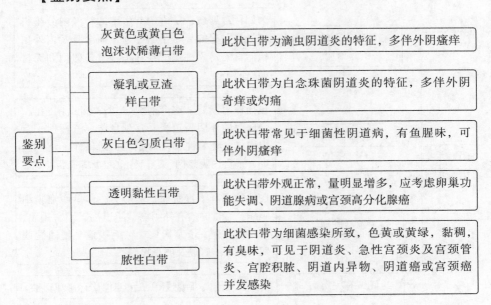

	灰黄色或黄白色泡沫状稀薄白带	此状白带为滴虫阴道炎的特征，多伴外阴瘙痒
	凝乳或豆渣样白带	此状白带为白念珠菌阴道炎的特征，多伴外阴奇痒或灼痛
鉴别要点	灰白色匀质白带	此状白带常见于细菌性阴道病，有鱼腥味，可伴外阴瘙痒
	透明黏性白带	此状白带外观正常，量明显增多，应考虑卵巢功能失调、阴道腺病或宫颈高分化腺癌
	脓性白带	此状白带为细菌感染所致，色黄或黄绿，黏稠，有臭味，可见于阴道炎、急性宫颈炎及宫颈管炎、宫腔积脓、阴道内异物、阴道癌或宫颈癌并发感染

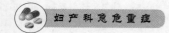
续流程

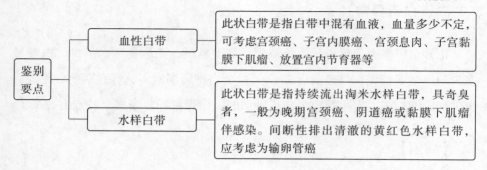

```
                    ┌──────────┐      ┌─────────────────────────────────┐
                    │ 血性白带 │──────│ 此状白带是指白带中混有血液，血量多少不定，│
          ┌─────────┤          │      │ 可考虑宫颈癌、子宫内膜癌、宫颈息肉、子宫黏 │
┌────────┐│         └──────────┘      │ 膜下肌瘤、放置宫内节育器等              │
│ 鉴别  ││                            └─────────────────────────────────┘
│ 要点  ││         ┌──────────┐      ┌─────────────────────────────────┐
└────────┘│         │ 水样白带 │──────│ 此状白带是指持续流出淘米水样白带，具奇臭 │
          └─────────┤          │      │ 者，一般为晚期宫颈癌、阴道癌或黏膜下肌瘤 │
                    └──────────┘      │ 伴感染。间断性排出清澈的黄红色水样白带，│
                                      │ 应考虑为输卵管癌                      │
                                      └─────────────────────────────────┘
```

三、阴道出血

　　阴道出血是女性生殖系统疾病常见的症状。除正常月经外，妇女生殖道任何部位的出血，均称阴道出血。出血部位可来自输卵管、宫体、宫颈、阴道、处女膜和外阴等。阴道出血的表现形式有经量增多、周期不规则的阴道出血、无任何周期可辨的长期持续性阴道出血、停经后阴道出血、阴道出血伴白带增多、性交后出血、经间出血、经前或经后点滴出血、停经多年后阴道出血、间歇性阴道血水等。阴道出血常见于以下情况。

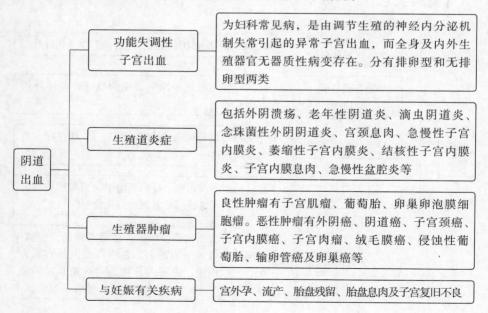

```
          ┌──────────┐      ┌─────────────────────────────────┐
          │功能失调性 │──────│ 为妇科常见病，是由调节生殖的神经内分泌机 │
          │ 子宫出血 │      │ 制失常引起的异常子宫出血，而全身及内外生 │
          │          │      │ 殖器官无器质性病变存在。分有排卵型和无排 │
          └──────────┘      │ 卵型两类                            │
                            └─────────────────────────────────┘
          ┌──────────┐      ┌─────────────────────────────────┐
          │          │      │ 包括外阴溃疡、老年性阴道炎、滴虫阴道炎、 │
          │ 生殖道炎症│──────│ 念珠菌性外阴阴道炎、宫颈息肉、急慢性子宫 │
┌────────┐│          │      │ 内膜炎、萎缩性子宫内膜炎、结核性子宫内膜 │
│ 阴道  ││          └──────────┘      │ 炎、子宫内膜息肉、急慢性盆腔炎等          │
│ 出血  ││                            └─────────────────────────────────┘
└────────┘│          ┌──────────┐      ┌─────────────────────────────────┐
          │          │          │      │ 良性肿瘤有子宫肌瘤、葡萄胎、卵巢卵泡膜细 │
          │ 生殖器肿瘤│──────│ 胞瘤。恶性肿瘤有外阴癌、阴道癌、子宫颈癌、│
          │          │      │ 子宫内膜癌、子宫肉瘤、绒毛膜癌、侵蚀性葡 │
          └──────────┘      │ 萄胎、输卵管癌及卵巢癌等                │
                            └─────────────────────────────────┘
          ┌──────────┐      ┌─────────────────────────────────┐
          │与妊娠有关疾病│──│ 宫外孕、流产、胎盘残留、胎盘息肉及子宫复旧不良│
          └──────────┘      └─────────────────────────────────┘
```

续流程

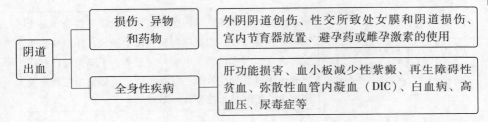

阴道出血
　損伤、异物和药物 —— 外阴阴道创伤、性交所致处女膜和阴道损伤、宫内节育器放置、避孕药或雌孕激素的使用
　全身性疾病 —— 肝功能损害、血小板减少性紫癜、再生障碍性贫血、弥散性血管内凝血（DIC）、白血病、高血压、尿毒症等

【病史采集】

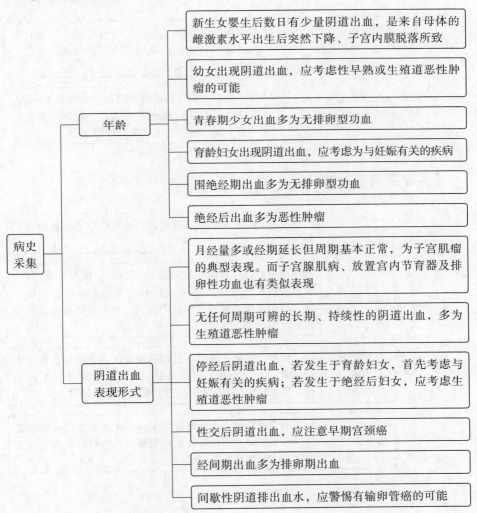

病史采集
　年龄
　　新生女婴生后数日有少量阴道出血，是来自母体的雌激素水平出生后突然下降、子宫内膜脱落所致
　　幼女出现阴道出血，应考虑性早熟或生殖道恶性肿瘤的可能
　　青春期少女出血多为无排卵型功血
　　育龄妇女出现阴道出血，应考虑为与妊娠有关的疾病
　　围绝经期出血多为无排卵型功血
　　绝经后出血多为恶性肿瘤
　阴道出血表现形式
　　月经量多或经期延长但周期基本正常，为子宫肌瘤的典型表现。而子宫腺肌病、放置宫内节育器及排卵性功血也有类似表现
　　无任何周期可辨的长期、持续性的阴道出血，多为生殖道恶性肿瘤
　　停经后阴道出血，若发生于育龄妇女，首先考虑与妊娠有关的疾病；若发生于绝经后妇女，应考虑生殖道恶性肿瘤
　　性交后阴道出血，应注意早期宫颈癌
　　经间期出血多为排卵期出血
　　间歇性阴道排出血水，应警惕有输卵管癌的可能

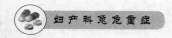

续流程

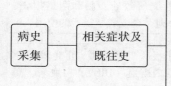 阴道出血伴发热注意宫内感染，伴阵发性下腹痛多见于流产，伴持续性剧烈腹痛多见宫外孕破裂，伴恶臭白带应考虑宫颈癌或黏膜下肌瘤并发感染。了解全身性疾病史如血小板减少性紫癜、白血病等，了解使用性激素类药物史，了解是否放置宫内节育器

【体格检查】

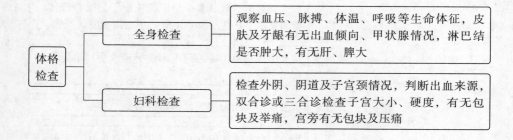

体格检查
- 全身检查：观察血压、脉搏、体温、呼吸等生命体征，皮肤及牙龈有无出血倾向、甲状腺情况，淋巴结是否肿大，有无肝、脾大
- 妇科检查：检查外阴、阴道及子宫颈情况，判断出血来源，双合诊或三合诊检查子宫大小、硬度、有无包块及举痛，宫旁有无包块及压痛

【实验室与辅助检查】

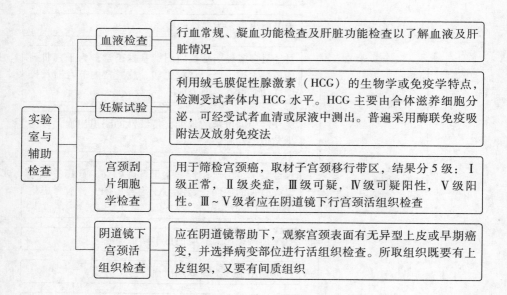

实验室与辅助检查
- 血液检查：行血常规、凝血功能检查及肝脏功能检查以了解血液及肝脏情况
- 妊娠试验：利用绒毛膜促性腺激素（HCG）的生物学或免疫学特点，检测受试者体内 HCG 水平。HCG 主要由合体滋养细胞分泌，可经受试者血清或尿液中测出。普遍采用酶联免疫吸附法及放射免疫法
- 宫颈刮片细胞学检查：用于筛检宫颈癌，取材子宫颈移行带区，结果分 5 级：Ⅰ级正常，Ⅱ级炎症，Ⅲ级可疑，Ⅳ级可疑阳性，Ⅴ级阳性。Ⅲ～Ⅴ级者应在阴道镜下行宫颈活组织检查
- 阴道镜下宫颈活组织检查：应在阴道镜帮助下，观察宫颈表面有无异型上皮或早期癌变，并选择病变部位进行活组织检查。所取组织既要有上皮组织，又要有间质组织

续流程

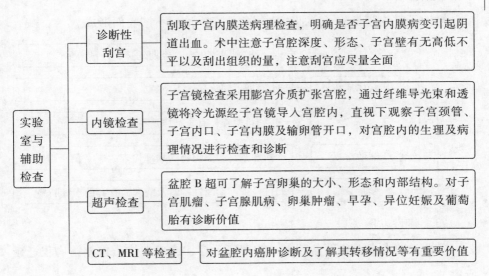

【阴道出血常见疾病诊断】

1. 不规则阴道出血伴下腹疼痛

（1）急性子宫内膜炎、子宫肌炎

急性子宫内膜炎多发生于产后、剖宫产后、流产后及宫腔内的手术后。感染的细菌最常见的为链球菌、葡萄球菌、大肠埃希杆菌、淋菌、衣原体及支原体、厌氧菌等。子宫肌炎多为子宫内膜炎的并发症。感染由子宫内膜直接浸润，淋巴管及血管播散达子宫肌层，引起子宫水肿充血，甚而发生弥漫性坏死或多处化脓。

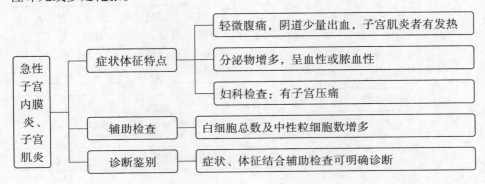

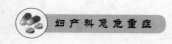

（2）慢性子宫内膜炎、子宫肌炎

慢性子宫内膜炎、子宫肌炎常因急性炎症治疗不彻底而形成。

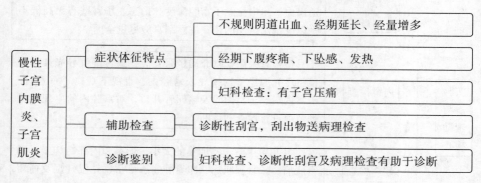

慢性子宫内膜炎、子宫肌炎
- 症状体征特点
  - 不规则阴道出血、经期延长、经量增多
  - 经期下腹疼痛、下坠感、发热
  - 妇科检查：有子宫压痛
- 辅助检查——诊断性刮宫，刮出物送病理检查
- 诊断鉴别——妇科检查、诊断性刮宫及病理检查有助于诊断

（3）慢性盆腔炎

慢性盆腔炎常因急性盆腔炎未能彻底治疗，或患者体质较差，病程迁延所致。

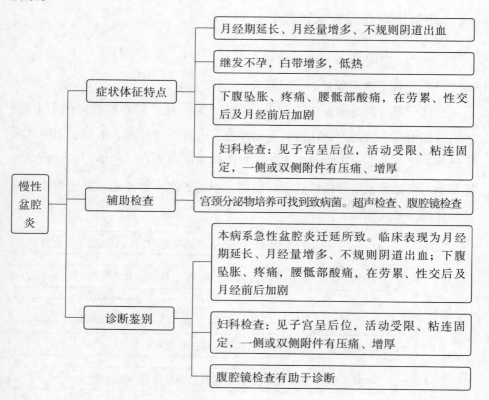

慢性盆腔炎
- 症状体征特点
  - 月经期延长、月经量增多、不规则阴道出血
  - 继发不孕，白带增多，低热
  - 下腹坠胀、疼痛、腰骶部酸痛，在劳累、性交后及月经前后加剧
  - 妇科检查：见子宫呈后位、活动受限、粘连固定，一侧或双侧附件有压痛、增厚
- 辅助检查——宫颈分泌物培养可找到致病菌。超声检查、腹腔镜检查
- 诊断鉴别
  - 本病系急性盆腔炎迁延所致。临床表现为月经期延长、月经量增多、不规则阴道出血；下腹坠胀、疼痛、腰骶部酸痛，在劳累、性交后及月经前后加剧
  - 妇科检查：见子宫呈后位、活动受限、粘连固定，一侧或双侧附件有压痛、增厚
  - 腹腔镜检查有助于诊断

（4）原发性输卵管癌

原发性输卵管癌是一种起源于输卵管内膜的恶性肿瘤，因诊断困难，发现时多已较晚，因而预后不良。

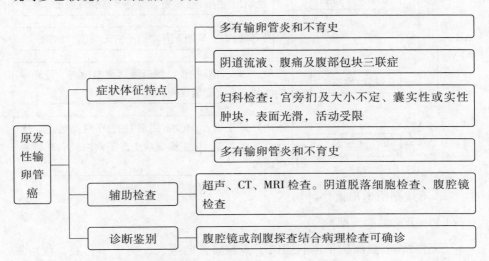

（5）阴道、宫颈、宫体恶性肿瘤晚期

阴道、宫颈、宫体恶性肿瘤晚期预后较差。

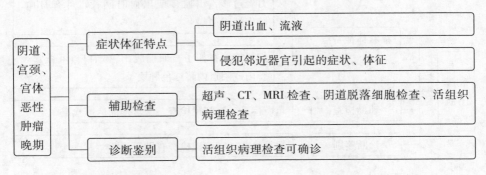

（6）子宫内膜癌

子宫内膜癌是指子宫内膜发生的癌，绝大多数为腺癌，为女性生殖器三大恶性肿瘤之一。

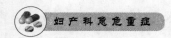

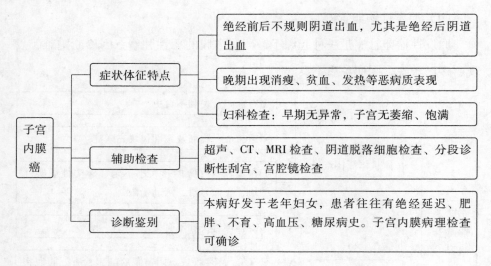

子宫内膜癌
- 症状体征特点
  - 绝经前后不规则阴道出血，尤其是绝经后阴道出血
  - 晚期出现消瘦、贫血、发热等恶病质表现
  - 妇科检查：早期无异常，子宫无萎缩、饱满
- 辅助检查
  - 超声、CT、MRI检查、阴道脱落细胞检查、分段诊断性刮宫、宫腔镜检查
- 诊断鉴别
  - 本病好发于老年妇女，患者往往有绝经延迟、肥胖、不育、高血压、糖尿病史。子宫内膜病理检查可确诊

2. 不规则阴道出血伴肿块

（1）子宫黏膜下肌瘤

子宫黏膜下肌瘤指子宫肌瘤向子宫黏膜方向生长，突出子宫腔，仅由黏膜覆盖的病症。

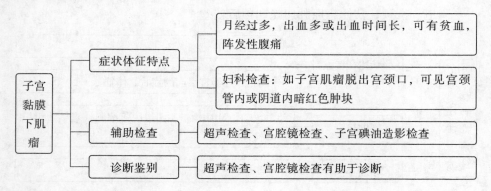

子宫黏膜下肌瘤
- 症状体征特点
  - 月经过多，出血多或出血时间长，可有贫血，阵发性腹痛
  - 妇科检查：如子宫肌瘤脱出宫颈口，可见宫颈管内或阴道内暗红色肿块
- 辅助检查
  - 超声检查、宫腔镜检查、子宫碘油造影检查
- 诊断鉴别
  - 超声检查、宫腔镜检查有助于诊断

（2）宫颈息肉

宫颈息肉为子宫颈管或宫颈黏膜局部炎性过度增生，向宫颈外口突出所致。

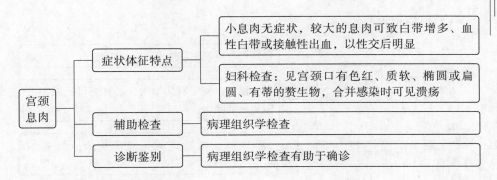

（3）卵巢性索间质肿瘤

卵巢性索间质肿瘤包括颗粒细胞瘤、卵泡膜细胞瘤、支持细胞间质细胞瘤、两性母细胞瘤及伴有环状小管的性索瘤。

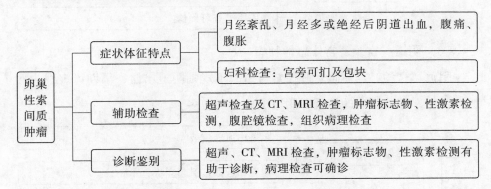

（4）子宫内膜息肉

子宫内膜息肉是慢性子宫内膜炎的一种类型，为炎性子宫内膜局部血管和结缔组织增生形成息肉状赘生物突入宫腔内所致。

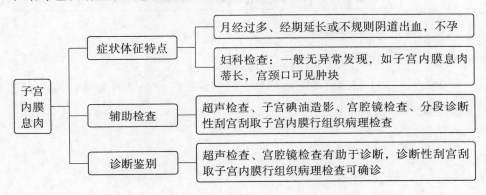

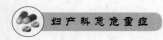

（5）陈旧性宫外孕

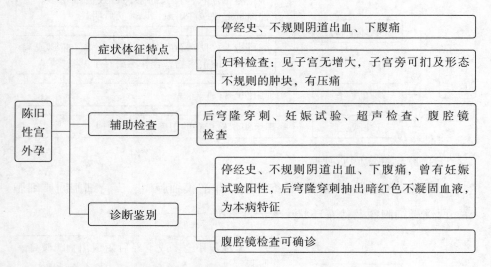

（6）阴道、宫颈、宫体恶性肿瘤

阴道、宫颈、宫体恶性肿瘤常可引起不规则阴道出血，早期可表现为接触性出血，随着疾病的发展，阴道出血量可增多。

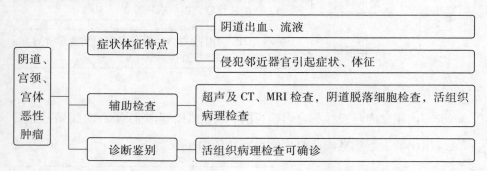

3．月经过多或过频

（1）功能失调性子宫出血

功能失调性子宫出血是指由调节生殖的神经内分泌机制失常引起的异常子宫出血。

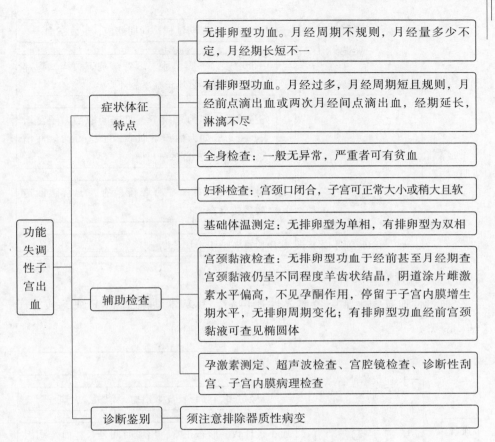

（2）血小板异常

血小板异常可分为血小板计数减少及血小板功能异常。

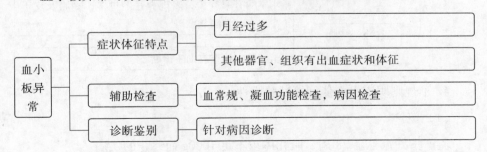

（3）子宫肌瘤

子宫肌瘤主要是由子宫平滑肌细胞增生而成的子宫实质性肿瘤，是女性生殖器官中最常见的良性肿瘤。

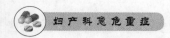

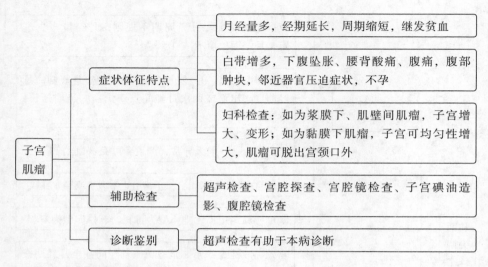

子宫肌瘤

症状体征特点
- 月经量多，经期延长，周期缩短，继发贫血
- 白带增多，下腹坠胀、腰背酸痛、腹痛、腹部肿块，邻近器官压迫症状，不孕
- 妇科检查：如为浆膜下、肌壁间肌瘤，子宫增大、变形；如为黏膜下肌瘤，子宫可均匀性增大，肌瘤可脱出宫颈口外

辅助检查
- 超声检查、宫腔探查、宫腔镜检查、子宫碘油造影、腹腔镜检查

诊断鉴别
- 超声检查有助于本病诊断

（4）血管性血友病

血管性血友病为常染色体显性遗传病，其基本缺陷是 vWF 缺乏或分子结构异常。

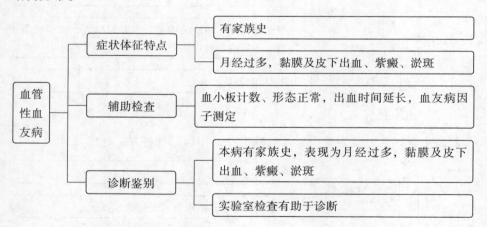

血管性血友病

症状体征特点
- 有家族史
- 月经过多，黏膜及皮下出血、紫癜、淤斑

辅助检查
- 血小板计数、形态正常，出血时间延长，血友病因子测定

诊断鉴别
- 本病有家族史，表现为月经过多，黏膜及皮下出血、紫癜、淤斑
- 实验室检查有助于诊断

4. 不规则阴道出血伴妊娠试验阳性

（1）流产

流产指妊娠不足 28 周、胎儿体重不足 1000g 而终止的疾病。

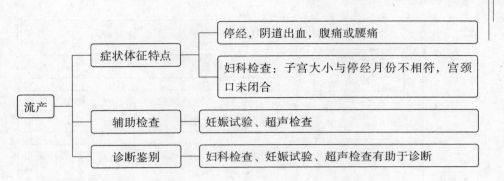

（2）异位妊娠

异位妊娠指受精卵在子宫体腔以外着床的疾病。

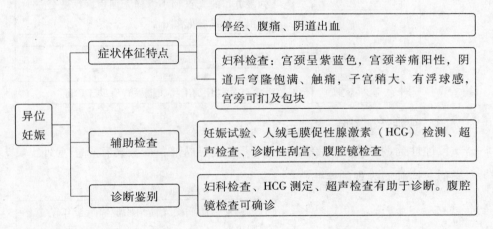

（3）葡萄胎

葡萄胎指妊娠后胎盘绒毛滋养细胞增生、间质水肿，终末绒毛转变成水泡、水泡间相连成串的疾病，因其形如葡萄而得名。

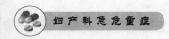
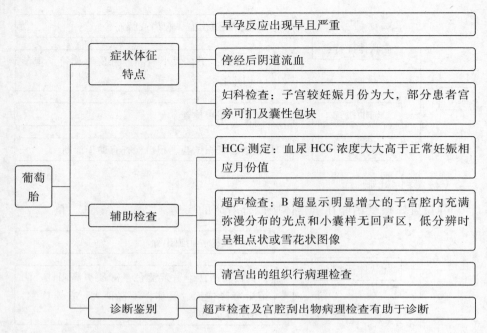

葡萄胎
├─ 症状体征特点
│   ├─ 早孕反应出现早且严重
│   ├─ 停经后阴道流血
│   └─ 妇科检查：子宫较妊娠月份为大，部分患者宫旁可扪及囊性包块
├─ 辅助检查
│   ├─ HCG测定：血尿HCG浓度大大高于正常妊娠相应月份值
│   ├─ 超声检查：B超显示明显增大的子宫腔内充满弥漫分布的光点和小囊样无回声区，低分辨时呈粗点状或雪花状图像
│   └─ 清宫出的组织行病理检查
└─ 诊断鉴别
    └─ 超声检查及宫腔刮出物病理检查有助于诊断

（4）侵蚀性葡萄胎

侵蚀性葡萄胎指葡萄胎组织侵入子宫肌层局部，少数转移至子宫外，具有类似恶性肿瘤表现的疾病。

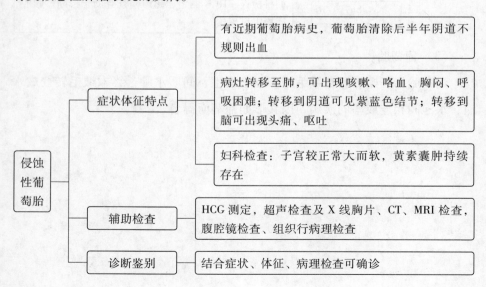

侵蚀性葡萄胎
├─ 症状体征特点
│   ├─ 有近期葡萄胎病史，葡萄胎清除后半年阴道不规则出血
│   ├─ 病灶转移至肺，可出现咳嗽、咯血、胸闷、呼吸困难；转移到阴道可见紫蓝色结节；转移到脑可出现头痛、呕吐
│   └─ 妇科检查：子宫较正常大而软，黄素囊肿持续存在
├─ 辅助检查
│   └─ HCG测定，超声检查及X线胸片、CT、MRI检查，腹腔镜检查、组织行病理检查
└─ 诊断鉴别
    └─ 结合症状、体征、病理检查可确诊

（5）绒毛膜癌

绒毛膜癌指滋养细胞癌变，失去绒毛或葡萄样组织结构而散在性侵入子宫肌层，转移至其他组织器官并引起组织破坏的疾病。

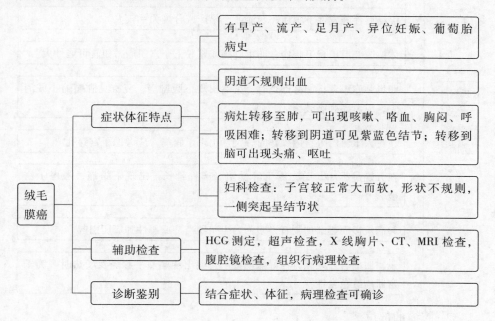

四、腹痛

下腹疼痛是盆腔脏器器质性病变或功能紊乱的信号，也是促使患者就医的警钟和临床诊断的重要线索，是女性疾病常见的临床症状之一。临床上按起病急缓与病程长短可分为急性或慢性腹痛两大类型。

【病史采集】

1. 起病的急缓或诱因

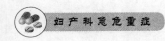

育龄女性出现停经、阴道出血、反复下腹隐痛后突然出现撕裂样剧痛，应想到输卵管妊娠破裂或流产的可能，若同时伴有腹腔内出血表现者更应考虑宫外孕

停经后伴阵发性下腹痛，与流产、早产或分娩关系较大

体位改变后出现下腹痛，卵巢肿瘤或浆膜下子宫肌瘤蒂扭转可能性大

起病的急缓或诱因 —— 卵巢肿瘤患者行妇科检查时，突然出现下腹剧痛，复查见肿瘤缩小或消失，应考虑肿瘤破裂

在行人工流产等宫内操作时，突然出现下腹痛，应考虑子宫穿孔

在分娩过程中，胎先露下降受阻，产程延长，出现下腹痛，考虑子宫破裂

起病缓慢而逐渐加剧者，多为内生殖器炎症或恶性肿瘤所引起

子宫肌瘤合并妊娠，在妊娠期或产褥期出现剧烈下腹痛及发热时多为子宫肌瘤红色变性

2. 腹痛的部位

下腹正中疼痛多为子宫引起

右侧下腹痛应排除急性阑尾炎

腹痛的部位 —— 一侧下腹痛多为该侧卵巢囊肿蒂扭转、破裂或输卵管卵巢炎症及异位妊娠流产或破裂

双侧下腹痛常见于子宫附件炎性病变

整个下腹痛甚至全腹痛见于卵巢囊肿破裂、输卵管破裂或盆腔腹膜炎

3. 腹痛性质

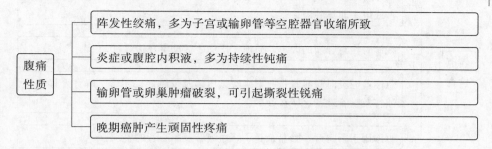

腹痛性质	阵发性绞痛，多为子宫或输卵管等空腔器官收缩所致
	炎症或腹腔内积液，多为持续性钝痛
	输卵管或卵巢肿瘤破裂，可引起撕裂性锐痛
	晚期癌肿产生顽固性疼痛

4. 下腹痛的时间

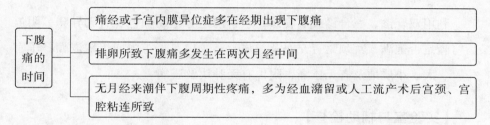

下腹痛的时间	痛经或子宫内膜异位症多在经期出现下腹痛
	排卵所致下腹痛多发生在两次月经中间
	无月经来潮伴下腹周期性疼痛，多为经血潴留或人工流产术后宫颈、宫腔粘连所致

5. 腹痛放射部位

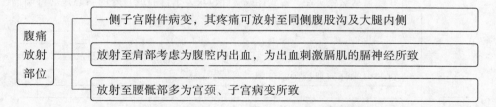

腹痛放射部位	一侧子宫附件病变，其疼痛可放射至同侧腹股沟及大腿内侧
	放射至肩部考虑为腹腔内出血，为出血刺激膈肌的膈神经所致
	放射至腰骶部多为宫颈、子宫病变所致

【体格检查】

1. 全身检查

血压、脉搏、呼吸、体温、面色及姿势等。

2. 腹部检查

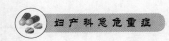

```
          ┌─ 视诊时腹部肿胀形似蛙状腹，多为腹腔积液，下腹正中隆起，主要是子
          │  宫或巨大卵巢肿瘤
          │
          ├─ 触诊时注意肿瘤的大小、质地、压痛、活动度及边界
 腹部      │
 检查      ├─ 急性盆腔炎时腹肌紧张，下腹明显压痛及反跳痛，叩诊了解有无移动性
          │  浊音及肠管鼓音之所在处
          │
          └─ 听诊用于肠鸣音、胎盘杂音、脐血流音及胎心音的鉴别
```

3. 妇科检查

利用双合诊、三合诊或肛腹诊，了解阴道分泌物颜色、有无异味，阴道后穹隆是否饱满，宫颈是否充血及举痛，宫颈口是否扩张或组织嵌顿，子宫位置、大、小质地及有无压痛，附件有无肿块及压痛。

【实验室与辅助检查】

```
          ┌─ B超显示盆腔实性、囊实性或囊性包块，子宫腔或宫外的胎心搏动可确
          │  诊为宫内妊娠或宫外孕
          │
          ├─ 血常规显示血红细胞或血红蛋白是否下降，了解贫血程度及内出血情
          │  况，有炎症者血白细胞计数升高或核左移
          │
 实验      ├─ 尿妊娠试验或血 β-HCG 检查，排除与妊娠有关的疾病
 室与      │
 辅助      ├─ 腹腔穿刺或阴道后穹隆穿刺确定有无腹腔内出血，疑似恶性肿瘤时，穿
 检查      │  刺液送检找癌细胞，穿刺液为脓性液体时应考虑为炎症引起，送病原体
          │  培养加药敏
          │
          ├─ 放射线检查、诊断性刮宫等在下腹痛病因诊断中起一定作用
          │
          └─ 部分下腹痛的病因在腹腔镜下才能得到明确，必要时在腹腔镜下行手术
             治疗
```

【腹痛的常见疾病诊断】

1. 急性下腹疼痛伴发热

（1）急性输卵管炎

急性输卵管炎指输卵管发生的急性炎症，其病原菌多来自于外阴、阴道、子宫，常发生于流产、足月产、月经期或宫内手术后。

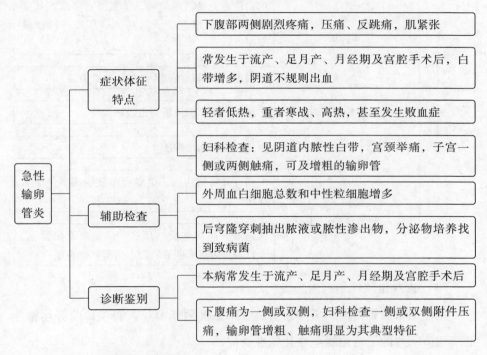

（2）急性盆腔结缔组织炎

急性盆腔结缔组织炎是指盆腔结缔组织初发的炎症，不是继发于输卵管、卵巢的炎症，是初发于子宫旁的结缔组织，然后再扩展到其他部位。

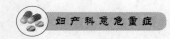

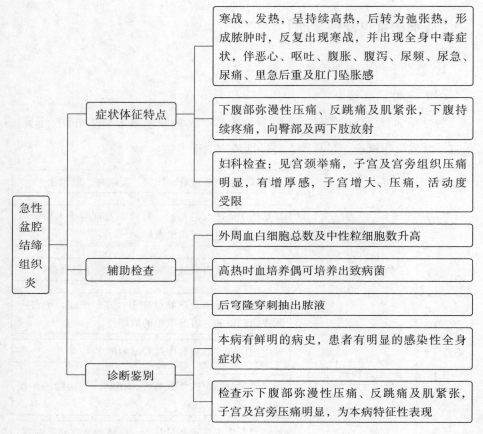

（3）急性化脓性子宫内膜炎

急性化脓性子宫内膜炎多为由链球菌、葡萄球菌及大肠埃希菌等化脓性细菌感染所致的子宫内膜急性化脓性炎症。

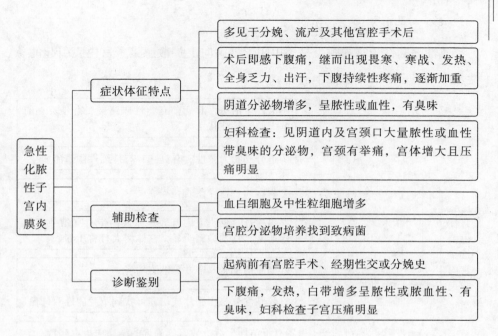

急性化脓性子宫内膜炎
- 症状体征特点
  - 多见于分娩、流产及其他宫腔手术后
  - 术后即感下腹痛，继而出现畏寒、寒战、发热、全身乏力、出汗，下腹持续性疼痛，逐渐加重
  - 阴道分泌物增多，呈脓性或血性，有臭味
  - 妇科检查：见阴道内及宫颈口大量脓性或血性带臭味的分泌物，宫颈有举痛，宫体增大且压痛明显
- 辅助检查
  - 血白细胞及中性粒细胞增多
  - 宫腔分泌物培养找到致病菌
- 诊断鉴别
  - 起病前有宫腔手术、经期性交或分娩史
  - 下腹痛，发热，白带增多呈脓性或脓血性、有臭味，妇科检查子宫压痛明显

（4）急性阑尾炎

急性阑尾炎指阑尾发生的急性炎症，是引起下腹痛的较常见疾病，当急性阑尾炎的腹痛转移到右下腹时，易与相关的妇产科疾病混淆。

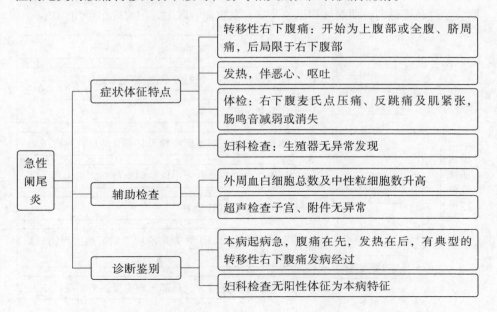

急性阑尾炎
- 症状体征特点
  - 转移性右下腹痛：开始为上腹部或全腹、脐周痛，后局限于右下腹部
  - 发热，伴恶心、呕吐
  - 体检：右下腹麦氏点压痛、反跳痛及肌紧张，肠鸣音减弱或消失
  - 妇科检查：生殖器无异常发现
- 辅助检查
  - 外周血白细胞总数及中性粒细胞数升高
  - 超声检查子宫、附件无异常
- 诊断鉴别
  - 本病起病急，腹痛在先，发热在后，有典型的转移性右下腹痛发病经过
  - 妇科检查无阳性体征为本病特征

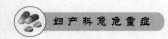

（5）急性淋菌性子宫内膜炎

急性淋菌性子宫内膜炎是多由阴道淋病向上扩散感染子宫内膜引起的急性炎症。患者多有不洁性生活史。

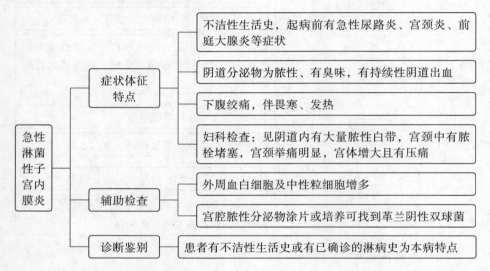

急性淋菌性子宫内膜炎
- 症状体征特点
  - 不洁性生活史，起病前有急性尿路炎、宫颈炎、前庭大腺炎等症状
  - 阴道分泌物为脓性、有臭味，有持续性阴道出血
  - 下腹绞痛，伴畏寒、发热
  - 妇科检查：见阴道内有大量脓性白带，宫颈中有脓栓堵塞，宫颈举痛明显，宫体增大且有压痛
- 辅助检查
  - 外周血白细胞及中性粒细胞增多
  - 宫腔脓性分泌物涂片或培养可找到革兰阴性双球菌
- 诊断鉴别
  - 患者有不洁性生活史或有已确诊的淋病史为本病特点

（6）子宫肌瘤红色变性

子宫肌瘤红色变性多见于妊娠期或产褥期，是一种特殊类型的坏死，子宫肌瘤发生红色变性时，肌瘤体积迅速改变，发生血管破裂，出血弥散于组织内。

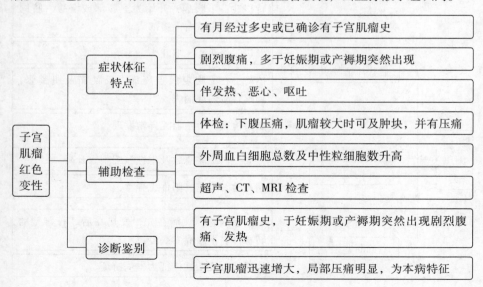

子宫肌瘤红色变性
- 症状体征特点
  - 有月经过多史或已确诊有子宫肌瘤史
  - 剧烈腹痛，多于妊娠期或产褥期突然出现
  - 伴发热、恶心、呕吐
  - 体检：下腹压痛，肌瘤较大时可及肿块，并有压痛
- 辅助检查
  - 外周血白细胞总数及中性粒细胞数升高
  - 超声、CT、MRI 检查
- 诊断鉴别
  - 有子宫肌瘤史，于妊娠期或产褥期突然出现剧烈腹痛、发热
  - 子宫肌瘤迅速增大，局部压痛明显，为本病特征

（7）急性肠系膜淋巴结炎

急性肠系膜淋巴结炎在 7 岁以下小儿中好发，以冬春季节多见，常在上呼吸道感染或肠道感染中并发。小儿肠系膜淋巴结在回肠末端和回盲部分布丰富，且小肠内容物常因回盲瓣的作用在回肠末端停留，肠内细菌和病毒产物易在该处吸收进入回盲部淋巴结，致肠系膜淋巴结炎。

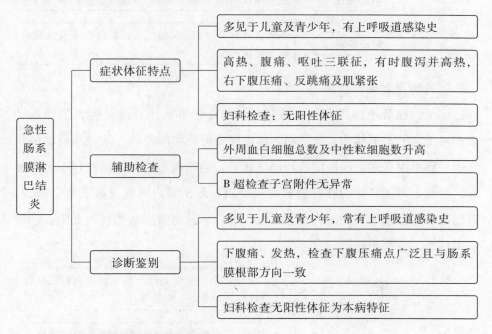

2. 急性下腹疼痛伴盆腔肿块

（1）子宫肌瘤

子宫肌瘤是女性生殖器最常见的良性肿瘤，也是人体最常见的肿瘤，主要由平滑肌细胞增生而成，其间有少量纤维结缔组织。

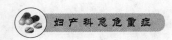

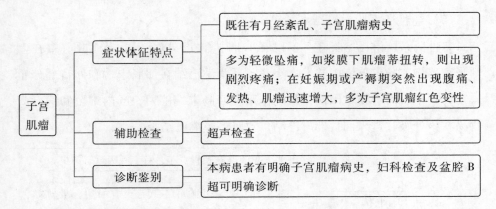

子宫肌瘤

- 症状体征特点
  - 既往有月经紊乱、子宫肌瘤病史
  - 多为轻微坠痛,如浆膜下肌瘤蒂扭转,则出现剧烈疼痛;在妊娠期或产褥期突然出现腹痛、发热、肌瘤迅速增大,多为子宫肌瘤红色变性
- 辅助检查
  - 超声检查
- 诊断鉴别
  - 本病患者有明确子宫肌瘤病史,妇科检查及盆腔 B 超可明确诊断

（2）卵巢肿瘤蒂扭转

卵巢肿瘤蒂扭转好发于瘤蒂较长、瘤体中等大小、活动度大的卵巢肿瘤,因子宫的上下移动、肠蠕动、体位骤变可使肿瘤转动,其蒂（骨盆漏斗韧带、卵巢固有韧带和输卵管）随之扭转,当扭转超过某一角度且不能回复时,可使走行于其间的肿瘤静脉回流受阻,致使瘤内高度充血或血管破裂,进而使瘤体急剧增大,瘤内发生出血,最后动脉血流因蒂扭转而受阻,肿瘤发生坏死、破裂、感染。

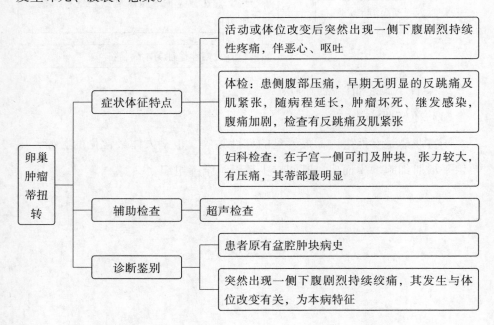

卵巢肿瘤蒂扭转

- 症状体征特点
  - 活动或体位改变后突然出现一侧下腹剧烈持续性疼痛,伴恶心、呕吐
  - 体检:患侧腹部压痛,早期无明显的反跳痛及肌紧张,随病程延长,肿瘤坏死、继发感染,腹痛加剧,检查有反跳痛及肌紧张
  - 妇科检查:在子宫一侧可扪及肿块,张力较大,有压痛,其蒂部最明显
- 辅助检查
  - 超声检查
- 诊断鉴别
  - 患者原有盆腔肿块病史
  - 突然出现一侧下腹剧烈持续绞痛,其发生与体位改变有关,为本病特征

（3）盆腔炎性肿块

盆腔炎性肿块起自急性输卵管炎。因输卵管腔内的炎性分泌物流到盆腔，继发盆腔腹膜炎、卵巢周围炎，使输卵管、卵巢、韧带、大网膜及肠管等粘连成一团，形成盆腔炎性肿块。

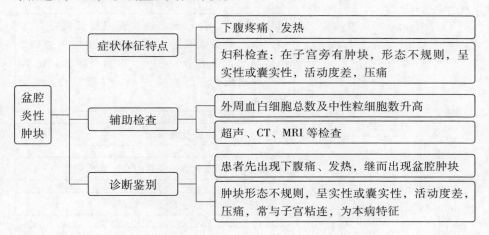

（4）盆腔脓肿

盆腔脓肿包括输卵管积脓、卵巢脓肿、输卵管卵巢脓肿、子宫直肠陷凹脓肿及阴道直肠隔脓肿。

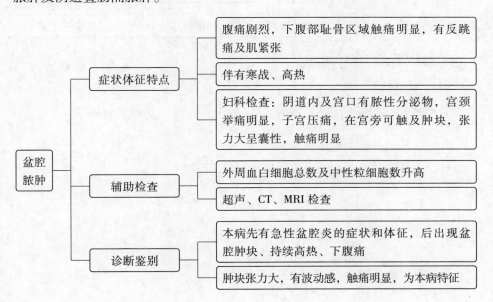

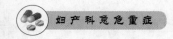

（5）卵巢肿瘤破裂

卵巢肿瘤发生破裂的原因有外伤和自发两种，外伤性破裂常因腹部遭受重击、分娩、性交、妇科检查或穿刺等引起；自发性破裂常因肿瘤生长过速所致，多数为恶性肿瘤浸润性生长所致。

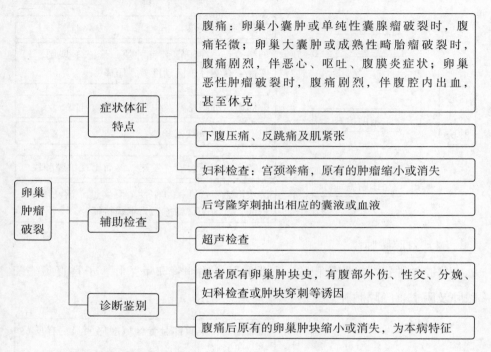

3. 急性下腹疼痛伴休克

（1）异位妊娠

异位妊娠是指受精卵在子宫腔以外着床的疾病，又称为宫外孕。

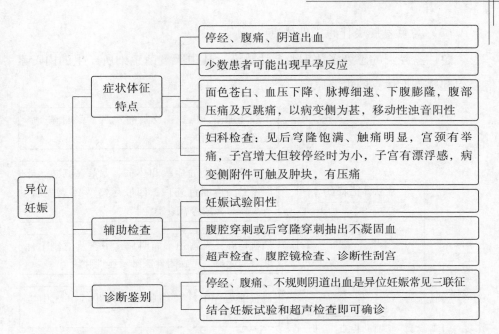

异位妊娠
- 症状体征特点
  - 停经、腹痛、阴道出血
  - 少数患者可能出现早孕反应
  - 面色苍白、血压下降、脉搏细速、下腹膨隆，腹部压痛及反跳痛，以病变侧为甚，移动性浊音阳性
  - 妇科检查：见后穹隆饱满、触痛明显，宫颈有举痛，子宫增大但较停经时为小，子宫有漂浮感，病变侧附件可触及肿块，有压痛
- 辅助检查
  - 妊娠试验阳性
  - 腹腔穿刺或后穹隆穿刺抽出不凝固血
  - 超声检查、腹腔镜检查、诊断性刮宫
- 诊断鉴别
  - 停经、腹痛、不规则阴道出血是异位妊娠常见三联征
  - 结合妊娠试验和超声检查即可确诊

（2）出血性输卵管炎

急性输卵管炎时，如发生输卵管间质层出血，突破黏膜上皮进入管腔，由伞端流入腹腔，引起腹腔内出血，称为出血性输卵管炎。

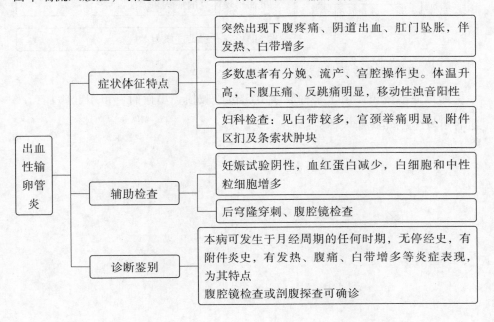

出血性输卵管炎
- 症状体征特点
  - 突然出现下腹疼痛、阴道出血、肛门坠胀，伴发热、白带增多
  - 多数患者有分娩、流产、宫腔操作史。体温升高，下腹压痛、反跳痛明显，移动性浊音阳性
  - 妇科检查：见白带较多，宫颈举痛明显、附件区扣及条索状肿块
- 辅助检查
  - 妊娠试验阴性，血红蛋白减少，白细胞和中性粒细胞增多
  - 后穹隆穿刺、腹腔镜检查
- 诊断鉴别
  - 本病可发生于月经周期的任何时期，无停经史，有附件炎史，有发热、腹痛、白带增多等炎症表现，为其特点
  - 腹腔镜检查或剖腹探查可确诊

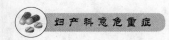

（3）急性盆腔炎伴感染性休克

急性盆腔炎的感染多数为混合性感染，其中厌氧菌感染所产生的内毒素是引起感染性休克的主要原因。

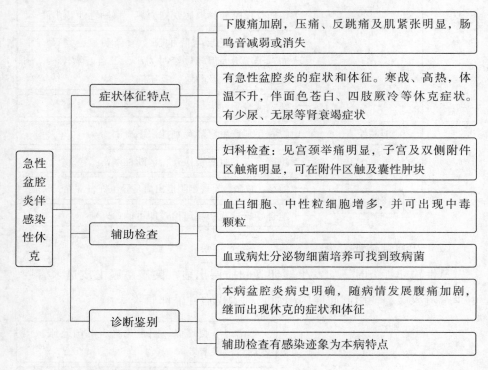

急性盆腔炎伴感染性休克
- 症状体征特点
  - 下腹痛加剧，压痛、反跳痛及肌紧张明显，肠鸣音减弱或消失
  - 有急性盆腔炎的症状和体征。寒战、高热，体温不升，伴面色苍白、四肢厥冷等休克症状。有少尿、无尿等肾衰竭症状
  - 妇科检查：见宫颈举痛明显，子宫及双侧附件区触痛明显，可在附件区触及囊性肿块
- 辅助检查
  - 血白细胞、中性粒细胞增多，并可出现中毒颗粒
  - 血或病灶分泌物细菌培养可找到致病菌
- 诊断鉴别
  - 本病盆腔炎病史明确，随病情发展腹痛加剧，继而出现休克的症状和体征
  - 辅助检查有感染迹象为本病特点

（4）卵巢滤泡或黄体破裂

卵巢滤泡或黄体由于某种原因引起包壁破损、出血时，可引起腹痛，严重者可发生剧烈腹痛或休克。

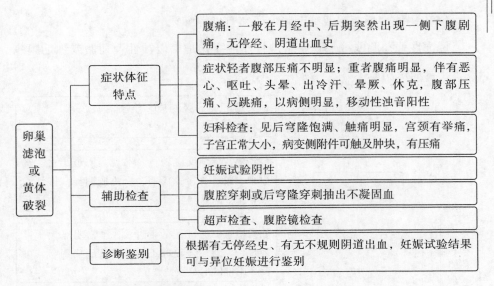

（5）肠系膜血液循环障碍

肠系膜血液循环障碍可导致肠管缺血坏死，多发生于肠系膜动脉。

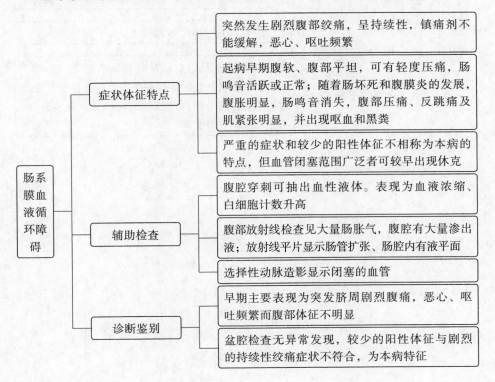

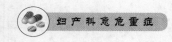

（6）侵蚀性葡萄胎或绒毛膜癌子宫自发性穿孔

侵蚀性葡萄胎或绒毛膜癌子宫自发性穿孔是由侵蚀性葡萄胎或绒毛膜癌侵犯子宫肌层所致。

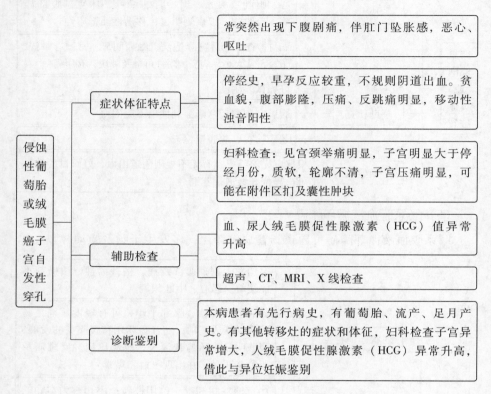

4. 慢性下腹疼痛伴阴道出血

（1）子宫内膜异位症

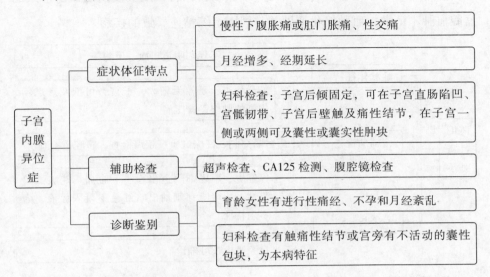

（2）宫腔内放置节育器后

宫腔内放置节育器后最常见的并发症为慢性下腹痛及不规则阴道出血，这是由于节育器在宫腔内可随宫缩而移位引起的，如节育器过大或放置节育器时未移送至宫底部而居宫腔下段时，更易发生。

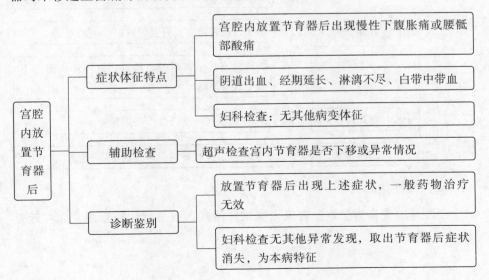

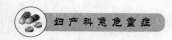

（3）陈旧性宫外孕

陈旧性宫外孕指输卵管妊娠流产或破裂后，若长期反复内出血所形成的盆腔血肿不消散，血肿机化变硬并与周围组织粘连导致的疾病。

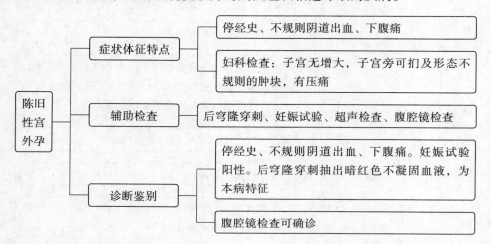

```
陈旧性宫外孕 ┬ 症状体征特点 ┬ 停经史、不规则阴道出血、下腹痛
            │             └ 妇科检查：子宫无增大，子宫旁可扪及形态不
            │               规则的肿块，有压痛
            ├ 辅助检查 ── 后穹隆穿刺、妊娠试验、超声检查、腹腔镜检查
            └ 诊断鉴别 ┬ 停经史、不规则阴道出血、下腹痛。妊娠试验
                       │  阳性。后穹隆穿刺抽出暗红色不凝固血液，为
                       │  本病特征
                       └ 腹腔镜检查可确诊
```

5. 慢性下腹疼痛伴白带增多

（1）后位子宫

后位子宫包括子宫后倾及后屈。

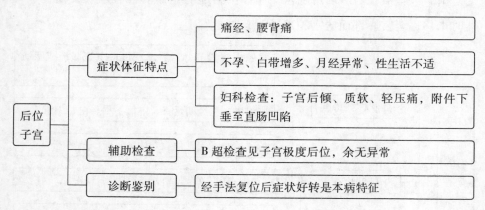

```
后位子宫 ┬ 症状体征特点 ┬ 痛经、腰背痛
         │             ├ 不孕、白带增多、月经异常、性生活不适
         │             └ 妇科检查：子宫后倾、质软、轻压痛，附件下
         │               垂至直肠凹陷
         ├ 辅助检查 ── B超检查见子宫极度后位，余无异常
         └ 诊断鉴别 ── 经手法复位后症状好转是本病特征
```

（2）慢性盆腔炎

慢性盆腔炎常为急性盆腔炎未能彻底治疗，或患者体质较差，病程迁延所致。

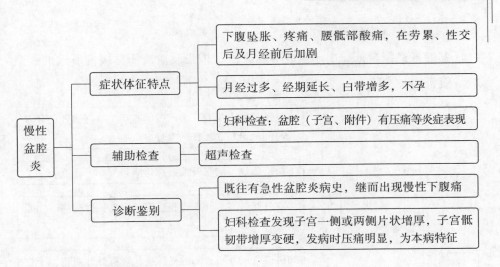

（3）慢性宫颈炎

慢性宫颈炎是最常见的妇科疾病。因性生活、分娩、流产后，细菌侵入宫颈管而引起炎症。多由急性宫颈炎未治疗或治疗不彻底转变而来。

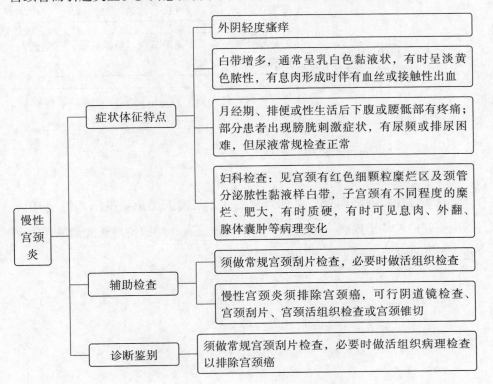

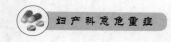

（4）盆腔淤血综合征

盆腔淤血综合征是由于盆腔静脉充盈、扩张及血流明显缓慢所致的一系列综合征。

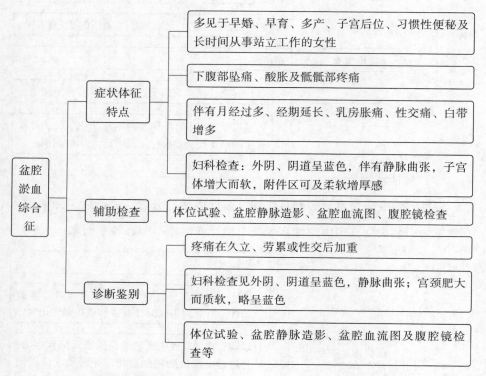

盆腔淤血综合征
- 症状体征特点
  - 多见于早婚、早育、多产、子宫后位、习惯性便秘及长时间从事站立工作的女性
  - 下腹部坠痛、酸胀及骶骶部疼痛
  - 伴有月经过多、经期延长、乳房胀痛、性交痛、白带增多
- 辅助检查
  - 妇科检查：外阴、阴道呈蓝色，伴有静脉曲张，子宫体增大而软，附件区可及柔软增厚感
  - 体位试验、盆腔静脉造影、盆腔血流图、腹腔镜检查
- 诊断鉴别
  - 疼痛在久立、劳累或性交后加重
  - 妇科检查见外阴、阴道呈蓝色，静脉曲张；宫颈肥大而质软，略呈蓝色
  - 体位试验、盆腔静脉造影、盆腔血流图及腹腔镜检查等

6. 慢性下腹疼痛伴发热、消瘦

（1）艾滋病获得性免疫缺陷综合征

获得性免疫缺陷综合征又称为艾滋病，是由人类免疫缺陷病毒（HIV）感染引起的性传播疾病。可引起 T 淋巴细胞损害，导致持续性免疫缺陷，多器官机会性感染及罕见恶性肿瘤，最终导致死亡。

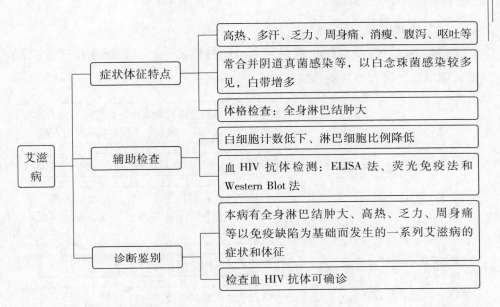

（2）结核性盆腔炎

结核性盆腔炎指由结核杆菌感染女性盆腔而引起的盆腔炎症。

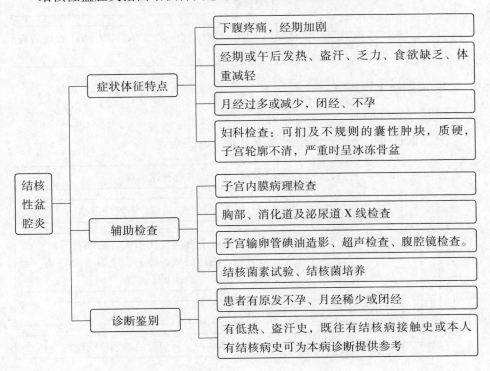

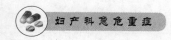

（3）卵巢恶性肿瘤

卵巢恶性肿瘤是女性生殖器三大恶性肿瘤之一。由于卵巢位于盆腔深部，卵巢恶性肿瘤不易被早期发现。

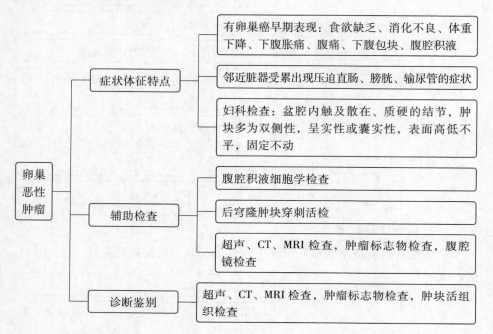

7. 周期性下腹疼痛

（1）子宫腺肌病

子宫腺肌病指当子宫内膜侵入子宫肌层的疾病。

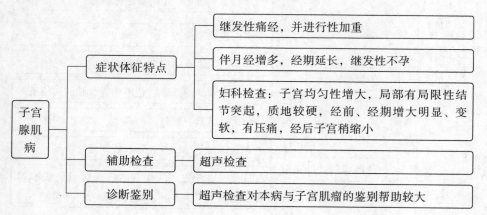

（2）先天性处女膜闭锁

处女膜闭锁又称无孔处女膜，因处女膜闭锁，经血无法排出，最初积在阴道内，反复多次月经来潮后，逐渐发展成宫腔积血、输卵管积血，甚至腹腔内积血。

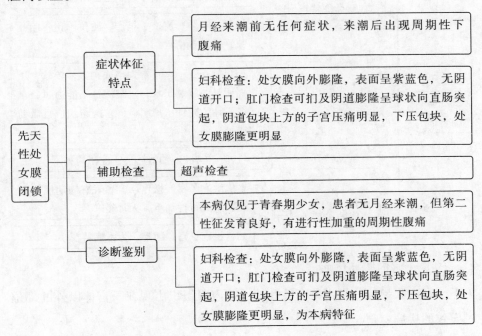

（3）Asherman 综合征

Asherman 综合征即宫腔粘连综合征，系患者在人工流产、中期妊娠引产或足月分娩后造成宫腔广泛粘连而引起的闭经、子宫内膜异位症、继发不孕和再次妊娠引起流产等一系列症候群。

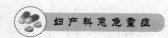

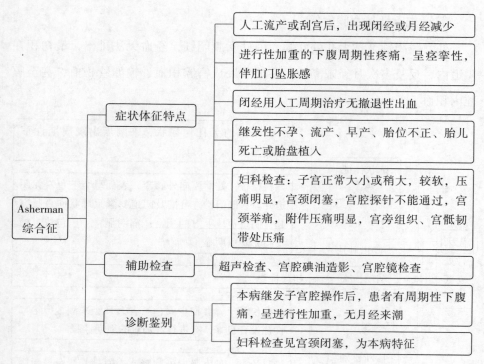

Asherman 综合征

症状体征特点
- 人工流产或刮宫后，出现闭经或月经减少
- 进行性加重的下腹周期性疼痛，呈痉挛性，伴肛门坠胀感
- 闭经用人工周期治疗无撤退性出血
- 继发性不孕、流产、早产、胎位不正、胎儿死亡或胎盘植入
- 妇科检查：子宫正常大小或稍大，较软，压痛明显，宫颈闭塞，宫腔探针不能通过，宫颈举痛，附件压痛明显，宫旁组织、宫骶韧带处压痛

辅助检查
- 超声检查、宫腔碘油造影、宫腔镜检查

诊断鉴别
- 本病继发子宫腔操作后，患者有周期性下腹痛，呈进行性加重，无月经来潮
- 妇科检查见宫颈闭塞，为本病特征

（4）子宫内膜异位症

子宫内膜异位症指当具有活性的子宫内膜组织出现在子宫体以外的部位时导致的疾病。

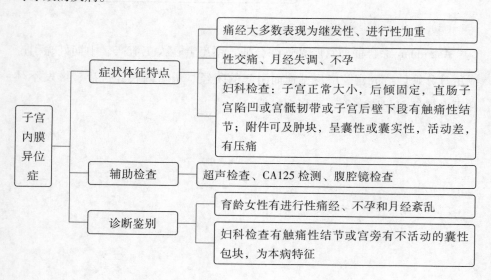

子宫内膜异位症

症状体征特点
- 痛经大多数表现为继发性、进行性加重
- 性交痛、月经失调、不孕
- 妇科检查：子宫正常大小，后倾固定，直肠子宫陷凹或宫骶韧带或子宫后壁下段有触痛性结节；附件可及肿块，呈囊性或囊实性，活动差，有压痛

辅助检查
- 超声检查、CA125 检测、腹腔镜检查

诊断鉴别
- 育龄女性有进行性痛经、不孕和月经紊乱
- 妇科检查有触痛性结节或宫旁有不活动的囊性包块，为本病特征

五、耻区肿块

【病因】

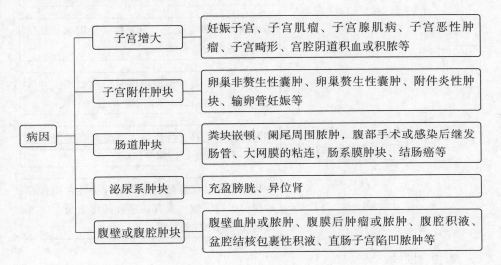

【鉴别要点】

女性耻区肿块可能是患者本人或家属偶然发现，也可能是做妇科检查或行 B 型超声检查时发现。耻区肿块的鉴别除根据肿块的特点进行鉴别外，应注意结合年龄因素。

1. 囊性肿块

耻区囊性肿块一般为良性或炎性肿块，若肿块在短时期内增大显著时，应考虑恶性的可能。

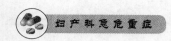

囊性肿块 ── 活动性囊性肿块 ──┬── 若位于子宫旁，边界清楚，囊壁薄、光滑，无触痛，一般考虑卵巢肿块

├── 如肿块有明显触痛，且患者有停经后阴道少量流血及腹痛史，应考虑输卵管妊娠

└── 若肿块左右移动度大、上下移动受限制、部位较高，考虑为肠系膜囊肿

囊性肿块 ── 固定性囊性肿块 ──┬── 指边界不清，囊壁厚或囊内见分隔组织，并固定于直肠子宫陷凹、子宫后壁的囊性肿块

├── 如囊肿内压力高、伴压痛，且患者有继发性痛经者，常见于子宫内膜异位症

└── 肿块压痛明显伴发热则多为附件炎性包块；若肿块位于右下腹，兼有转移耻区疼痛史，应考虑阑尾周围脓肿的可能

2. 实性肿块

实性肿块 ──┬── 活动性实性肿块一般边界清楚，表面光滑或呈分叶状，与宫体相连且无症状，应考虑为子宫浆膜下肌瘤或卵巢肿瘤

├── 实性肿块固定于子宫侧旁、表面不规则，当盆腔内可扪及结节、伴有腹腔积液或胃肠道症状者多考虑为卵巢恶性肿瘤

├── 若肿块位于耻区一侧，呈条块状、有轻压痛，且粪中带血者，应考虑结肠癌的可能

└── 子宫一侧扪及与子宫对称或不对称的肿块，肿块与子宫相连且质地相同者多考虑为双子宫或残角子宫

3. 半实性半囊性肿块

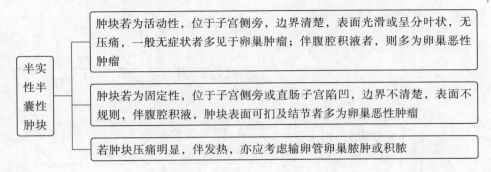

半实性半囊性肿块

肿块若为活动性，位于子宫侧旁，边界清楚，表面光滑或呈分叶状，无压痛，一般无症状者多见于卵巢肿瘤；伴腹腔积液者，则多为卵巢恶性肿瘤

肿块若为固定性，位于子宫侧旁或直肠子宫陷凹，边界不清楚，表面不规则，伴腹腔积液，肿块表面可扪及结节者多为卵巢恶性肿瘤

若肿块压痛明显，伴发热，亦应考虑输卵管卵巢脓肿或积脓

第二节　产科急危重症常见症状

一、妊娠呕吐

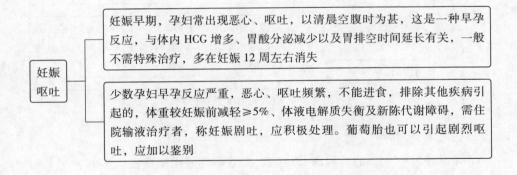

妊娠呕吐

妊娠早期，孕妇常出现恶心、呕吐，以清晨空腹时为甚，这是一种早孕反应，与体内 HCG 增多、胃酸分泌减少以及胃排空时间延长有关，一般不需特殊治疗，多在妊娠 12 周左右消失

少数孕妇早孕反应严重，恶心、呕吐频繁，不能进食，排除其他疾病引起的，体重较妊娠前减轻≥5%、体液电解质失衡及新陈代谢障碍，需住院输液治疗者，称妊娠剧吐，应积极处理。葡萄胎也可以引起剧烈呕吐，应加以鉴别

二、妊娠期出血

1. 妊娠早期出血

（1）早期妊娠流产

患者有停经、早孕反应，然后出现阴道流血。出血系因绒毛与蜕膜分离，血管破裂所致。根据疾病发展过程，分为先兆流产、难免流产、不全流产及完全流产等类型。先兆流产阴道流血少，淡红或淡褐色，往往不伴腹痛。难免流产阴道流血增多，同时伴有阵发性腹痛。病情进一步发展，部分

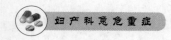

组织物排出，为不全流产。如宫腔内容物完全排出，阴道流血明显减少直至停止，为完全流产。

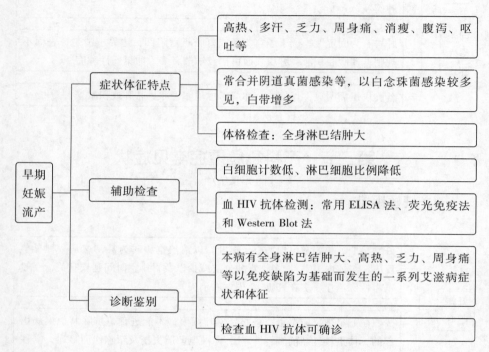

（2）异位妊娠

异位妊娠中95%的为输卵管妊娠。当输卵管妊娠流产或破裂时，患者可出现腹痛及不规则阴道流血，暗红或深褐色，量少呈点滴状，一般不超过月经量。少数患者阴道流血较多，类似月经，有时可从阴道排出蜕膜管型。患者阴道流血与失血症状往往不成正比，重者可因严重内出血迅速发生休克，危及生命。阴道流血常在病灶去除、血HCG降至正常后停止。

（3）葡萄胎

患者在短期停经后出现不规则阴道流血，有时可从阴道排出水泡状组织，同时伴有子宫异常增大，双卵巢黄素囊肿，严重妊娠反应，典型的超声图像及血、尿HCG异常增高等，可与流产鉴别。葡萄胎具有恶变倾向，应注意随访。

2. 妊娠中晚期出血

```
妊娠中晚期出血
├─ 前置胎盘
│   ├─ 发生突然,具有无诱因、无痛性及反复发作的特点
│   ├─ 出血是因妊娠后期子宫下段逐渐伸展,附着于子宫下段及宫颈内口的胎盘不能相应地伸展,使其与宫壁发生错位、剥离,血窦破裂而引起
│   ├─ 患者贫血程度与出血量成正比。出血发生的早迟、反复出血次数及出血量的多少与前置胎盘的类型有关
│   ├─ 中央型前置胎盘出血发生早,反复出血次数多,且出血量大。边缘型前置胎盘出血多发生在妊娠晚期或临产后,出血量较少。部分型前置胎盘出血情况介于两者之间
│   └─ 其处理应根据出血的多少、有无休克、孕周、产次、胎儿情况及前置胎盘的类型等综合考虑决定
├─ 胎盘早剥
│   ├─ 常因血管病变或外伤引起底蜕膜出血、血肿形成,导致在胎儿娩出前发生胎盘剥离
│   └─ 根据胎盘剥离后阴道有无血液流出,有显性出血、隐性出血和混合性出血之分。隐性出血症状最重,患者常有突然发生的持续性腹痛、休克表现
└─ 其他
    └─ 可见于胎盘边缘血窦破裂、脐带帆状附着的前置血管破裂以及宫颈息肉、宫颈癌等。可以结合病史、阴道检查、B超及产后胎盘检查等确诊
```

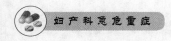

三、分娩期出血

分娩期出血多因子宫收缩乏力、软产道裂伤、胎盘滞留引起，也可因凝血功能障碍引起。

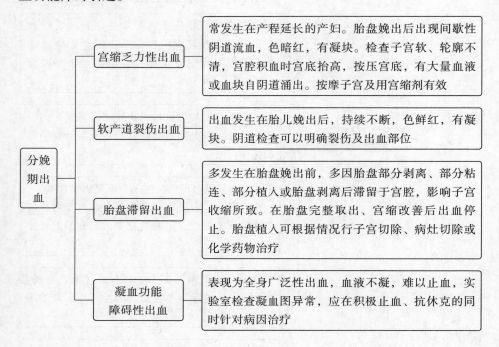

分娩期出血

宫缩乏力性出血 —— 常发生在产程延长的产妇。胎盘娩出后出现间歇性阴道流血，色暗红，有凝块。检查子宫软、轮廓不清，宫腔积血时宫底抬高，按压宫底，有大量血液或血块自阴道涌出。按摩子宫及用宫缩剂有效

软产道裂伤出血 —— 出血发生在胎儿娩出后，持续不断，色鲜红，有凝块。阴道检查可以明确裂伤及出血部位

胎盘滞留出血 —— 多发生在胎盘娩出前，多因胎盘部分剥离、部分粘连、部分植入或胎盘剥离后滞留于宫腔，影响子宫收缩所致。在胎盘完整取出、宫缩改善后出血停止。胎盘植入可根据情况行子宫切除、病灶切除或化学药物治疗

凝血功能障碍性出血 —— 表现为全身广泛性出血，血液不凝，难以止血，实验室检查凝血图异常，应在积极止血、抗休克的同时针对病因治疗

四、产褥期出血

产后阴道排出暗红或鲜红色的血液，内含坏死的蜕膜、黏液、上皮细胞等，称血性恶露，持续大约1周，此属正常生理现象。如血性恶露持续不净，或有臭味，或突然出现阴道大出血，要考虑胎盘胎膜残留、子宫内膜炎、剖宫产后子宫切口裂开、阴道炎性肉芽肿、产后滋养细胞肿瘤等疾病的可能性。

五、妊娠期贫血

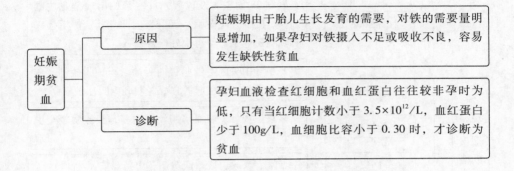

妊娠期贫血

- 原因：妊娠期由于胎儿生长发育的需要，对铁的需要量明显增加，如果孕妇对铁摄入不足或吸收不良，容易发生缺铁性贫血
- 诊断：孕妇血液检查红细胞和血红蛋白往往较非孕时为低，只有当红细胞计数小于 $3.5×10^{12}/L$，血红蛋白少于 $100g/L$，血细胞比容小于 0.30 时，才诊断为贫血

六、妊娠期水肿

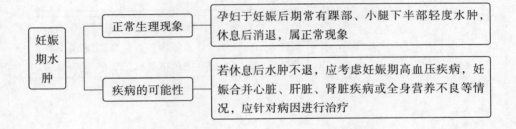

妊娠期水肿

- 正常生理现象：孕妇于妊娠后期常有踝部、小腿下半部轻度水肿，休息后消退，属正常现象
- 疾病的可能性：若休息后水肿不退，应考虑妊娠期高血压疾病，妊娠合并心脏、肝脏、肾脏疾病或全身营养不良等情况，应针对病因进行治疗

七、妊娠期牙龈出血

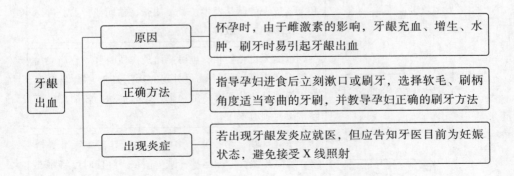

牙龈出血

- 原因：怀孕时，由于雌激素的影响，牙龈充血、增生、水肿，刷牙时易引起牙龈出血
- 正确方法：指导孕妇进食后立刻漱口或刷牙，选择软毛、刷柄角度适当弯曲的牙刷，并教导孕妇正确的刷牙方法
- 出现炎症：若出现牙龈发炎应就医，但应告知牙医目前为妊娠状态，避免接受 X 线照射

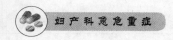

八、妊娠期皮肤瘙痒

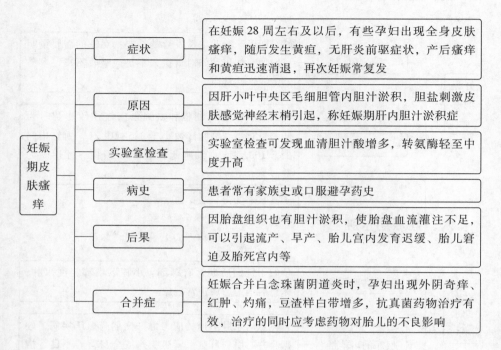

妊娠期皮肤瘙痒

症状：在妊娠28周左右及以后，有些孕妇出现全身皮肤瘙痒，随后发生黄疸，无肝炎前驱症状，产后瘙痒和黄疸迅速消退，再次妊娠常复发

原因：因肝小叶中央区毛细胆管内胆汁淤积，胆盐刺激皮肤感觉神经末梢引起，称妊娠期肝内胆汁淤积症

实验室检查：实验室检查可发现血清胆汁酸增多，转氨酶轻至中度升高

病史：患者常有家族史或口服避孕药史

后果：因胎盘组织也有胆汁淤积，使胎盘血流灌注不足，可以引起流产、早产、胎儿宫内发育迟缓、胎儿窘迫及胎死宫内等

合并症：妊娠合并白念珠菌阴道炎时，孕妇出现外阴奇痒、红肿、灼痛，豆渣样白带增多，抗真菌药物治疗有效，治疗的同时应考虑药物对胎儿的不良影响

九、痔疮

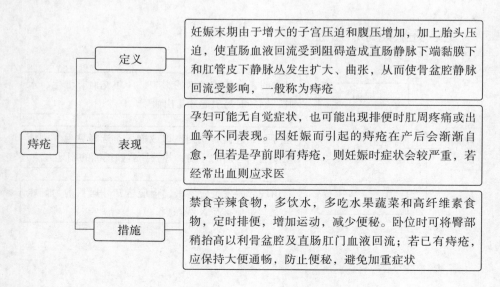

痔疮

定义：妊娠末期由于增大的子宫压迫和腹压增加，加上胎头压迫，使直肠血液回流受到阻碍造成直肠静脉下端黏膜下和肛管皮下静脉丛发生扩大、曲张，从而使骨盆腔静脉回流受影响，一般称为痔疮

表现：孕妇可能无自觉症状，也可能出现排便时肛周疼痛或出血等不同表现。因妊娠而引起的痔疮在产后会渐渐自愈，但若是孕前即有痔疮，则妊娠时症状会较严重，若经常出血则应求医

措施：禁食辛辣食物，多饮水，多吃水果蔬菜和高纤维素食物，定时排便，增加运动，减少便秘。卧位时可将臀部稍抬高以利骨盆腔及直肠肛门血液回流；若已有痔疮，应保持大便通畅，防止便秘，避免加重症状

十、产科疼痛

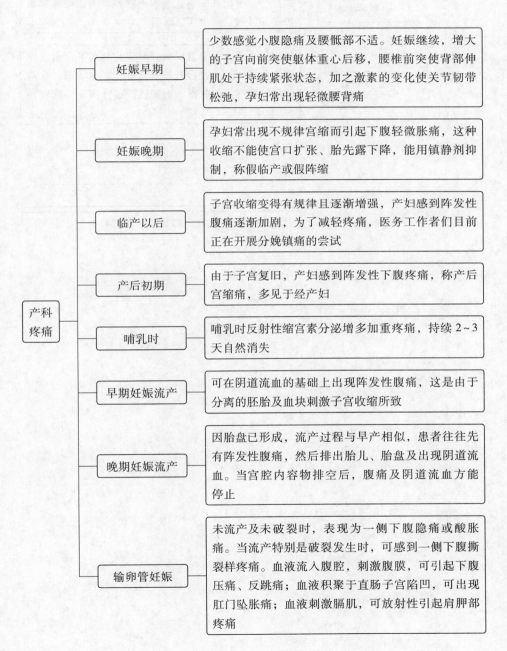

产科疼痛	妊娠早期	少数感觉小腹隐痛及腰骶部不适。妊娠继续，增大的子宫向前突使躯体重心后移，腰椎前突使背部伸肌处于持续紧张状态，加之激素的变化使关节韧带松弛，孕妇常出现轻微腰背痛
	妊娠晚期	孕妇常出现不规律宫缩而引起下腹轻微胀痛，这种收缩不能使宫口扩张、胎先露下降，能用镇静剂抑制，称假临产或假阵缩
	临产以后	子宫收缩变得有规律且逐渐增强，产妇感到阵发性腹痛逐渐加剧，为了减轻疼痛，医务工作者们目前正在开展分娩镇痛的尝试
	产后初期	由于子宫复旧，产妇感到阵发性下腹疼痛，称产后宫缩痛，多见于经产妇
	哺乳时	哺乳时反射性缩宫素分泌增多加重疼痛，持续 2~3 天自然消失
	早期妊娠流产	可在阴道流血的基础上出现阵发性腹痛，这是由于分离的胚胎及血块刺激子宫收缩所致
	晚期妊娠流产	因胎盘已形成，流产过程与早产相似，患者往往先有阵发性腹痛，然后排出胎儿、胎盘及出现阴道流血。当宫腔内容物排空后，腹痛及阴道流血方能停止
	输卵管妊娠	未流产及未破裂时，表现为一侧下腹隐痛或酸胀痛。当流产特别是破裂发生时，可感到一侧下腹撕裂样疼痛。血液流入腹腔，刺激腹膜，可引起下腹压痛、反跳痛；血液积聚于直肠子宫陷凹，可出现肛门坠胀痛；血液刺激膈肌，可放射性引起肩胛部疼痛

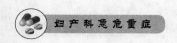

续流程

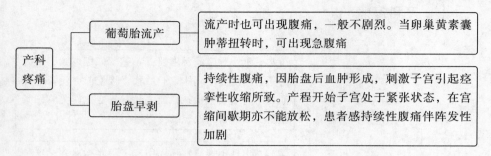

产科
疼痛

葡萄胎流产 —— 流产时也可出现腹痛，一般不剧烈。当卵巢黄素囊肿蒂扭转时，可出现急腹痛

胎盘早剥 —— 持续性腹痛，因胎盘后血肿形成，刺激子宫引起痉挛性收缩所致。产程开始子宫处于紧张状态，在宫缩间歇期亦不能放松，患者感持续性腹痛伴阵发性加剧

第二章　妇科急性炎症

第一节　急性非特异性外阴炎

各种因素导致的外阴损伤及病原体侵犯外阴均可引起外阴炎，如物理因素（如阴道手术的损伤）、化学因素（如腐蚀性的药物）、盆腔炎症所致的分泌物增多等因素，患者多有阴道分泌物增多，有时呈脓液状，外阴部有灼热及下坠感，常伴有尿频、尿痛等症状。

【病因病理】

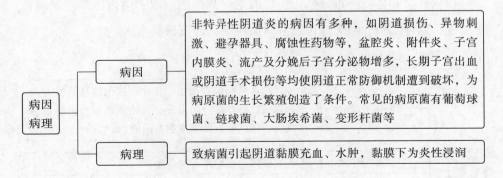

病因病理
- 病因：非特异性阴道炎的病因有多种，如阴道损伤、异物刺激、避孕器具、腐蚀性药物等，盆腔炎、附件炎、子宫内膜炎、流产及分娩后子宫分泌物增多，长期子宫出血或阴道手术损伤等均使阴道正常防御机制遭到破坏，为病原菌的生长繁殖创造了条件。常见的病原菌有葡萄球菌、链球菌、大肠埃希菌、变形杆菌等
- 病理：致病菌引起阴道黏膜充血、水肿，黏膜下为炎性浸润

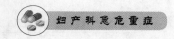

【临床表现】

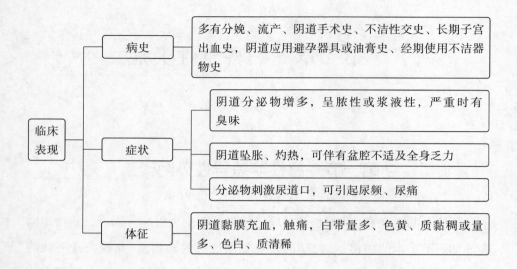

临床表现
- 病史 —— 多有分娩、流产、阴道手术史、不洁性交史、长期子宫出血史，阴道应用避孕器具或油膏史、经期使用不洁器物史
- 症状
  - 阴道分泌物增多，呈脓性或浆液性，严重时有臭味
  - 阴道坠胀、灼热，可伴有盆腔不适及全身乏力
  - 分泌物刺激尿道口，可引起尿频、尿痛
- 体征 —— 阴道黏膜充血，触痛，白带量多、色黄、质黏稠或量多、色白、质清稀

【诊断】

1. 根据症状和体征

根据症状和体征不难诊断，重要的是寻找病因。取阴道内白带在显微镜下检查，除外滴虫、白念珠菌及淋球菌感染，即可诊断本病。

2. 辅助检查

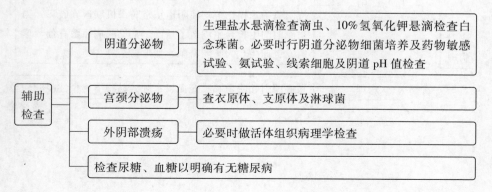

辅助检查
- 阴道分泌物 —— 生理盐水悬滴检查滴虫、10%氢氧化钾悬滴检查白念珠菌。必要时行阴道分泌物细菌培养及药物敏感试验、氨试验、线索细胞及阴道 pH 值检查
- 宫颈分泌物 —— 查衣原体、支原体及淋球菌
- 外阴部溃疡 —— 必要时做活体组织病理学检查
- 检查尿糖、血糖以明确有无糖尿病

【治疗措施】

1. 治疗原则

治疗
原则

- 积极治疗全身疾病如糖尿病、尿瘘、粪瘘，保持局部清洁、干燥；局部应用抗生素；重视消除病因；针对病原体选择敏感药物

- 分清不同病原菌感染的特征性临床表现，在分泌物病原体筛查及药物敏感试验结果出来之前，根据临床经验选择敏感药物治疗

2. 治疗措施

治疗
措施

- 注意个人卫生、经常换洗内裤，保持外阴清洁、干燥，避免搔抓，去除病因，消除外阴的刺激来源

- 用 1:5000 高锰酸钾溶液坐浴，每日 2~3 次。清洁外阴后涂 1% 新霉素软膏或四环素软膏，同时阴道内放入甲硝唑 0.2g，12 天为 1 个疗程。适用于各种病因引起的白带增多（淋球菌性除外）

- 外阴毛囊炎时，在丘疹处涂碘酊，每日 3 次，如有脓头则用消毒针剔出脓头排出脓汁后局部涂金霉素软膏

- 外阴形成疖肿时可用 1:5000 高锰酸钾溶液坐浴，同时口服麦迪霉素 0.2g，每日 3 次。用拔毒膏贴患处，可以很快消肿及排脓

- 当发生腹股沟淋巴结肿大时，肌内注射青霉素 80 万 U，每日 3 次，或青霉素 400 万 U 加入生理盐水中静脉滴注，每日 2 次，经以上方法治疗，可痊愈

- 免疫受损患者：对患糖尿病或应用皮质类固醇激素治疗等患者，应尽量改善免疫受损状况。治疗糖尿病，减少尿瘘、粪瘘等刺激

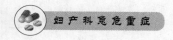

【预防措施】

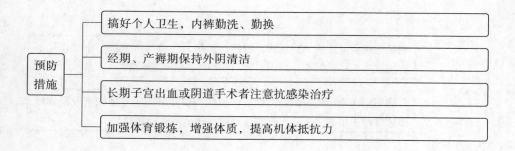

预防措施	搞好个人卫生，内裤勤洗、勤换
	经期、产褥期保持外阴清洁
	长期子宫出血或阴道手术者注意抗感染治疗
	加强体育锻炼，增强体质，提高机体抵抗力

第二节　急性非特异性前庭大腺炎

前庭大腺位于两侧大阴唇的下 1/3 处，由于解剖位置特殊，易受感染，在性交、月经、分娩或外阴不洁时，病原体侵入前庭大腺引起的炎症，称为前庭大腺炎，此病育龄妇女多见。病原体首先侵犯腺管，导致前庭大腺导管炎，若导管开口阻塞，脓液不能排出形成脓肿，称为前庭大腺脓肿。

【病因】

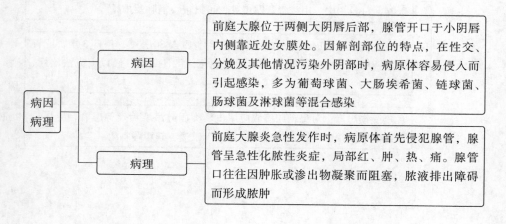

| 病因病理 | 病因 | 前庭大腺位于两侧大阴唇后部，腺管开口于小阴唇内侧靠近处女膜处。因解剖部位的特点，在性交、分娩及其他情况污染外阴部时，病原体容易侵入而引起感染，多为葡萄球菌、大肠埃希菌、链球菌、肠球菌及淋球菌等混合感染 |
| | 病理 | 前庭大腺炎急性发作时，病原体首先侵犯腺管，腺管呈急性化脓性炎症，局部红、肿、热、痛。腺管口往往因肿胀或渗出物凝聚而阻塞，脓液排出障碍而形成脓肿 |

【临床表现】

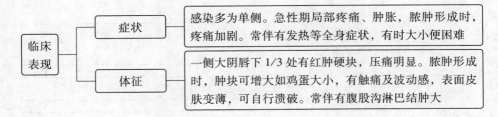

临床表现 —— 症状 —— 感染多为单侧。急性期局部疼痛、肿胀，脓肿形成时，疼痛加剧。常伴有发热等全身症状，有时大小便困难

体征 —— 一侧大阴唇下 1/3 处有红肿硬块，压痛明显。脓肿形成时，肿块可增大如鸡蛋大小，有触痛及波动感，表面皮肤变薄，可自行溃破。常伴有腹股沟淋巴结肿大

【诊断】

1. 根据症状及体征

根据症状及体征即可诊断。须与淋球菌性前庭大腺炎鉴别。

2. 辅助检查

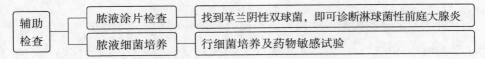

辅助检查 —— 脓液涂片检查 —— 找到革兰阴性双球菌，即可诊断淋球菌性前庭大腺炎

脓液细菌培养 —— 行细菌培养及药物敏感试验

【治疗措施】

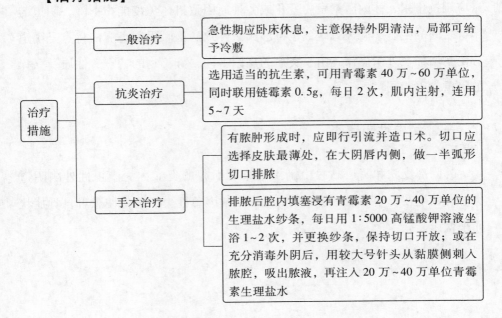

治疗措施 —— 一般治疗 —— 急性期应卧床休息，注意保持外阴清洁，局部可给予冷敷

抗炎治疗 —— 选用适当的抗生素，可用青霉素 40 万~60 万单位，同时联用链霉素 0.5g，每日 2 次，肌内注射，连用 5~7 天

手术治疗 —— 有脓肿形成时，应即行引流并造口术。切口应选择皮肤最薄处，在大阴唇内侧，做一半弧形切口排脓

排脓后腔内填塞浸有青霉素 20 万~40 万单位的生理盐水纱条，每日用 1:5000 高锰酸钾溶液坐浴 1~2 次，并更换纱条，保持切口开放；或在充分消毒外阴后，用较大号针头从黏膜侧刺入脓腔，吸出脓液，再注入 20 万~40 万单位青霉素生理盐水

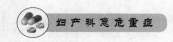

【预防措施】

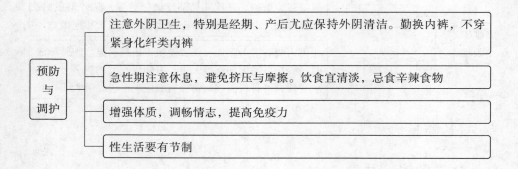

第三节 阴 道 炎

外阴及阴道的解剖及生理特点形成自然的防御功能，乳酸杆菌维持阴道正常的酸性环境（pH≤4.5，多为 3.8~4.4），使适应于弱碱性环境中繁殖的病原体受到抑制。由于外阴容易受到损伤及各种外界病原体的感染，当大量应用抗生素、体内激素发生变化或各种原因致机体免疫能力下降，阴道与菌群之间的生态平衡被打破，也可形成条件致病菌。阴道炎症的特点是阴道分泌物增加及外阴瘙痒，由于炎症的病因不同，分泌物的特点、性质及瘙痒的轻重也不相同。

一、滴虫性阴道炎

外阴部皮肤和阴道黏膜由滴虫感染所引起的炎症称为滴虫性外阴阴道炎。可发生在各年龄组，是妇科常见病，常因急性炎症发作使患者自觉症状而来就诊。

【病因与发病机制】

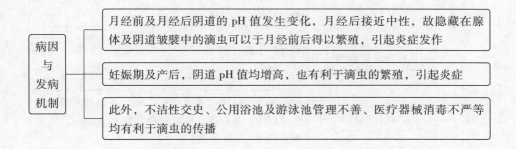

病因与发病机制
- 月经前及月经后阴道的 pH 值发生变化，月经后接近中性，故隐藏在腺体及阴道皱襞中的滴虫可以于月经前后得以繁殖，引起炎症发作
- 妊娠期及产后，阴道 pH 值均增高，也有利于滴虫的繁殖，引起炎症
- 此外，不洁性交史、公用浴池及游泳池管理不善、医疗器械消毒不严等均有利于滴虫的传播

【感染途径】

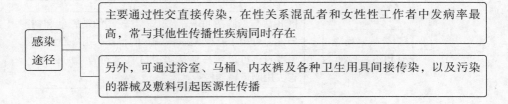

感染途径
- 主要通过性交直接传染，在性关系混乱者和女性性工作者中发病率最高，常与其他性传播性疾病同时存在
- 另外，可通过浴室、马桶、内衣裤及各种卫生用具间接传染，以及污染的器械及敷料引起医源性传播

【临床表现】

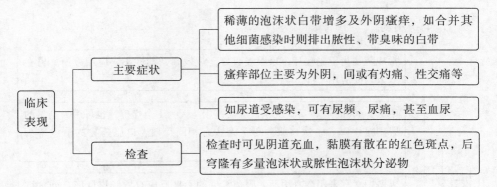

临床表现
- 主要症状
  - 稀薄的泡沫状白带增多及外阴瘙痒，如合并其他细菌感染时则排出脓性、带臭味的白带
  - 瘙痒部位主要为外阴，间或有灼痛、性交痛等
  - 如尿道受感染，可有尿频、尿痛，甚至血尿
- 检查
  - 检查时可见阴道充血，黏膜有散在的红色斑点，后穹隆有多量泡沫状或脓性泡沫状分泌物

【诊断】

　　根据病史，外阴痒，阴道分泌物多、异味及特有的泡沫状分泌物，可做出临床诊断。阴道分泌物显微镜下检查，见滴虫可确诊。

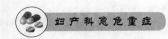

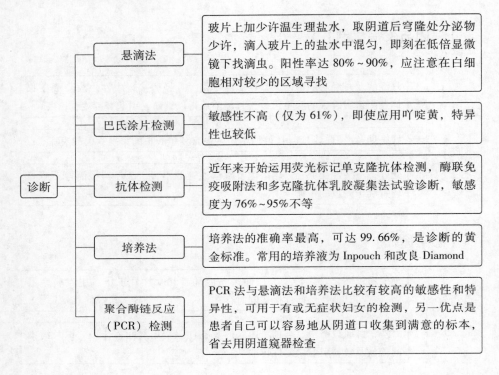

诊断	悬滴法	玻片上加少许温生理盐水，取阴道后穹隆处分泌物少许，滴入玻片上的盐水中混匀，即刻在低倍显微镜下找滴虫。阳性率达 80%～90%，应注意在白细胞相对较少的区域寻找
	巴氏涂片检测	敏感性不高（仅为 61%），即使应用吖啶黄，特异性也较低
	抗体检测	近年来开始运用荧光标记单克隆抗体检测，酶联免疫吸附法和多克隆抗体乳胶凝集法试验诊断，敏感度为 76%～95% 不等
	培养法	培养法的准确率最高，可达 99.66%，是诊断的黄金标准。常用的培养液为 Inpouch 和改良 Diamond
	聚合酶链反应（PCR）检测	PCR 法与悬滴法和培养法比较有较高的敏感性和特异性，可用于有或无症状妇女的检测，另一优点是患者自己可以容易地从阴道口收集到满意的标本，省去用阴道窥器检查

【治疗措施】

1. 全身用药

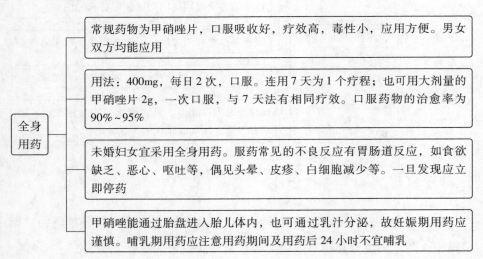

全身用药	常规药物为甲硝唑片，口服吸收好，疗效高，毒性小，应用方便。男女双方均能应用
	用法：400mg，每日 2 次，口服。连用 7 天为 1 个疗程；也可用大剂量的甲硝唑片 2g，一次口服，与 7 天法有相同疗效。口服药物的治愈率为 90%～95%
	未婚妇女宜采用全身用药。服药常见的不良反应有胃肠道反应，如食欲缺乏、恶心、呕吐等，偶见头晕、皮疹、白细胞减少等。一旦发现应立即停药
	甲硝唑能通过胎盘进入胎儿体内，也可通过乳汁分泌，故妊娠期用药应谨慎。哺乳期用药应注意用药期间及用药后 24 小时不宜哺乳

2. 局部用药

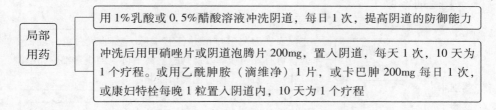

局部用药
- 用1%乳酸或0.5%醋酸溶液冲洗阴道，每日1次，提高阴道的防御能力
- 冲洗后用甲硝唑片或阴道泡腾片200mg，置入阴道，每天1次，10天为1个疗程。或用乙酰胂胺（滴维净）1片，或卡巴胂200mg每日1次，或康妇特栓每晚1粒置入阴道内，10天为1个疗程

【预防措施】

多数滴虫性阴道炎患者的配偶有滴虫病，应双方同时接受治疗。滴虫可通过浴池、浴盆、马桶、游泳池、衣物及污染的机械等传染，应注意消毒，保持外阴清洁。

二、念珠菌外阴阴道炎

念珠菌外阴阴道炎是指由念珠菌所引起的外阴皮肤及阴道黏膜炎症。其中绝大多数病原菌为白念珠菌。正常人口腔、肠道与阴道黏膜中可有此菌寄生，但与其他菌种互相抑制而不致病。念珠菌对热抵抗力差，加热至60℃，1小时即死亡，但对干燥、日光、紫外线及化学制剂抵抗力较强。最适宜繁殖的 pH 值为4~5。

【临床表现】

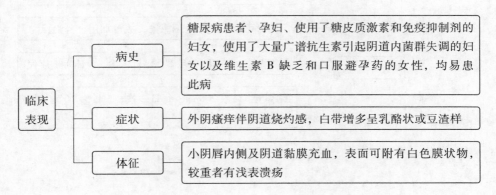

临床表现
- 病史：糖尿病患者、孕妇、使用了糖皮质激素和免疫抑制剂的妇女，使用了大量广谱抗生素引起阴道内菌群失调的妇女以及维生素 B 缺乏和口服避孕药的女性，均易患此病
- 症状：外阴瘙痒伴阴道烧灼感，白带增多呈乳酪状或豆渣样
- 体征：小阴唇内侧及阴道黏膜充血，表面可附有白色膜状物，较重者有浅表溃疡

59

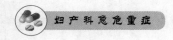
【鉴别诊断】

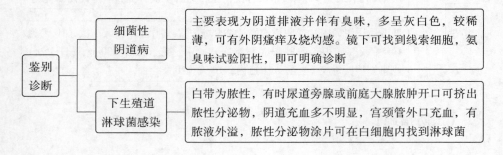

鉴别诊断 —— 细菌性阴道病 —— 主要表现为阴道排液并伴有臭味，多呈灰白色，较稀薄，可有外阴瘙痒及烧灼感。镜下可找到线索细胞，氨臭味试验阳性，即可明确诊断

—— 下生殖道淋球菌感染 —— 白带为脓性，有时尿道旁腺或前庭大腺脓肿开口可挤出脓性分泌物，阴道充血多不明显，宫颈管外口充血，有脓液外溢，脓性分泌物涂片可在白细胞内找到淋球菌

【治疗措施】

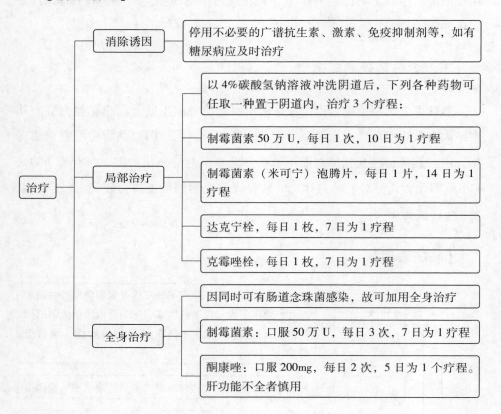

治疗 —— 消除诱因 —— 停用不必要的广谱抗生素、激素、免疫抑制剂等，如有糖尿病应及时治疗

—— 局部治疗 —— 以 4% 碳酸氢钠溶液冲洗阴道后，下列各种药物可任取一种置于阴道内，治疗 3 个疗程：

制霉菌素 50 万 U，每日 1 次，10 日为 1 疗程

制霉菌素（米可宁）泡腾片，每日 1 片，14 日为 1 疗程

达克宁栓，每日 1 枚，7 日为 1 疗程

克霉唑栓，每日 1 枚，7 日为 1 疗程

—— 全身治疗 —— 因同时可有肠道念珠菌感染，故可加用全身治疗

制霉菌素：口服 50 万 U，每日 3 次，7 日为 1 疗程

酮康唑：口服 200mg，每日 2 次，5 日为 1 个疗程。肝功能不全者慎用

【预防措施】

念珠菌阴道炎经治疗后有 5%～10%者复发。

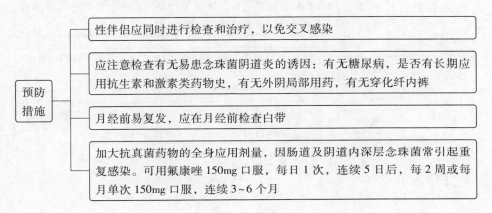

预防措施
- 性伴侣应同时进行检查和治疗，以免交叉感染
- 应注意检查有无易患念珠菌阴道炎的诱因：有无糖尿病，是否有长期应用抗生素和激素类药物史，有无外阴局部用药，有无穿化纤内裤
- 月经前易复发，应在月经前检查白带
- 加大抗真菌药物的全身应用剂量，因肠道及阴道内深层念珠菌常引起重复感染。可用氟康唑 150mg 口服，每日 1 次，连续 5 日后，每 2 周或每月单次 150mg 口服，连续 3～6 个月

三、婴幼儿外阴阴道炎

婴幼儿外阴阴道炎好发于 1～5 岁女童。婴幼儿由于卵巢尚未分泌雌激素，阴道鳞状上皮层次少，缺乏抗感染能力，易受细菌侵袭，呈急性炎症表现。常见病原体为链球菌、葡萄球菌、大肠埃希菌、滴虫及念珠菌。最严重的为淋球菌感染，多因接触污染淋球菌的潮湿衣巾、被褥、便具等而致。

【病因与发病机制】

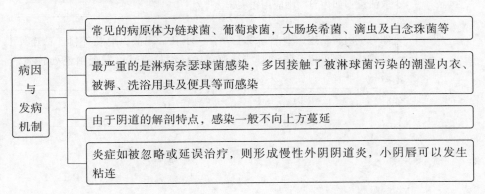

病因与发病机制
- 常见的病原体为链球菌、葡萄球菌，大肠埃希菌、滴虫及白念珠菌等
- 最严重的是淋病奈瑟球菌感染，多因接触了被淋球菌污染的潮湿内衣、被褥、洗浴用具及便具等而感染
- 由于阴道的解剖特点，感染一般不向上方蔓延
- 炎症如被忽略或延误治疗，则形成慢性外阴阴道炎，小阴唇可以发生粘连

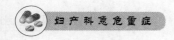

【临床表现】

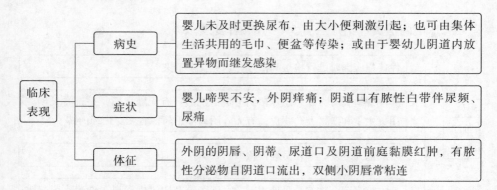

临床表现 —— 病史 —— 婴儿未及时更换尿布,由大小便刺激引起;也可由集体生活共用的毛巾、便盆等传染;或由于婴幼儿阴道内放置异物而继发感染

症状 —— 婴儿啼哭不安,外阴痒痛;阴道口有脓性白带伴尿频、尿痛

体征 —— 外阴的阴唇、阴蒂、尿道口及阴道前庭黏膜红肿,有脓性分泌物自阴道口流出,双侧小阴唇常粘连

【诊断】

根据症状和体征即可做出诊断,但为了寻找病原体以确诊,需用实验室诊断方法。

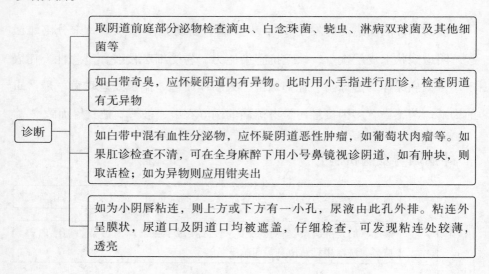

诊断 —— 取阴道前庭部分泌物检查滴虫、白念珠菌、蛲虫、淋病双球菌及其他细菌等

如白带奇臭,应怀疑阴道内有异物。此时用小手指进行肛诊,检查阴道有无异物

如白带中混有血性分泌物,应怀疑阴道恶性肿瘤,如葡萄状肉瘤等。如果肛诊检查不清,可在全身麻醉下用小号鼻镜视诊阴道,如有肿块,则取活检;如为异物则应用钳夹出

如为小阴唇粘连,则上方或下方有一小孔,尿液由此孔外排。粘连外呈膜状,尿道口及阴道口均被遮盖,仔细检查,可发现粘连处较薄,透亮

【治疗措施】

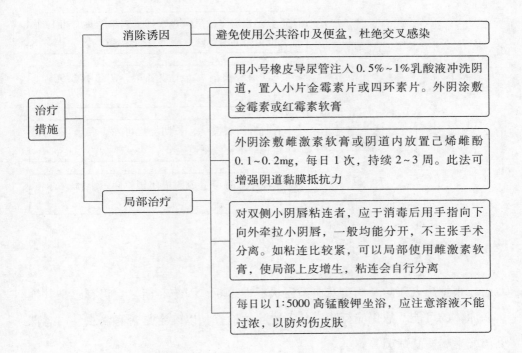

治疗措施

消除诱因 —— 避免使用公共浴巾及便盆，杜绝交叉感染

局部治疗
- 用小号橡皮导尿管注入 0.5%~1%乳酸液冲洗阴道，置入小片金霉素片或四环素片。外阴涂敷金霉素或红霉素软膏
- 外阴涂敷雌激素软膏或阴道内放置己烯雌酚 0.1~0.2mg，每日 1 次，持续 2~3 周。此法可增强阴道黏膜抵抗力
- 对双侧小阴唇粘连者，应于消毒后用手指向下向外牵拉小阴唇，一般均能分开，不主张手术分离。如粘连比较紧，可以局部使用雌激素软膏，使局部上皮增生，粘连会自行分离
- 每日以 1:5000 高锰酸钾坐浴，应注意溶液不能过浓，以防灼伤皮肤

四、老年性阴道炎

老年性阴道炎多见于绝经后的老年妇女，也可发生于切除双侧卵巢或接受盆腔放疗及产后哺乳期过长、卵巢功能被疾病所破坏的中青年妇女。

【病因与发病机制】

卵巢功能衰退，卵巢合成雌激素的功能明显降低，致使血液循环中的雌激素水平下降，外阴大阴唇脂肪垫逐渐消失，外阴皮肤萎缩松弛，阴道口豁开，阴道壁失去原有的弹性，黏膜变薄，上皮细胞内糖原含量减少，阴道内pH 值上升，局部抵抗力低，因此，致病菌容易侵入而引起感染。

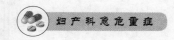

【临床表现】

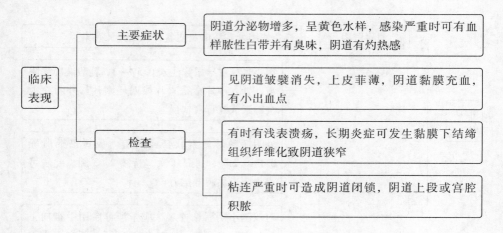

临床表现
- 主要症状 —— 阴道分泌物增多，呈黄色水样，感染严重时可有血样脓性白带并有臭味，阴道有灼热感
- 检查
  - 见阴道皱襞消失，上皮菲薄，阴道黏膜充血，有小出血点
  - 有时有浅表溃疡，长期炎症可发生黏膜下结缔组织纤维化致阴道狭窄
  - 粘连严重时可造成阴道闭锁，阴道上段或宫腔积脓

【诊断】

根据患者年龄、病史及典型症状不难诊断，因绝经期妇女仍有感染其他病原体的可能，故仍应行阴道分泌物涂片检查，以确定是否有滴虫、白念珠菌及淋病奈瑟球菌等感染。

【治疗措施】

治疗的原则是增加阴道的抵抗力，抑制细菌生长。

1. 局部用药

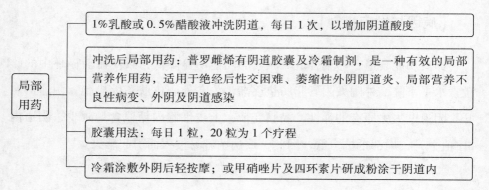

局部用药
- 1%乳酸或0.5%醋酸液冲洗阴道，每日1次，以增加阴道酸度
- 冲洗后局部用药：普罗雌烯有阴道胶囊及冷霜制剂，是一种有效的局部营养作用药，适用于绝经后性交困难、萎缩性外阴阴道炎、局部营养不良性病变、外阴及阴道感染
- 胶囊用法：每日1粒，20粒为1个疗程
- 冷霜涂敷外阴后轻按摩；或甲硝唑片及四环素片研成粉涂于阴道内

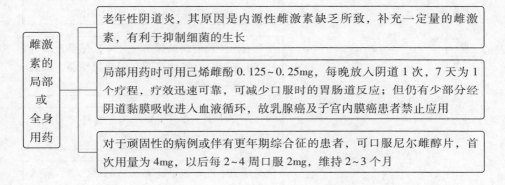

2. 雌激素的局部或全身用药

第四节 急性宫颈炎

急性宫颈炎是指子宫颈发生急性炎症，包括局部充血、水肿，上皮变性、坏死，黏膜、黏膜下组织、腺体周围可见大量中性粒细胞浸润，腺腔中可有脓性分泌物。急性宫颈炎可由多种病原体引起，也可由物理因素、化学因素刺激或机械性子宫颈损伤、子宫颈异物伴发感染所致。

【病因与发病机制】

急性宫颈炎过去少见，主要见于感染性流产、产褥期感染、宫颈损伤和阴道异物并发感染，常见的细菌为葡萄球菌、链球菌、肠球菌等一般化脓性细菌。近年又发现因沙眼衣原体感染致宫颈急性炎症，多见于生育年龄妇女，常与急性阴道炎同时存在。而随着性传播疾病的增多，急性宫颈炎现已

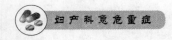

成为常见疾病。

目前临床最常见的类型为黏液脓性宫颈炎。

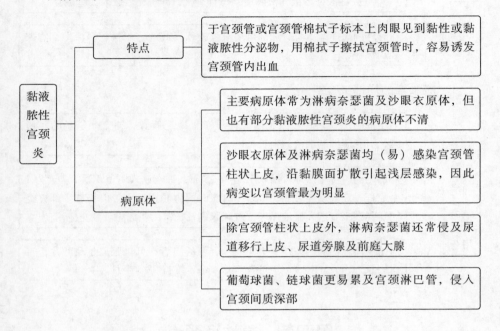

黏液脓性宫颈炎 —— 特点 —— 于宫颈管或宫颈管棉拭子标本上肉眼见到黏性或黏液脓性分泌物，用棉拭子擦拭宫颈管时，容易诱发宫颈管内出血

病原体 —— 主要病原体常为淋病奈瑟菌及沙眼衣原体，但也有部分黏液脓性宫颈炎的病原体不清

沙眼衣原体及淋病奈瑟菌均（易）感染宫颈管柱状上皮，沿黏膜面扩散引起浅层感染，因此病变以宫颈管最为明显

除宫颈管柱状上皮外，淋病奈瑟菌还常侵及尿道移行上皮、尿道旁腺及前庭大腺

葡萄球菌、链球菌更易累及宫颈淋巴管，侵入宫颈间质深部

【临床表现】

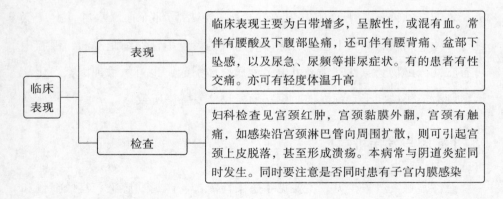

临床表现 —— 表现 —— 临床表现主要为白带增多，呈脓性，或混有血。常伴有腰酸及下腹部坠痛，还可伴有腰背痛、盆部下坠感，以及尿急、尿频等排尿症状。有的患者有性交痛。亦可有轻度体温升高

检查 —— 妇科检查见宫颈红肿，宫颈黏膜外翻，宫颈有触痛，如感染沿宫颈淋巴管向周围扩散，则可引起宫颈上皮脱落，甚至形成溃疡。本病常与阴道炎症同时发生。同时要注意是否同时患有子宫内膜感染

【诊断】

根据病史及症状、临床所见，诊断不难。阴道分泌物做涂片检查，可查

出淋病奈瑟菌、沙眼衣原体、滴虫、真菌等。子宫颈分泌物涂片常有大量脓细胞，淋菌感染时用革兰染色可找到淋病奈瑟菌。

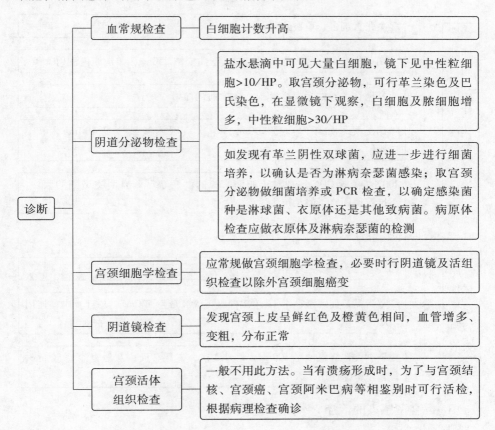

【治疗措施】

根据病变特点采用不同的治疗方法。无论物理治疗或药物治疗均应先行细胞学筛查。根据两个特征性体征，不难诊断急性宫颈炎，但要确诊为何种病原体感染，还应取宫颈分泌物进一步检查。在未获病原体检测结果时可给予阿奇霉素 1g 单次顿服；或多西环素 100mg，每日 2 次，连用 7 天。对病原体明确者，针对病原体选择抗生素。急性宫颈炎若治疗不及时、不恰当，可向上蔓延发展为急性子宫内膜炎、急性输卵管炎，进而发展为急性盆腔炎甚

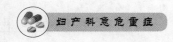

至败血症，所以治疗一定要及时、有效。

1. 单纯性淋病奈瑟菌性急性宫颈炎的治疗

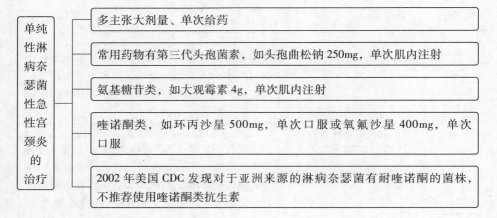

单纯性淋病奈瑟菌性急性宫颈炎的治疗	多主张大剂量、单次给药
	常用药物有第三代头孢菌素，如头孢曲松钠 250mg，单次肌内注射
	氨基糖苷类，如大观霉素 4g，单次肌内注射
	喹诺酮类，如环丙沙星 500mg，单次口服或氧氟沙星 400mg，单次口服
	2002 年美国 CDC 发现对于亚洲来源的淋病奈瑟菌有耐喹诺酮的菌株，不推荐使用喹诺酮类抗生素

2. 衣原体性急性宫颈炎的治疗

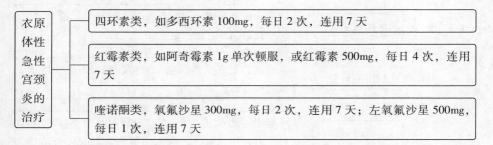

衣原体性急性宫颈炎的治疗	四环素类，如多西环素 100mg，每日 2 次，连用 7 天
	红霉素类，如阿奇霉素 1g 单次顿服，或红霉素 500mg，每日 4 次，连用 7 天
	喹诺酮类，氧氟沙星 300mg，每日 2 次，连用 7 天；左氧氟沙星 500mg，每日 1 次，连用 7 天

3. 混合型感染的治疗

由于淋病奈瑟菌经常合并有沙眼衣原体的感染，因此，若为淋病奈瑟菌感染，治疗时应同时使用抗淋病奈瑟菌和抗沙眼衣原体的药物。

4. 局部用药治疗

可选用碧洁、克立尔等冲洗、坐浴；局部用栓剂可用甲硝唑栓、奥平栓、沙棘籽油栓等。切记急性宫颈炎不可行电灼等治疗，否则可使炎症扩散，导致弥漫性盆腔蜂窝织炎。

第五节　急性子宫内膜炎

子宫内膜炎是子宫内膜的炎症。单纯急性子宫内膜炎发生较少见，近年来，发病率明显下降。子宫内膜炎的感染导致的不孕症占不孕症妇女的9.4%。导致急性子宫内膜炎的主要原因是流产、产褥感染，子宫腔内安放避孕器、镭针，子宫颈扩张、诊断刮宫或宫颈电灼、激光、微波等物理治疗，病原体上行性感染也可引起。此外，子宫内膜息肉、子宫黏膜下肌瘤等也常引起子宫内膜炎。病原体以大肠埃希菌等感染多见。

【病因】

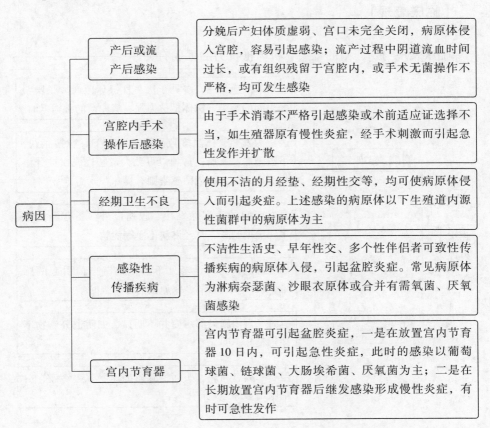

病因		
	产后或流产后感染	分娩后产妇体质虚弱、宫口未完全关闭，病原体侵入宫腔，容易引起感染；流产过程中阴道流血时间过长，或有组织残留于宫腔内，或手术无菌操作不严格，均可发生感染
	宫腔内手术操作后感染	由于手术消毒不严格引起感染或术前适应证选择不当，如生殖器原有慢性炎症，经手术刺激而引起急性发作并扩散
	经期卫生不良	使用不洁的月经垫、经期性交等，均可使病原体侵入而引起炎症。上述感染的病原体以下生殖道内源性菌群中的病原体为主
	感染性传播疾病	不洁性生活史、早年性交、多个性伴侣者可致性传播疾病的病原体入侵，引起盆腔炎症。常见病原体为淋病奈瑟菌、沙眼衣原体或合并有需氧菌、厌氧菌感染
	宫内节育器	宫内节育器可引起盆腔炎症，一是在放置宫内节育器10日内，可引起急性炎症，此时的感染以葡萄球菌、链球菌、大肠埃希菌、厌氧菌为主；二是在长期放置宫内节育器后继发感染形成慢性炎症，有时可急性发作

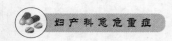

【感染途径】

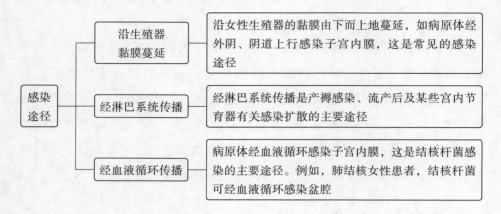

感染途径 — 沿生殖器黏膜蔓延 — 沿女性生殖器的黏膜由下而上地蔓延，如病原体经外阴、阴道上行感染子宫内膜，这是常见的感染途径

经淋巴系统传播 — 经淋巴系统传播是产褥感染、流产后及某些宫内节育器有关感染扩散的主要途径

经血液循环传播 — 病原体经血液循环感染子宫内膜，这是结核杆菌感染的主要途径。例如，肺结核女性患者，结核杆菌可经血液循环感染盆腔

【临床表现】

临床表现与病原菌的毒力、机体抵抗力的强弱有关。

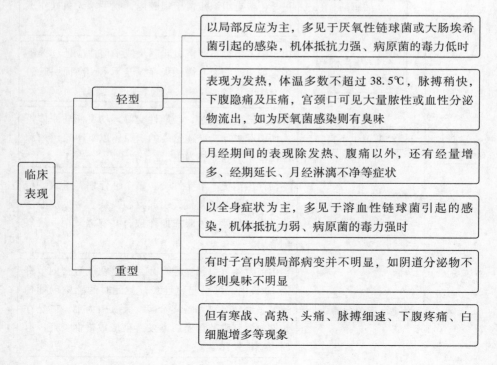

临床表现 — 轻型 — 以局部反应为主，多见于厌氧性链球菌或大肠埃希菌引起的感染，机体抵抗力强、病原菌的毒力低时

表现为发热，体温多数不超过 38.5℃，脉搏稍快，下腹隐痛及压痛，宫颈口可见大量脓性或血性分泌物流出，如为厌氧菌感染则有臭味

月经期间的表现除发热、腹痛以外，还有经量增多、经期延长、月经淋漓不净等症状

重型 — 以全身症状为主，多见于溶血性链球菌引起的感染，机体抵抗力弱、病原菌的毒力强时

有时子宫内膜局部病变并不明显，如阴道分泌物不多则臭味不明显

但有寒战、高热、头痛、脉搏细速、下腹疼痛、白细胞增多等现象

【诊断】

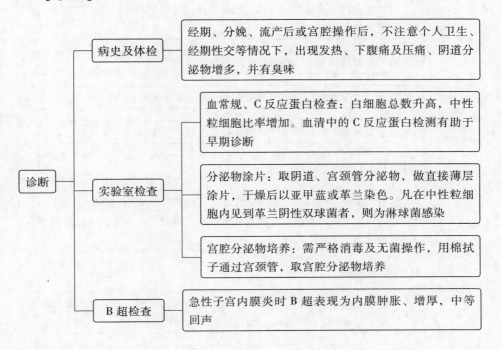

诊断
- 病史及体检 —— 经期、分娩、流产后或宫腔操作后，不注意个人卫生、经期性交等情况下，出现发热、下腹痛及压痛、阴道分泌物增多，并有臭味
- 实验室检查
  - 血常规、C反应蛋白检查：白细胞总数升高，中性粒细胞比率增加。血清中的C反应蛋白检测有助于早期诊断
  - 分泌物涂片：取阴道、宫颈管分泌物，做直接薄层涂片，干燥后以亚甲蓝或革兰染色。凡在中性粒细胞内见到革兰阴性双球菌者，则为淋球菌感染
  - 宫腔分泌物培养：需严格消毒及无菌操作，用棉拭子通过宫颈管，取宫腔分泌物培养
- B超检查 —— 急性子宫内膜炎时B超表现为内膜肿胀、增厚，中等回声

【治疗措施】

1. 治疗原则

注意休息，加强营养，积极行抗感染治疗。应用广谱抗生素，控制急性感染，防止病情迁延，转成慢性炎症。

治疗以应用抗生素为主，可根据药物敏感试验，选择相应的抗生素；若病情较重，应在配伍合理的情况下联合用药。

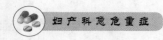

2. 一般疗法

一般疗法	急性子宫内膜炎应卧床休息，宜取半卧位，以有利于炎症的局限及宫腔分泌物的引流
	可做下腹部热敷，以促进炎症的吸收并镇痛
	要保持大便通畅，以减轻盆腔充血，并有利于毒素的排泄
	应避免过多的妇科检查，以防止炎症扩散
	高热时可行物理降温
	饮食以流质、半流质、易消化并含有高热量、高蛋白、多种维生素的食物为宜；不能进食者，应静脉补充营养及水分，并注意纠正电解质紊乱及酸中毒

3. 针对病原体治疗

针对病原体治疗	根据细菌培养及药物敏感试验选择药物治疗，因常有厌氧菌合并需氧菌感染，应选用广谱抗生素。治疗应及时、彻底
	取宫颈分泌物做细菌培养、药物敏感试验
	急性子宫内膜炎的病原菌多为化脓性细菌感染，在药物敏感试验结果出来之前，可经验用药，常用青霉素 800 万 U 静脉滴注，每日 1 次，连续 5~8 天为一个疗程，同时加用甲硝唑或奥硝唑静脉滴注；或头孢类抗生素联合克林霉素静脉滴注

4. 清除宫腔残留物及其他异物

清除宫腔残留物及其他异物	发生于分娩或流产后的子宫内膜炎，如疑有胎盘组织残留，应在使用抗生素的同时，立即予以清除，但以轻轻清出宫腔残留物为宜，尽量不要刮宫，待抗生素达到一定剂量、炎症得以控制时，方可行刮宫术，以防炎症扩散
	如果子宫有活动性出血，可在应用大量抗生素的情况下清理宫腔
	对子宫内有避孕器者，亦应尽快将其取出，以消除原发病灶、控制炎症的扩散

5. 扩宫引流及雌激素治疗

对于慢性子宫内膜炎以及老年性子宫内膜炎，可用扩张宫颈口的方法配合治疗，以利于宫腔分泌物的引流，并去除诱因。老年患者还可应用少量雌激素。

6. 宫腔内给药

对已婚患者可采用宫腔内给药的方式。操作前先以双合诊查清子宫大小及位置，外阴阴道消毒、探测宫腔深度后，将灭菌导尿管自宫口送入宫腔，深度以小于宫腔深度 0.5cm 即可，将选定的药品，经导尿管缓慢注入宫腔，待药液全部进入宫腔后，拔出导尿管，平卧或抬高臀部 1~2 小时，每日 1 次，经期停用，由于本方法能使药物直接作用于病灶，往往疗效显著。

7. 手术疗法

本法适用于因黏膜下肌瘤或息肉而致的慢性子宫内膜炎，此时单用抗生素治疗往往效果不佳，因此可考虑手术切除。

第六节　急性盆腔炎及盆腔脓肿

急性盆腔炎是指盆腔内子宫、输卵管、卵巢、盆腔结缔组织及盆腔腹膜的炎症，主要有子宫内膜炎、输卵管炎、输卵管卵巢脓肿、盆腔腹膜炎，最常见的是输卵管炎。盆腔炎性疾病多发生在性活跃期、有月经的妇女。近年来，虽然性传播疾病增多，急性盆腔炎仍为妇科常见病。若急性盆腔炎未能得到及时正确的治疗，则可导致不孕、输卵管妊娠、慢性盆腔痛以及炎症反复发作等盆腔炎性疾病的后遗症。

【病因与发病机制】

诸多病原体可引起急性盆腔感染，而分娩、流产时的胎盘剥离面、经期

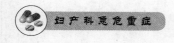

子宫内膜剥脱面、生殖器官裂伤及生殖器官的手术和操作，均为病原体的入侵创造了条件。

【临床表现】

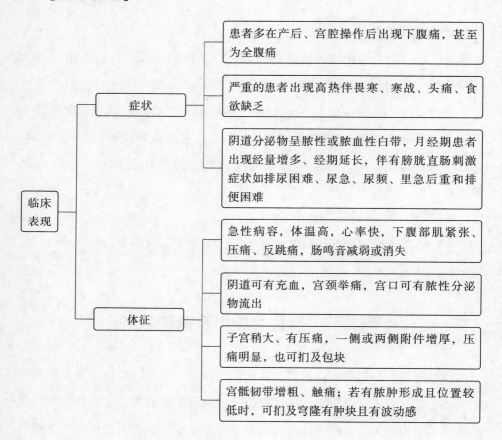

症状
- 患者多在产后、宫腔操作后出现下腹痛，甚至为全腹痛
- 严重的患者出现高热伴畏寒、寒战、头痛、食欲缺乏
- 阴道分泌物呈脓性或脓血性白带，月经期患者出现经量增多、经期延长，伴有膀胱直肠刺激症状如排尿困难、尿急、尿频、里急后重和排便困难

体征
- 急性病容，体温高，心率快，下腹部肌紧张、压痛、反跳痛，肠鸣音减弱或消失
- 阴道可有充血，宫颈举痛，宫口可有脓性分泌物流出
- 子宫稍大、有压痛，一侧或两侧附件增厚，压痛明显，也可扪及包块
- 宫骶韧带增粗、触痛；若有脓肿形成且位置较低时，可扪及穹隆有肿块且有波动感

【诊断】

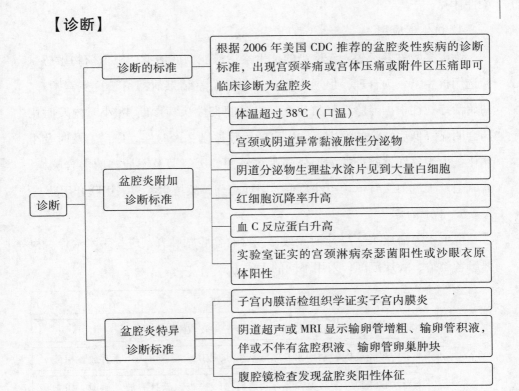

```
诊断 ┬─ 诊断的标准 ──── 根据 2006 年美国 CDC 推荐的盆腔炎性疾病的诊断
     │                   标准，出现宫颈举痛或宫体压痛或附件区压痛即可
     │                   临床诊断为盆腔炎
     │
     ├─ 盆腔炎附加 ──┬─ 体温超过 38℃（口温）
     │   诊断标准     ├─ 宫颈或阴道异常黏液脓性分泌物
     │                ├─ 阴道分泌物生理盐水涂片见到大量白细胞
     │                ├─ 红细胞沉降率升高
     │                ├─ 血 C 反应蛋白升高
     │                └─ 实验室证实的宫颈淋病奈瑟菌阳性或沙眼衣原
     │                    体阳性
     │
     └─ 盆腔炎特异 ──┬─ 子宫内膜活检组织学证实子宫内膜炎
         诊断标准     ├─ 阴道超声或 MRI 显示输卵管增粗、输卵管积液，
                      │   伴或不伴有盆腔积液、输卵管卵巢肿块
                      └─ 腹腔镜检查发现盆腔炎阳性体征
```

【治疗措施】

急性盆腔炎及盆腔脓肿的治疗主要为应用抗生素，必要时行手术治疗。

1. 一般治疗

收入院、卧床休息。半卧位可以利于脓液积聚在直肠窝，使炎症局限。

2. 支持治疗

增加营养，补充液体，纠正水电解质紊乱，以增加抵抗力，疼痛剧烈时给予镇痛剂。高热者可采用物理降温。尽量避免不必要的阴道检查，以免炎症扩散。

3. 病情观察

重症病例应严密观察，多测血压、体温、脉搏、呼吸，以便及时发现感

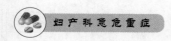

染性休克。

4. 抗生素应用

绝大多数盆腔炎患者经恰当的抗生素治疗能彻底治愈。根据药物敏感试验选用抗生素较为合理，但通常需在获得实验室结果前即给予抗生素治疗，初始治疗往往根据经验选择抗生素。在盆腔炎性疾病诊断 48 小时内及时用药会明显降低后遗症的发生。抗生素的治疗原则：经验性、广谱、及时及个体化。由于急性盆腔炎的病原体多为需氧菌、厌氧菌及衣原体的混合感染，需氧菌及厌氧菌又有革兰阴性及革兰阳性之分，故抗生素多采用联合用药。

5. 手术治疗

抗生素等治疗 48~72 小时无效，或疑有盆腔脓肿者，应行手术治疗。根据患者年龄、病灶范围，采用不同的手术方式。

手术治疗	年轻患者尽量保留生育能力，清除病灶
	年龄较大，病灶范围大者，应行全子宫及双附件切除
	术毕腹腔放抗生素，如卡那霉素 1.0g 或庆大霉素 8 万 U，并放置引流
	当盆腔脓肿位于盆腔底部，阴道后穹隆检查饱满且有波动感时，可自后穹隆穿刺排脓同时注入青霉素 400 万~800 万 U，或甲硝唑液冲洗盆腔，反复冲洗直到把盆腔脓液冲洗基本干净后，自切口处放入软质橡皮引流管，以备再次冲洗及引流，放置引流管 7 天左右，效果更佳
	输卵管卵巢脓肿往往在疾病早期或晚期破裂，脓液流入腹腔，当用抗生素治疗效果不佳时，或阴道后穹隆切开引流不满意时，应采用开腹手术引流，术时切除脓肿包块效果极佳
	术时囊肿自行破裂不能完整切除时，可分离粘连灶，用抗生素液反复冲洗盆腔脓液，术毕腹腔内放入抗生素并置入腹腔引流管，放置在盆腔底深处，自侧壁引出，以备术后冲洗及引流
	最后用张力线缝合腹壁。术后 48~72 小时腹腔分泌液明显减少，炎症控制后拔出引流管

第三章 妇科急腹症

第一节 异位妊娠

异位妊娠是指受精卵在子宫体腔以外的妊娠，又称宫外孕。近年国内外异位妊娠的发生率均呈上升趋势。根据受精卵着床的部位分为输卵管妊娠、卵巢妊娠、宫颈妊娠、腹腔妊娠。其中输卵管妊娠最常见，占异位妊娠的95%。

一、输卵管妊娠

输卵管妊娠是指受精卵在输卵管腔内种植并发育。以壶腹部妊娠最常见，约占60%；其次为峡部，约占25%；伞部及间质部妊娠少见。

【病因与发病机制】

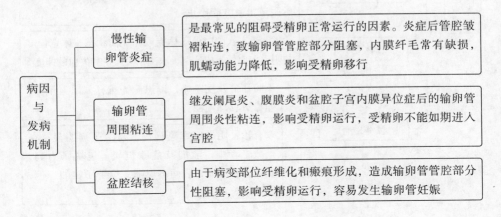

病因与发病机制

慢性输卵管炎症：是最常见的阻碍受精卵正常运行的因素。炎症后管腔皱褶粘连，致输卵管管腔部分阻塞，内膜纤毛常有缺损，肌蠕动能力降低，影响受精卵移行

输卵管周围粘连：继发阑尾炎、腹膜炎和盆腔子宫内膜异位症后的输卵管周围炎性粘连，影响受精卵运行，受精卵不能如期进入宫腔

盆腔结核：由于病变部位纤维化和瘢痕形成，造成输卵管管腔部分性阻塞，影响受精卵运行，容易发生输卵管妊娠

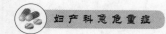

续流程

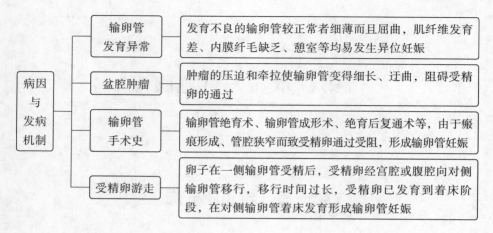

病因与发病机制	输卵管发育异常	发育不良的输卵管较正常者细薄而且屈曲，肌纤维发育差、内膜纤毛缺乏、憩室等均易发生异位妊娠
	盆腔肿瘤	肿瘤的压迫和牵拉使输卵管变得细长、迂曲，阻碍受精卵的通过
	输卵管手术史	输卵管绝育术、输卵管成形术、绝育后复通术等，由于瘢痕形成、管腔狭窄而致受精卵通过受阻，形成输卵管妊娠
	受精卵游走	卵子在一侧输卵管受精后，受精卵经宫腔或腹腔向对侧输卵管移行，移行时间过长，受精卵已发育到着床阶段，在对侧输卵管着床发育形成输卵管妊娠

【临床表现】

与受精卵着床部位、有无流产或破裂以及内出血量多少有关。

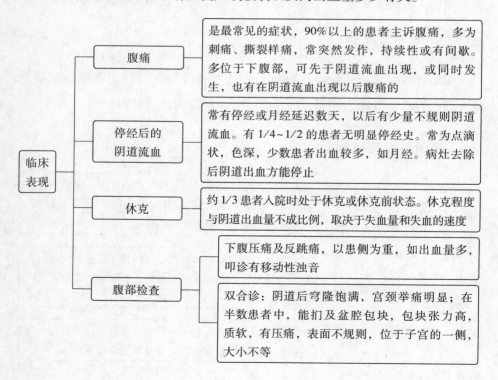

临床表现	腹痛	是最常见的症状，90%以上的患者主诉腹痛，多为刺痛、撕裂样痛，常突然发作，持续性或有间歇。多位于下腹部，可先于阴道流血出现，或同时发生，也有在阴道流血出现以后腹痛的
	停经后的阴道流血	常有停经或月经延迟数天，以后有少量不规则阴道流血。有 1/4~1/2 的患者无明显停经史。常为点滴状，色深，少数患者出血较多，如月经。病灶去除后阴道出血方能停止
	休克	约1/3 患者入院时处于休克或休克前状态。休克程度与阴道出血量不成比例，取决于失血量和失血的速度
	腹部检查	下腹压痛及反跳痛，以患侧为重，如出血量多，叩诊有移动性浊音
		双合诊：阴道后穹隆饱满，宫颈举痛明显；在半数患者中，能扪及盆腔包块，包块张力高，质软，有压痛，表面不规则，位于子宫的一侧，大小不等

【辅助检查】

1. 绒毛膜促性腺激素测定

是诊断早期妊娠的主要方法，但如用于诊断异位妊娠，需要用灵敏度较高的放射免疫法测定血中 β-HCG，或酶联免疫法测定尿中 β-HCG，阴性者可排除异位妊娠。

2. 诊断性刮宫

一般适用于流血较多的病例，如刮出物见绒毛则可证实是宫内妊娠。如为蜕膜无绒毛或内膜呈 A-S 反应，应疑为输卵管妊娠。但如刮宫的病理报告为增生期、分娩期或月经期，也不能排除输卵管妊娠的可能。

3. 后穹隆穿刺

后穹隆穿刺对疑有内出血的诊断简单可靠，如抽出不凝血，说明有内出血。如误入静脉，放置 10 分钟后血液凝固。如内出血量少或子宫直肠陷窝有粘连时，可能抽不出血。

4. B 超检查

是诊断异位妊娠较准确的检查方法之一，宫内探及胎囊可排除异位妊娠。异位妊娠的 B 超表现取决于异位包块妊娠的大小、有无破裂、流产及腹腔内出血。

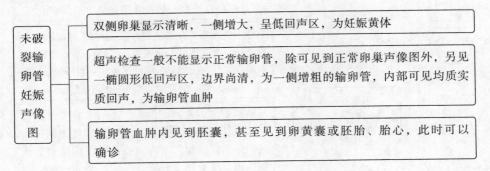

未破裂输卵管妊娠声像图	双侧卵巢显示清晰，一侧增大，呈低回声区，为妊娠黄体
	超声检查一般不能显示正常输卵管，除可见到正常卵巢声像图外，另见一椭圆形低回声区，边界尚清，为一侧增粗的输卵管，内部可见均质实质回声，为输卵管血肿
	输卵管血肿内见到胚囊，甚至见到卵黄囊或胚胎、胎心，此时可以确诊

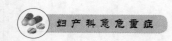
流产型或破裂型输卵管妊娠超声图像	宫内无胚囊，可见增厚的内膜
	子宫旁一侧见边界不清、回声不均的混合性包块
	盆腔有积液
	有些病例在宫旁包块内见胚囊。如胚囊内见到胚芽或原始心管搏动，为超声诊断异位妊娠的直接证据

5. 腹腔镜检查

适用于输卵管妊娠未破裂或流产的早期患者。可见一侧输卵管肿大，表面呈紫蓝色，腹腔内无出血或有少量出血。对有明显内出血伴有休克者禁做腹腔镜检查。

【鉴别诊断】

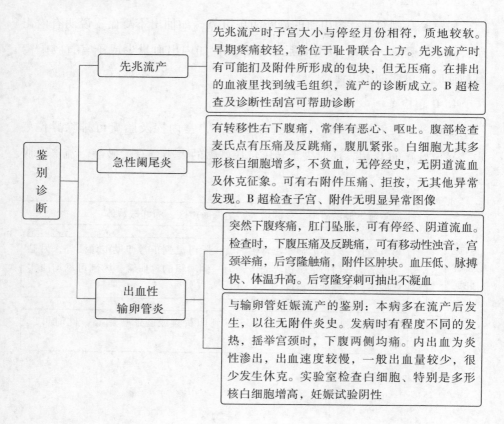

鉴别诊断	先兆流产	先兆流产时子宫大小与停经月份相符，质地较软。早期疼痛较轻，常位于耻骨联合上方。先兆流产时有可能扪及附件所形成的包块，但无压痛。在排出的血液里找到绒毛组织，流产的诊断成立。B超检查及诊断性刮宫可帮助诊断
	急性阑尾炎	有转移性右下腹痛，常伴有恶心、呕吐。腹部检查麦氏点有压痛及反跳痛，腹肌紧张。白细胞尤其多形核白细胞增多，不贫血，无停经史，无阴道流血及休克征象。可有右附件压痛、拒按，无其他异常发现。B超检查子宫、附件无明显异常图像
	出血性输卵管炎	突然下腹疼痛，肛门坠胀，可有停经、阴道流血。检查时，下腹压痛及反跳痛，可有移动性浊音，宫颈举痛，后穹隆触痛，附件区肿块。血压低、脉搏快、体温升高。后穹隆穿刺可抽出不凝血
		与输卵管妊娠流产的鉴别：本病多在流产后发生，以往无附件炎史。发病时有程度不同的发热，摇举宫颈时，下腹两侧均痛。内出血为炎性渗出，出血速度较慢，一般出血量较少，很少发生休克。实验室检查白细胞、特别是多形核白细胞增高，妊娠试验阴性

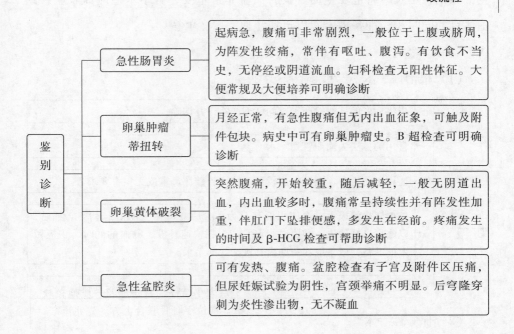

鉴别诊断

- 急性肠胃炎 —— 起病急，腹痛可非常剧烈，一般位于上腹或脐周，为阵发性绞痛，常伴有呕吐、腹泻。有饮食不当史，无停经或阴道流血。妇科检查无阳性体征。大便常规及大便培养可明确诊断
- 卵巢肿瘤蒂扭转 —— 月经正常，有急性腹痛但无内出血征象，可触及附件包块。病史中可有卵巢肿瘤史。B超检查可明确诊断
- 卵巢黄体破裂 —— 突然腹痛，开始较重，随后减轻，一般无阴道出血，内出血较多时，腹痛常呈持续性并有阵发性加重，伴肛门下坠排便感，多发生在经前。疼痛发生的时间及 β-HCG 检查可帮助诊断
- 急性盆腔炎 —— 可有发热、腹痛。盆腔检查有子宫及附件区压痛，但尿妊娠试验为阴性，宫颈举痛不明显。后穹隆穿刺为炎性渗出物，无不凝血

【避免异位妊娠误诊措施】

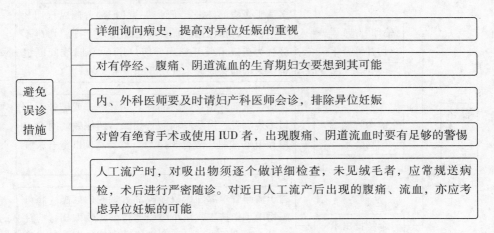

避免误诊措施

- 详细询问病史，提高对异位妊娠的重视
- 对有停经、腹痛、阴道流血的生育期妇女要想到其可能
- 内、外科医师要及时请妇产科医师会诊，排除异位妊娠
- 对曾有绝育手术或使用 IUD 者，出现腹痛、阴道流血时要有足够的警惕
- 人工流产时，对吸出物须逐个做详细检查，未见绒毛者，应常规送病检，术后进行严密随诊。对近日人工流产后出现的腹痛、流血，亦应考虑异位妊娠的可能

【治疗措施】

输卵管妊娠破裂常伴有腹腔内出血，出血过多常可致严重贫血，甚至休

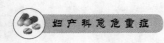

克，如抢救不及时将危及生命。及时输血非常重要，有手术适应证者应在纠正休克的同时积极准备手术，以迅速止血。

1. 手术治疗

（1）根治性手术

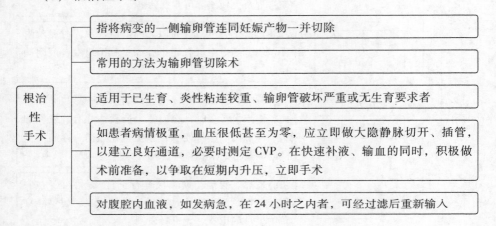

根治性手术	指将病变的一侧输卵管连同妊娠产物一并切除
	常用的方法为输卵管切除术
	适用于已生育、炎性粘连较重、输卵管破坏严重或无生育要求者
	如患者病情极重，血压很低甚至为零，应立即做大隐静脉切开、插管，以建立良好通道，必要时测定 CVP。在快速补液、输血的同时，积极做术前准备，以争取在短期内升压，立即手术
	对腹腔内血液，如发病急，在 24 小时之内者，可经过滤后重新输入

（2）保守性手术

适用于年轻、希望保留生育功能的患者。可采取以下几种方法：

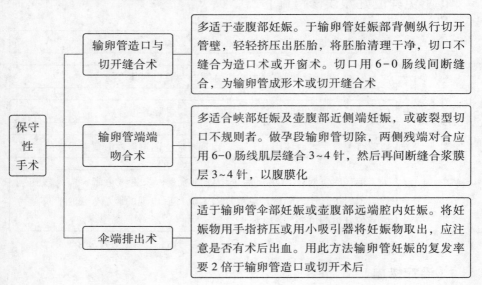

保守性手术	输卵管造口与切开缝合术	多适于壶腹部妊娠。于输卵管妊娠部背侧纵行切开管壁，轻轻挤压出胚胎，将胚胎清理干净，切口不缝合为造口术或开窗术。切口用 6-0 肠线间断缝合，为输卵管成形术或切开缝合术
	输卵管端端吻合术	多适合峡部妊娠及壶腹部近侧端妊娠，或破裂型切口不规则者。做孕段输卵管切除，两侧残端对合应用 6-0 肠线肌层缝合 3~4 针，然后再间断缝合浆膜层 3~4 针，以腹膜化
	伞端排出术	适于输卵管伞部妊娠或壶腹部远端腔内妊娠。将妊娠物用手指挤压或用小吸引器将妊娠物取出，应注意是否有术后出血。用此方法输卵管妊娠的复发率要 2 倍于输卵管造口或切开术后

82

（3）腹腔镜在输卵管妊娠治疗中的应用

腹腔镜手术因手术效果好、患者痛苦少、术后恢复快在妇科临床的应用越来越普及。如有腹腔镜的设施及技术，腹腔镜是异位妊娠首选的手术方式。对有经验的医生来讲，如果有合适的麻醉及先进的心电监护设施以及必要的支持治疗，如输血等，异位妊娠即使有内出血，血流动力学已经有改变，仍可选择腹腔镜手术。

2. 非手术治疗

包括期待疗法和药物疗法。

（1）期待疗法

是指对异位妊娠患者不行特殊处理，仅严密随访观察，以等待其自然痊愈。异位妊娠的转归之一是输卵管流产或孕卵自然死亡、吸收、消散。同时具备下列条件者可先行期待治疗。

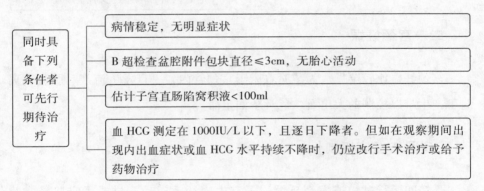

（2）药物疗法

治疗异位妊娠的药物有前列腺素、更生霉素、KCl、天花粉蛋白、丹那唑、高渗葡萄糖、米非司酮及氨甲蝶呤（MTX）等，但根据目前报道，仍以采用 MTX 效果最好。MTX 治疗安全可靠，无明显毒副作用，也无远期不良后果。适用于病情稳定，输卵管无明显破裂，内出血不明显，受累的输卵管部直径<4cm，肝、肾功能正常者。用药方法有下几种：

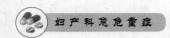

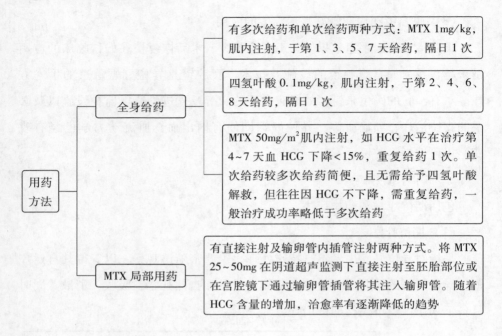

用药方法
├─ 全身给药
│ ├─ 有多次给药和单次给药两种方式：MTX 1mg/kg，肌内注射，于第 1、3、5、7 天给药，隔日 1 次
│ ├─ 四氢叶酸 0.1mg/kg，肌内注射，于第 2、4、6、8 天给药，隔日 1 次
│ └─ MTX 50mg/m² 肌内注射，如 HCG 水平在治疗第 4~7 天血 HCG 下降<15%，重复给药 1 次。单次给药较多次给药简便，且无需给予四氢叶酸解救，但往往因 HCG 不下降，需重复给药，一般治疗成功率略低于多次给药
└─ MTX 局部用药
   └─ 有直接注射及输卵管内插管注射两种方式。将 MTX 25~50mg 在阴道超声监测下直接注射至胚胎部位或在宫腔镜下通过输卵管插管将其注入输卵管。随着 HCG 含量的增加，治愈率有逐渐降低的趋势

二、宫颈妊娠

宫颈妊娠比较罕见，为孕囊着床于宫颈管内，一旦发生流产、胎囊剥离时可产生难以控制的大出血，危及孕妇生命。

【病因与发病机制】

受精卵运行过快或发育延缓，子宫内膜纤毛运动亢进或子宫肌异常收缩，影响孕卵着床而种植在宫颈管。宫腔炎症、刮宫、引产及剖宫产引起子宫内膜病变、缺损、瘢痕、粘连，或宫内节育器干扰孕卵着床是导致宫颈妊娠的重要原因。子宫发育不良、畸形，子宫肌瘤引起宫腔形状改变及内分泌失调，均与宫颈妊娠发生有关。

【临床表现】

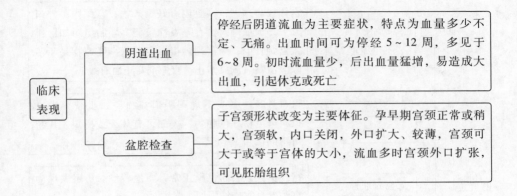

临床表现
- 阴道出血 —— 停经后阴道流血为主要症状,特点为血量多少不定、无痛。出血时间可为停经 5 ~ 12 周,多见于 6~8 周。初时流血量少,后出血量猛增,易造成大出血,引起休克或死亡
- 盆腔检查 —— 子宫颈形状改变为主要体征。孕早期宫颈正常或稍大,宫颈软,内口关闭,外口扩大、较薄,宫颈可大于或等于宫体的大小,流血多时宫颈外口扩张,可见胚胎组织

【辅助检查】

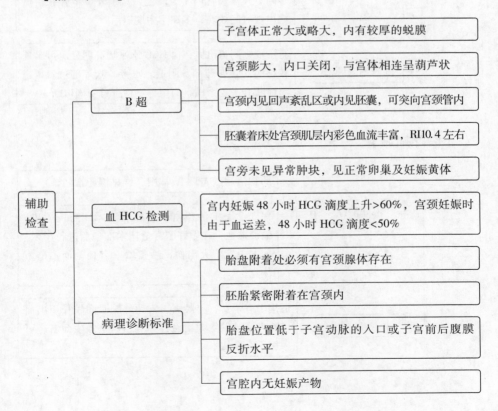

辅助检查
- B 超
  - 子宫体正常大或略大,内有较厚的蜕膜
  - 宫颈膨大,内口关闭,与宫体相连呈葫芦状
  - 宫颈内见回声紊乱区或内见胚囊,可突向宫颈管内
  - 胚囊着床处宫颈肌层内彩色血流丰富,RI10.4 左右
  - 宫旁未见异常肿块,见正常卵巢及妊娠黄体
- 血 HCG 检测 —— 宫内妊娠 48 小时 HCG 滴度上升>60%,宫颈妊娠时由于血运差,48 小时 HCG 滴度<50%
- 病理诊断标准
  - 胎盘附着处必须有宫颈腺体存在
  - 胚胎紧密附着在宫颈内
  - 胎盘位置低于子宫动脉的入口或子宫前后腹膜反折水平
  - 宫腔内无妊娠产物

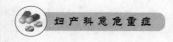

【鉴别诊断】

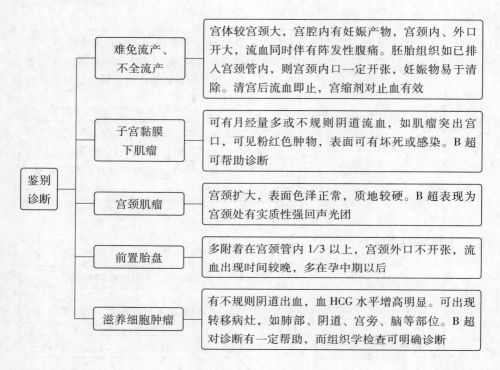

鉴别诊断	难免流产、不全流产	宫体较宫颈大，宫腔内有妊娠产物，宫颈内、外口开大，流血同时伴有阵发性腹痛。胚胎组织如已排入宫颈管内，则宫颈内口一定开张，妊娠物易于清除。清宫后流血即止，宫缩剂对止血有效
	子宫黏膜下肌瘤	可有月经量多或不规则阴道流血，如肌瘤突出宫口，可见粉红色肿物，表面可有坏死或感染。B超可帮助诊断
	宫颈肌瘤	宫颈扩大，表面色泽正常，质地较硬。B超表现为宫颈处有实质性强回声光团
	前置胎盘	多附着在宫颈管内 1/3 以上，宫颈外口不开张，流血出现时间较晚，多在孕中期以后
	滋养细胞肿瘤	有不规则阴道出血，血 HCG 水平增高明显。可出现转移病灶，如肺部、阴道、宫旁、脑等部位。B超对诊断有一定帮助，而组织学检查可明确诊断

【治疗措施】

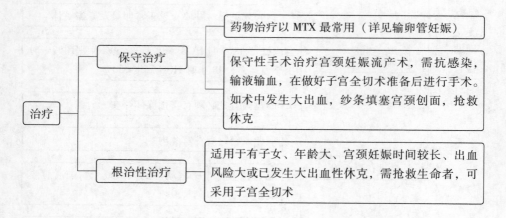

治疗	保守治疗	药物治疗以 MTX 最常用（详见输卵管妊娠）
		保守性手术治疗宫颈妊娠流产术，需抗感染，输液输血，在做好子宫全切术准备后进行手术。如术中发生大出血，纱条填塞宫颈创面，抢救休克
	根治性治疗	适用于有子女、年龄大、宫颈妊娠时间较长、出血风险大或已发生大出血性休克，需抢救生命者，可采用子宫全切术

三、卵巢妊娠

卵巢妊娠是指受精卵在卵巢组织内种植和生长发育。根据受精卵种植的部位，将卵巢妊娠分为原发性与混合性两类：原发性卵巢妊娠指孕卵种植于卵巢上、卵泡内或卵泡外，包括卵巢表面、皮质内、髓质内。混合性卵巢妊娠的孕卵囊壁由部分卵巢及其他组织所构成。以原发性卵巢妊娠为多见。绝大多数卵巢妊娠以早期破裂出血、流产结束，如流产后在腹腔内继续种植则形成腹腔妊娠，少数可发育至足月或形成石胎存在于腹腔内数年。

【病因与发病机制】

同一般异位妊娠。有不少文献报道，正在使用宫内节育器者发生卵巢妊娠率相对较高。认为卵子在输卵管内受精，然后由输卵管到卵巢，种植于卵巢表面或卵巢间质、髓质或排卵后破裂的卵泡内。卵巢皮质外表为单层立方上皮，髓质内为疏松结缔组织和大量动静脉血管。黄体是囊性结构，血管丰富，血量较多，故破裂时间早，出血量多。

【临床表现】

停经、急性腹痛、盆腔包块、早孕征象及阴道出血是卵巢妊娠最常见的临床表现。其中以腹痛为主，可为剧痛、撕裂样痛或隐痛、肛门坠胀，常突然发作，且可无停经、无阴道流血。

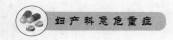
【辅助检查】

```
                ┌─ B 超声像图 ─┬─ 卵巢妊娠未破裂，见妊娠一侧卵巢增大，内见
                │             │   一小光环，彩色血流明显，周围输卵管未见
                │             │   肿块
                │             │
                │             └─ 卵巢妊娠破裂后与输卵管妊娠破裂形成的包块
                │                难以鉴别
                │
                ├─ 腹腔镜检查 ─── 腹腔镜对卵巢妊娠的诊断很有价值，但有时在镜
  辅助           │                下难以对卵巢妊娠及黄体破裂进行鉴别
  检查 ─────────┤
                ├─ HCG 测定 ──── 对血、尿进行 HCG 测定
                │
                ├─ 阴道后穹隆穿刺 ── 可抽出不凝血
                │
                └─ 病理诊断 ──── 卵巢妊娠的确诊有赖于术后的病理学检查，目前
                                 多采用的诊断标准：双侧输卵管正常。孕囊位于
                                 卵巢中。卵巢及孕囊通过卵巢固有韧带与子宫相
                                 连。胚泡壁上有卵巢组织
```

【鉴别诊断】

```
                ┌─ 卵泡破裂 ──── 发生于月经中期，卵泡破裂为正常生理现象，每月
                │                1 次，可能会有或多或少的出血，一般不引起临床
  鉴别           │                症状，常不需治疗
  诊断 ─────────┤
                └─ 黄体破裂 ──── 多见于年轻妇女，常发生在排卵后第 9 天左右的黄
                                 体高峰期，常为突发性下腹痛，无阴道流血。出血
                                 多者症状类似于异位妊娠，但妊娠试验为阴性
```

【治疗措施】

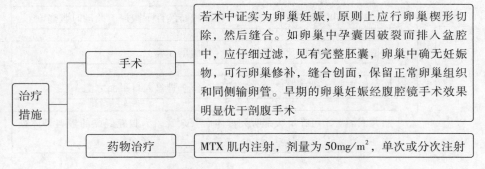

治疗措施
- 手术：若术中证实为卵巢妊娠，原则上应行卵巢楔形切除，然后缝合。如卵巢中孕囊因破裂而排入盆腔中，应仔细过滤，见有完整胚囊，卵巢中确无妊娠物，可行卵巢修补，缝合创面，保留正常卵巢组织和同侧输卵管。早期的卵巢妊娠经腹腔镜手术效果明显优于剖腹手术
- 药物治疗：MTX 肌内注射，剂量为 $50mg/m^2$，单次或分次注射

四、腹腔妊娠

【病因与发病机制】

腹腔妊娠是指位于输卵管、卵巢、阔韧带以外的腹腔内的妊娠，是一罕见而危险的产科并发症。发病率约为 1:15000。腹腔妊娠多为继发性，原发性者罕见。其原因可有以下几点。

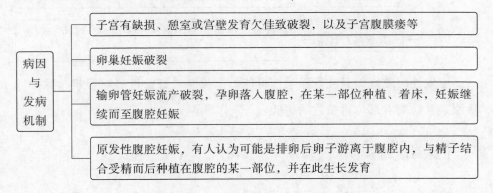

病因与发病机制
- 子宫有缺损、憩室或宫壁发育欠佳致破裂，以及子宫腹膜瘘等
- 卵巢妊娠破裂
- 输卵管妊娠流产破裂，孕卵落入腹腔，在某一部位种植、着床，妊娠继续而至腹腔妊娠
- 原发性腹腔妊娠，有人认为可能是排卵后卵子游离于腹腔内，与精子结合受精而后种植在腹腔的某一部位，并在此生长发育

【临床表现】

除有停经、早孕反应、胎动外，还有以下特点。

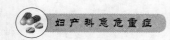

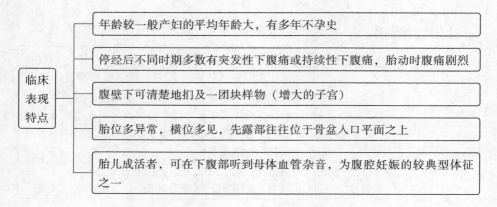

【辅助检查】

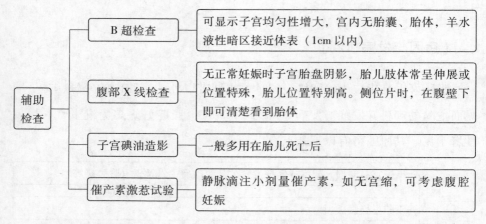

原发性腹腔妊娠只在妊娠早期可能做出诊断，妊娠进展时很难排除孕卵从原来其他附着部位再植入的可能。

【鉴别诊断】

需与宫内妊娠鉴别：宫内妊娠时子宫大小符合停经月份。B 超检查时宫腔内可探及妊娠囊、胎儿。妊娠晚期可有宫缩。

90

【治疗措施】

　　腹腔妊娠一经确诊，应及时手术，剖腹取胎。对胎盘的处理要慎重，视具体情况而定。腹腔妊娠时的胎盘，多附着在腹膜或其他脏器上，附着处血管丰富，如剥离可能引起大出血，导致出血性休克甚至死亡。

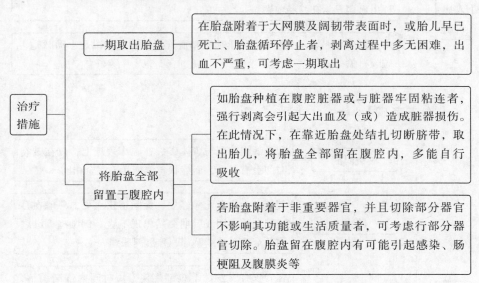

第二节　卵巢滤泡或黄体破裂

　　卵巢成熟卵泡或黄体由于某种原因引起泡壁破损、出血时，严重者可发生急性腹痛或休克。本病已婚或未婚妇女均可发生，以生育年龄妇女为最多见。其中80%为黄体或黄体囊肿破裂，大多在月经周期的最后1周，或在月经第1、2天发病；少数为滤泡破裂，常发生在成熟卵泡，因而发病一般在月经周期的第10~18天。

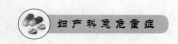

【病因与发病机制】

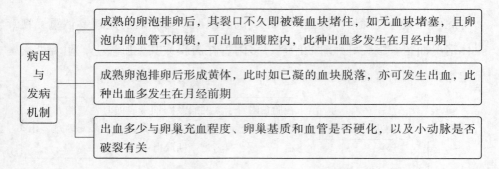

病因与发病机制
- 成熟的卵泡排卵后，其裂口不久即被凝血块堵住，如无血块堵塞，且卵泡内的血管不闭锁，可出血到腹腔内，此种出血多发生在月经中期
- 成熟卵泡排卵后形成黄体，此时如已凝的血块脱落，亦可发生出血，此种出血多发生在月经前期
- 出血多少与卵巢充血程度、卵巢基质和血管是否硬化，以及小动脉是否破裂有关

【临床表现】

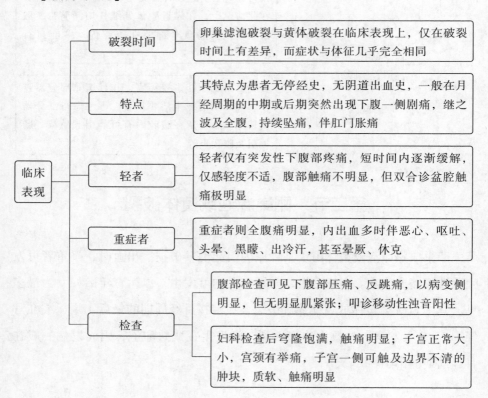

临床表现
- 破裂时间：卵巢滤泡破裂与黄体破裂在临床表现上，仅在破裂时间上有差异，而症状与体征几乎完全相同
- 特点：其特点为患者无停经史，无阴道出血史，一般在月经周期的中期或后期突然出现下腹一侧剧痛，继之波及全腹，持续坠痛，伴肛门胀痛
- 轻者：轻者仅有突发性下腹部疼痛，短时间内逐渐缓解，仅感轻度不适，腹部触痛不明显，但双合诊盆腔触痛极明显
- 重症者：重症者则全腹痛明显，内出血多时伴恶心、呕吐、头晕、黑矇、出冷汗，甚至晕厥、休克
- 检查：
  - 腹部检查可见下腹部压痛、反跳痛，以病变侧明显，但无明显肌紧张；叩诊移动性浊音阳性
  - 妇科检查后穹隆饱满，触痛明显；子宫正常大小，宫颈有举痛，子宫一侧可触及边界不清的肿块，质软、触痛明显

【诊断】

根据临床表现，必要的辅助检查，一般诊断不太困难，但需与异位妊娠伴休克相鉴别。该病无停经史，腹痛发生在月经周期的中期或后期，患者无不规则阴道出血，尿妊娠试验阴性。

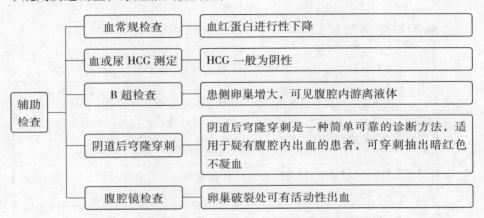

【治疗措施】

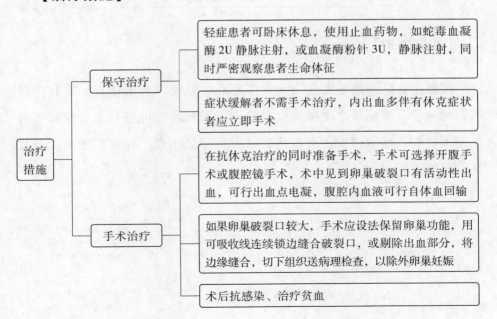

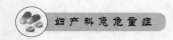

第三节　卵巢肿瘤蒂扭转

卵巢肿瘤蒂扭转属于卵巢肿瘤的并发症，发病急，病情重，是较常见的妇科急腹症之一。

【病因与发病机制】

病因与发病机制	本病常见于瘤蒂长、中等大小、活动度大、重心偏向一侧的囊性肿瘤
	由于盆、腹腔有足够的空间，当体位发生变化或妊娠期、产褥期，子宫位置的改变使肿瘤有活动余地时，可导致肿瘤蒂扭转。瘤蒂为卵巢固有韧带、输卵管及其系膜，包括其间的血管、骨盆漏斗韧带
	常见于畸胎瘤、黏液性与浆液性囊腺瘤，多为良性肿瘤。瘤蒂如扭转轻，可自然复位
	重者则因静脉回流受阻，引起肿瘤充血、肿胀甚至血管破裂，血液充满瘤腔甚至腹腔，时间长者出现肿瘤坏死、感染

【临床表现】

典型症状是一侧下腹剧痛，常伴恶心、呕吐，甚至休克。有时扭转可自然复位，腹痛随之缓解。妇科检查于子宫附近可扪及半囊性圆形或椭圆形肿物，张力较大，有压痛，以瘤蒂部最明显，并有肌紧张，有时还有反跳痛。

【诊断】

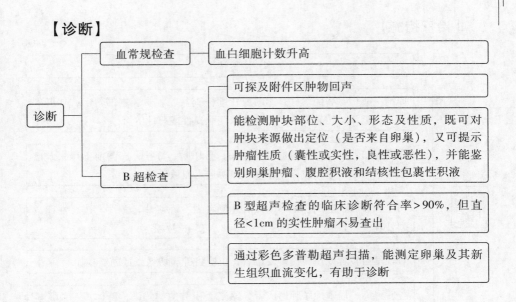

诊断
- 血常规检查 —— 血白细胞计数升高
- B超检查
  - 可探及附件区肿物回声
  - 能检测肿块部位、大小、形态及性质，既可对肿块来源做出定位（是否来自卵巢），又可提示肿瘤性质（囊性或实性，良性或恶性），并能鉴别卵巢肿瘤、腹腔积液和结核性包裹性积液
  - B型超声检查的临床诊断符合率>90%，但直径<1cm的实性肿瘤不易查出
  - 通过彩色多普勒超声扫描，能测定卵巢及其新生组织血流变化，有助于诊断

【鉴别诊断】

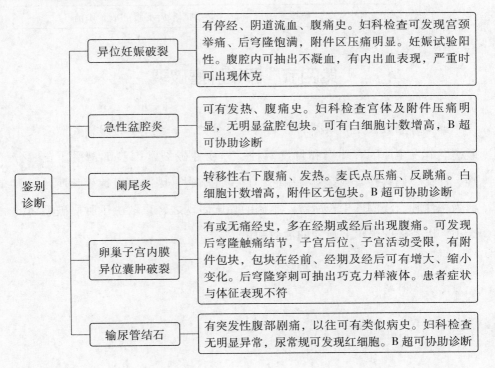

鉴别诊断
- 异位妊娠破裂 —— 有停经、阴道流血、腹痛史。妇科检查可发现宫颈举痛、后穹隆饱满，附件区压痛明显。妊娠试验阳性。腹腔内可抽出不凝血，有内出血表现，严重时可出现休克
- 急性盆腔炎 —— 可有发热、腹痛史。妇科检查宫体及附件压痛明显，无明显盆腔包块。可有白细胞计数增高，B超可协助诊断
- 阑尾炎 —— 转移性右下腹痛、发热。麦氏点压痛、反跳痛。白细胞计数增高，附件区无包块。B超可协助诊断
- 卵巢子宫内膜异位囊肿破裂 —— 有或无痛经史，多在经期或经后出现腹痛。可发现后穹隆触痛结节，子宫后位、子宫活动受限，有附件包块，包块在经前、经期及经后可有增大、缩小变化。后穹隆穿刺可抽出巧克力样液体。患者症状与体征表现不符
- 输尿管结石 —— 有突发性腹部剧痛，以往可有类似病史。妇科检查无明显异常，尿常规可发现红细胞。B超可协助诊断

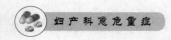

【治疗措施】

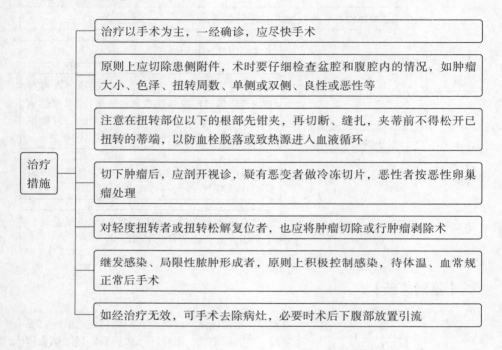

治疗措施
- 治疗以手术为主，一经确诊，应尽快手术
- 原则上应切除患侧附件，术时要仔细检查盆腔和腹腔内的情况，如肿瘤大小、色泽、扭转周数、单侧或双侧、良性或恶性等
- 注意在扭转部位以下的根部先钳夹，再切断、缝扎，夹蒂前不得松开已扭转的蒂端，以防血栓脱落或致热源进入血液循环
- 切下肿瘤后，应剖开视诊，疑有恶变者做冷冻切片，恶性者按恶性卵巢瘤处理
- 对轻度扭转者或扭转松解复位者，也应将肿瘤切除或行肿瘤剥除术
- 继发感染、局限性脓肿形成者，原则上积极控制感染，待体温、血常规正常后手术
- 如经治疗无效，可手术去除病灶，必要时术后下腹部放置引流

第四节　卵巢肿瘤破裂

　　卵巢肿瘤破裂是卵巢肿瘤常见的并发症之一，约3%的卵巢肿瘤会发生破裂。其发生原因有外伤和自发两种：外伤性破裂常因腹部遭受重击、分娩、性交、妇科检查或穿刺等引起；自发性破裂常因肿瘤过速生长所致，多数为恶性肿瘤浸润性生长所致。本病的临床表现之轻重取决于肿瘤破裂口的大小，以及经此流出的囊液的性质和量。

【病因与发病机制】

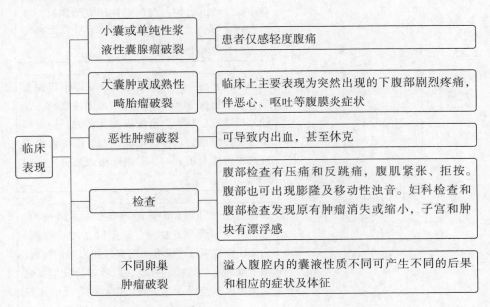

病因和发病机制	当肿瘤生长过快，囊壁薄，局部血液供应不足时，增多的囊液自囊壁薄弱破裂处流入腹腔
	有长蒂及游离的卵巢肿瘤容易扭转，扭转后静脉充血、张力增加，易导致局部缺血、坏死而破裂，内容物溢入腹腔
	恶性肿瘤生长活跃，穿透瘤壁，引起自发性破裂，恶性组织种植在腹膜、肠管、肝脏及盆腔等处
	医生行妇科检查时过度用力，将肿瘤挤破，或在性交、跌倒、撞伤、穿刺后发生破裂

【临床表现】

临床表现	小囊或单纯性浆液性囊腺瘤破裂	患者仅感轻度腹痛
	大囊肿或成熟性畸胎瘤破裂	临床上主要表现为突然出现的下腹部剧烈疼痛，伴恶心、呕吐等腹膜炎症状
	恶性肿瘤破裂	可导致内出血，甚至休克
	检查	腹部检查有压痛和反跳痛，腹肌紧张、拒按。腹部也可出现膨隆及移动性浊音。妇科检查和腹部检查发现原有肿瘤消失或缩小，子宫和肿块有漂浮感
	不同卵巢肿瘤破裂	溢入腹腔内的囊液性质不同可产生不同的后果和相应的症状及体征

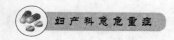

【诊断】

诊断 ── 原有卵巢肿瘤者突然出现腹痛、腹壁紧张、拒按，甚至腹部膨隆、休克等症状，应考虑是否有卵巢肿瘤发生破裂，尤其是在腹部受压、妇科检查、性交、超声检查、穿刺后出现上述现象者，更有可能

若经检查原有肿块消失或缩小，腹部出现移动性浊音，B超检查有液性暗区，穿刺有囊内溶液或血性液则可确诊

【治疗措施】

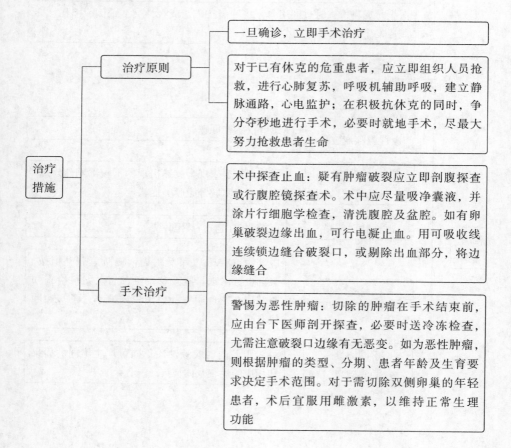

治疗措施

治疗原则 ── 一旦确诊，立即手术治疗

对于已有休克的危重患者，应立即组织人员抢救，进行心肺复苏，呼吸机辅助呼吸，建立静脉通路，心电监护；在积极抗休克的同时，争分夺秒地进行手术，必要时就地手术，尽最大努力抢救患者生命

手术治疗 ── 术中探查止血：疑有肿瘤破裂应立即剖腹探查或行腹腔镜探查术。术中应尽量吸净囊液，并涂片行细胞学检查，清洗腹腔及盆腔。如有卵巢破裂边缘出血，可行电凝止血。用可吸收线连续锁边缝合破裂口，或剔除出血部分，将边缘缝合

警惕为恶性肿瘤：切除的肿瘤在手术结束前，应由台下医师剖开探查，必要时送冷冻检查，尤需注意破裂口边缘有无恶变。如为恶性肿瘤，则根据肿瘤的类型、分期、患者年龄及生育要求决定手术范围。对于需切除双侧卵巢的年轻患者，术后宜服用雌激素，以维持正常生理功能

第五节 处女膜闭锁及阴道横隔或纵隔

处女膜闭锁又称无孔处女膜，在生殖道发育异常中较为常见，系泌尿生殖窦上皮未能贯穿前庭部所致。由于经血无法排出，反复多次月经来潮后逐渐发展至子宫积血、输卵管积血，甚至腹腔内积血。输卵管伞端多因积血刺激发生水肿、炎症反应而粘连闭锁，形成子宫输卵管积血，引起剧烈腹痛。阴道横隔多为胚胎发育时期双侧副中肾管会合后的尾端与泌尿生殖窦相接处未贯通或部分贯通，横隔多位于阴道上中段 1/3 处，多数患者横隔或斜隔中间有一小孔，经血自小孔排出。阴道纵隔系因双侧副中肾管会合后，其中隔未消失或未完全消失。阴道纵隔分两类，完全纵隔形成双阴道，常合并双宫颈、双子宫；有时纵隔偏向一侧形成阴道斜隔，导致该侧阴道完全闭锁，出现经血潴留形成阴道侧方包块。绝大多数阴道纵隔无症状。

【病因与发病机制】

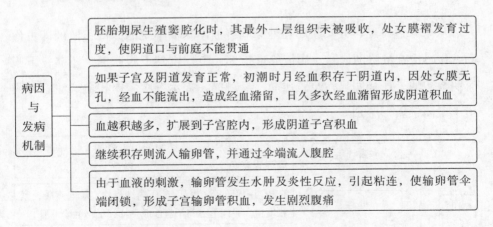

病因
与
发病
机制

胚胎期尿生殖窦腔化时，其最外一层组织未被吸收，处女膜褶发育过度，使阴道口与前庭不能贯通

如果子宫及阴道发育正常，初潮时月经血积存于阴道内，因处女膜无孔，经血不能流出，造成经血潴留，日久多次经血潴留形成阴道积血

血越积越多，扩展到子宫腔内，形成阴道子宫积血

继续积存则流入输卵管，并通过伞端流入腹腔

由于血液的刺激，输卵管发生水肿及炎性反应，引起粘连，使输卵管伞端闭锁，形成子宫输卵管积血，发生剧烈腹痛

【临床表现】

1. 处女膜闭锁

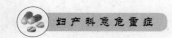

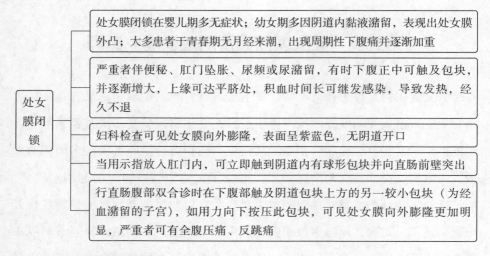

处女膜闭锁在婴儿期多无症状；幼女期多因阴道内黏液潴留，表现出处女膜外凸；大多患者于青春期无月经来潮，出现周期性下腹痛并逐渐加重

严重者伴便秘、肛门坠胀、尿频或尿潴留，有时下腹正中可触及包块，并逐渐增大，上缘可达平脐处，积血时间长可继发感染，导致发热，经久不退

处女膜闭锁

妇科检查可见处女膜向外膨隆，表面呈紫蓝色，无阴道开口

当用示指放入肛门内，可立即触到阴道内有球形包块并向直肠前壁突出

行直肠腹部双合诊时在下腹部触及阴道包块上方的另一较小包块（为经血潴留的子宫），如用力向下按压此包块，可见处女膜向外膨隆更加明显，严重者可有全腹压痛、反跳痛

2. 阴道横隔或纵隔

阴道横隔或纵隔的患者中少数的症状与处女膜闭锁者症状相似，大多数患者横隔中央有小孔，很少有阴道积血。妇科检查可见处女膜完整，积血包块位于阴道稍上方，处女膜内有部分阴道。

【诊断】

从未来过月经，处女膜膨隆处穿刺可抽出黏稠不凝的深褐色血液即可诊断，B超检查可协助诊断。病情危重指标：急性剧烈下腹胀痛、坠痛；下腹有明显包块，压痛明显；全腹压痛、反跳痛，提示有腹腔内积血。注意与阴道下段闭锁畸形鉴别。

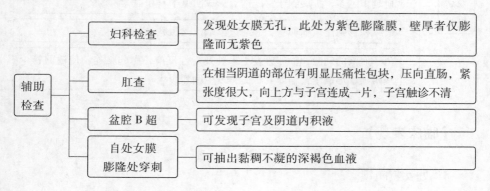

辅助检查

妇科检查：发现处女膜无孔，此处为紫色膨隆膜，壁厚者仅膨隆而无紫色

肛查：在相当阴道的部位有明显压痛性包块，压向直肠，紧张度很大，向上方与子宫连成一片，子宫触诊不清

盆腔B超：可发现子宫及阴道内积液

自处女膜膨隆处穿刺：可抽出黏稠不凝的深褐色血液

【治疗措施】

1. 治疗原则

尽早确诊，行手术治疗，以免病程长致输卵管功能受损，影响以后生育。

2. 手术治疗

本病确诊后立即在骶麻下进行手术治疗。

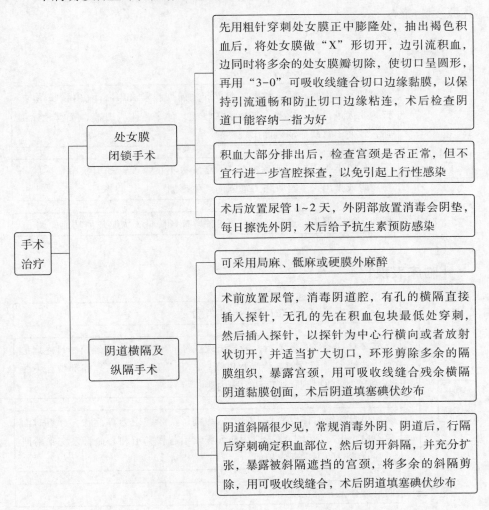

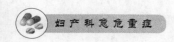

第六节　痛　　经

凡经前、经期及经后发生下腹及腰骶部剧烈疼痛，影响日常生活及工作者，称为痛经。痛经分原发性及继发性两类。原发性痛经是指妇科检查生殖器官未发现器官性病变者。继发性痛经是指生殖系统有器质性病变，如炎症、子宫肌瘤、子宫内膜异位症等。痛经为这些疾病的一个症状。本节仅叙述原发性痛经。

【病因】

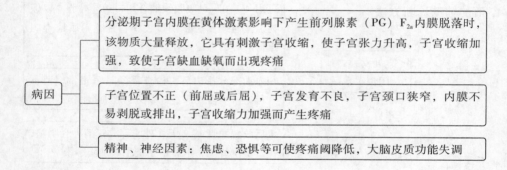

病因

- 分泌期子宫内膜在黄体激素影响下产生前列腺素（PG）F$_{2a}$内膜脱落时，该物质大量释放，它具有刺激子宫收缩，使子宫张力升高，子宫收缩加强，致使子宫缺血缺氧而出现疼痛
- 子宫位置不正（前屈或后屈），子宫发育不良，子宫颈口狭窄，内膜不易剥脱或排出，子宫收缩力加强而产生疼痛
- 精神、神经因素：焦虑、恐惧等可使疼痛阈降低，大脑皮质功能失调

【临床表现】

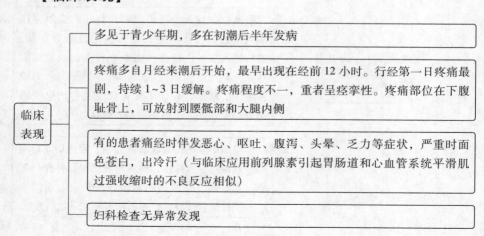

临床表现

- 多见于青少年期，多在初潮后半年发病
- 疼痛多自月经来潮后开始，最早出现在经前 12 小时。行经第一日疼痛最剧，持续 1~3 日缓解。疼痛程度不一，重者呈痉挛性。疼痛部位在下腹耻骨上，可放射到腰骶部和大腿内侧
- 有的患者痛经时伴发恶心、呕吐、腹泻、头晕、乏力等症状，严重时面色苍白，出冷汗（与临床应用前列腺素引起胃肠道和心血管系统平滑肌过强收缩时的不良反应相似）
- 妇科检查无异常发现

【诊断】

本病诊断是临床诊断。根据月经期下腹痛而妇科检查无阳性体征，临床即可诊断。需要特别注意的是诊断时必须除外其他可引起痛经的疾病。

【鉴别诊断】

需要与本病鉴别的有继发性痛经以及引起继发性痛经的疾病。

继发性痛经在初潮后数年或多年后方出现痛经症状，大多有诸如月经过多、不孕、放置宫内节育器等宫腔操作史或盆腔炎等病史。妇科检查是最容易发现引起痛经的器质性病变的手段。B 超和腹腔镜，尤其腹腔镜是最有价值的辅助诊断方法。

【治疗措施】

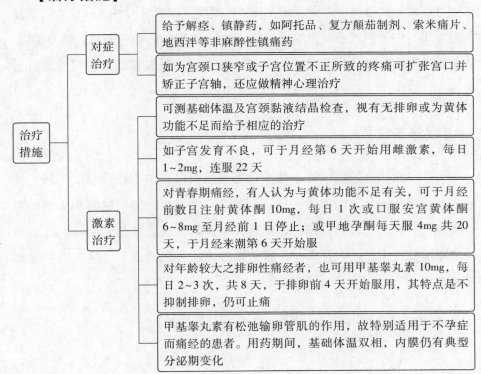

治疗措施

对症治疗
- 给予解痉、镇静药，如阿托品、复方颠茄制剂、索米痛片、地西泮等非麻醉性镇痛药
- 如为宫颈口狭窄或子宫位置不正所致的疼痛可扩张宫口并矫正子宫轴，还应做精神心理治疗

激素治疗
- 可测基础体温及宫颈黏液结晶检查，视有无排卵或为黄体功能不足而给予相应的治疗
- 如子宫发育不良，可于月经第 6 天开始用雌激素，每日 1~2mg，连服 22 天
- 对青春期痛经，有人认为与黄体功能不足有关，可于月经前数日注射黄体酮 10mg，每日 1 次或口服安宫黄体酮 6~8mg 至月经前 1 日停止；或甲地孕酮每天服 4mg 共 20 天，于月经来潮第 6 天开始服
- 对年龄较大之排卵性痛经者，也可用甲基睾丸素 10mg，每日 2~3 次，共 8 天，于排卵前 4 天开始服用，其特点是不抑制排卵，仍可止痛
- 甲基睾丸素有松弛输卵管肌的作用，故特别适用于不孕症而痛经的患者。用药期间，基础体温双相，内膜仍有典型分泌期变化

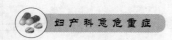

第四章 妇科出血性疾病

第一节 功能失调性子宫出血

一、无排卵性功能失调性子宫出血

功能失调性子宫出血（功血）的原因是机体内部和外界的许多因素诸如精神过度紧张、恐惧、忧伤、环境和气候骤变，以及全身性疾病，均可通过大脑皮质和中枢神经系统影响下丘脑-垂体-卵巢轴的相互调节，营养不良、贫血及代谢紊乱也可影响激素的合成、转运和对靶器官的效应而导致月经失调。

【临床表现】

无排卵性功血的临床特点是子宫不规则出血。由于内膜厚度不同，区域坏死程度不同及不同步的生长，出血量有多有少，持续时间和周期间隔时间有长有短。子宫内膜厚，坏死多，出血量多而且持续时间长。当卵巢内的卵泡发育生长而不排卵时，雌激素持续在一定的水平，子宫内膜无坏死脱落。

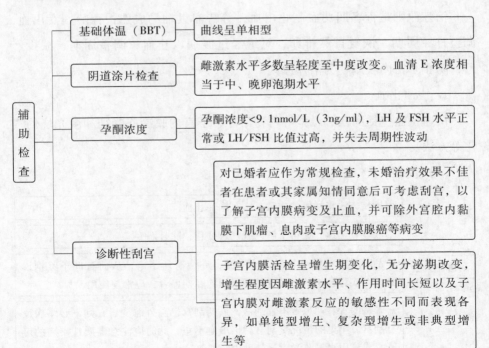

临床表现
- 主要症状是月经不规则，量可少至点滴淋漓，或可多至有大血块造成严重贫血；持续时间可由 1~2 天至数月不等；间隔时间可由数天至数月，因而误认为闭经。病程缠绵
- 出血前的闭经，闭经时间可长达数月至 1 年或 1 年以上
- 出血多伴有贫血症状，如头晕、乏力、食欲缺乏等
- 长期或过多雌激素影响下可出现盆腔脏器充血。临床表现为下腹坠胀，面部、四肢水肿，乳房胀痛，情绪波动
- 功血发生在已婚育龄妇女时可伴发不孕
- 查体可伴有贫血、多毛、肥胖、泌乳等表现。盆腔检查除子宫稍饱满外余皆正常

【辅助检查】

辅助检查
- 基础体温（BBT）：曲线呈单相型
- 阴道涂片检查：雌激素水平多数呈轻度至中度改变。血清 E 浓度相当于中、晚卵泡期水平
- 孕酮浓度：孕酮浓度<9.1nmol/L（3ng/ml），LH 及 FSH 水平正常或 LH/FSH 比值过高，并失去周期性波动
- 诊断性刮宫
  - 对已婚者应作为常规检查，未婚治疗效果不佳者在患者或其家属知情同意后可考虑刮宫，以了解子宫内膜病变及止血，并可除外宫腔内黏膜下肌瘤、息肉或子宫内膜腺癌等病变
  - 子宫内膜活检呈增生期变化，无分泌期改变，增生程度因雌激素水平、作用时间长短以及子宫内膜对雌激素反应的敏感性不同而表现各异，如单纯型增生、复杂型增生或非典型增生等

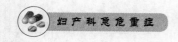

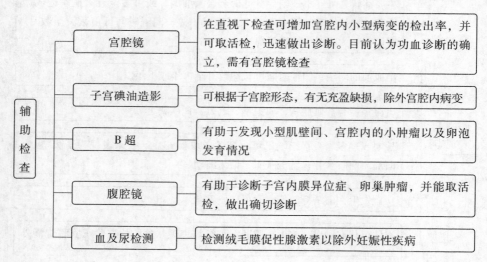

辅助检查

宫腔镜		在直视下检查可增加宫腔内小型病变的检出率，并可取活检，迅速做出诊断。目前认为功血诊断的确立，需有宫腔镜检查
子宫碘油造影		可根据子宫腔形态，有无充盈缺损，除外宫腔内病变
B超		有助于发现小型肌壁间、宫腔内的小肿瘤以及卵泡发育情况
腹腔镜		有助于诊断子宫内膜异位症、卵巢肿瘤，并能取活检，做出确切诊断
血及尿检测		检测绒毛膜促性腺激素以除外妊娠性疾病

【治疗措施】

治疗原则是青春期功血制止出血，等待卵巢轴的成熟；育龄妇女出血，调整月经周期、恢复自然排卵；对绝经过渡期以止血、调整周期、减少经量，防止子宫内膜病变为治疗原则。

1. 快速止血

快速止血包括刮宫、激素等药物治疗、子宫内膜冷冻凝结和激光烧灼气化等方法。

（1）刮宫

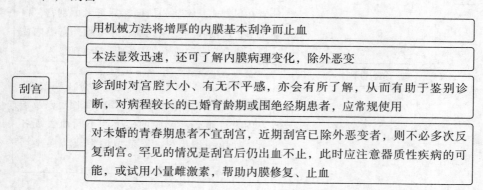

刮宫

用机械方法将增厚的内膜基本刮净而止血
本法显效迅速，还可了解内膜病理变化，除外恶变
诊刮时对宫腔大小、有无不平感，亦会有所了解，从而有助于鉴别诊断，对病程较长的已婚育龄期或围绝经期患者，应常规使用
对未婚的青春期患者不宜刮宫，近期刮宫已除外恶变者，则不必多次反复刮宫。罕见的情况是刮宫后仍出血不止，此时应注意器质性疾病的可能，或试用小量雌激素，帮助内膜修复、止血

（2）孕激素内膜脱落法

| 孕激素内膜脱落法 | 即药物刮宫法。针对无排卵患者子宫内膜缺乏孕激素影响的病理生理变化，给予患者足够量的孕激素，使增生的内膜变为分泌期，停药2天后内膜规则脱落，出现为期7~10天的撤退性出血，内膜脱落干净而止血 |
| 需向患者交代，不要误认为是功血复发。常用的方案为黄体酮20mg，肌内注射，每日1次，连续5天；停药3~5天出现撤退性出血 |
| 本法的缺点是近期内必须有进一步失血，若累积于宫腔的内膜较厚，则撤退出血的量会很多，可导致血红蛋白进一步下降，故只能用于血红蛋白>60g/L的患者 |
| 为了减少撤退出血量，可配伍丙酸睾丸酮每日25~50mg与黄体酮同时肌内注射 |
| 在撤退出血量多时，可卧床休息，给予一般止血剂，必要时输血。若撤退出血持续10天以上不止，应怀疑器质性疾病的存在 |

（3）雌激素（E）内膜生长法

| 雌激素（E）内膜生长法 | 本法只适用于青春期未婚患者及血红蛋白<70g/L时 |
| 原理是大剂量雌激素使增生的子宫内膜在原有厚度的基础上修复创面而止血 |
| 不同患者有效止血的雌激素剂量与其内源性雌激素水平的高低呈正相关。一般采用苯甲酸雌二醇，从每日肌内注射3~4mg开始，分2~3次注射 |
| 若出血量无减少趋势，逐渐加至每日8~12mg，以望在2~3天出血停止 |
| 若贫血重，需同时积极纠正贫血。血止3天后可逐步将苯甲酸雌二醇减量，减量速度以不足以引起出血为准，一般每次递减原量的1/3，直至每日1mg时不必再减，维持用药至20天左右 |
| 血红蛋白已高于70g/L时，再改用黄体酮及丙酸睾酮使内膜脱落，结束这一止血周期 |
| 内膜生长法是为争取时间，纠正重度贫血。对血红蛋白十分低下的患者，应注意有凝血因子及血小板的稀释，单纯增加雌激素剂量仍可能无效。此时应请血液科检查血小板及凝血功能，必要时补充新鲜冻干血浆或血小板 |

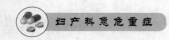

（4）长期应用孕激素使内膜萎缩减少撤退性出血量

长期应用孕激素使内膜萎缩减少撤退性出血量

- 适用于围绝经期患者、近期刮宫已除外恶性情况者
- 血液病患者由于病情原因需要月经停止来潮者。大剂量孕激素，连用 20 天，使子宫内膜呈分泌期改变，后在孕激素的长期刺激下，腺体萎缩，间质蜕膜样变，内膜较薄，撤药后失血量可大大减少
- 方法：炔诺酮 5~7.5mg，每 4~6 小时 1 次，一般 48~72 小时可止血，以后改为每 8 小时 1 次，维持 3 天后逐步减量（递减 1/3），至 2.5mg 维持至止血后 20 天停药；或用甲地孕酮、甲羟孕酮 8~10mg，止血后减量，减至 4mg 每日 1 次以维持。如按上述方法服药 72 小时未能止血或防止中途出现突破性出血，可加用小剂量戊酸雌二醇（1mg/d）

（5）三合激素-炔诺酮联合用药

三合激素-炔诺酮联合用药

- 单独应用炔诺酮易发生突破性出血，且子宫内膜必须经雌激素准备，孕激素方能发挥作用，因此三合激素（苯甲酸雌二醇 1.25mg、孕酮 12.5mg、睾酮 25mg）的止血作用较任何一种性激素单独使用的疗效均要好
- 此法适用于出血量多、严重贫血而拒绝刮宫的患者
- 具体方法：三合激素 1 支，肌内注射，每 8 小时 1 次，24 小时后出血量明显减少，后改为每日 2 次，1~2 天后再减为每日 1 次，同时加服炔诺酮 25mg，每 8 小时 1 次，用 1~2 天停用三合激素，若无出血，炔诺酮按 1/3 减量原则逐渐递减，一般 5~6 天达维持量（2.5mg/d）
- 从出血停止日算起共维持 20~22 天，如注射三合激素 72 小时以上阴道流血仍不止，应考虑有器质性病变的可能

（6）止血药的应用

在本病的治疗中，止血药可起辅助作用。

常用的药

- 维生素 K₄4mg，每日 3 次

- 维生素 K₃4mg，肌内注射，每日 2 次，有促凝血作用

- 酚磺乙胺 0.25~1.5g，肌内注射，每日 2 次，能增强血小板功能及毛细血管抗力

- 氨甲苯酸或氨甲环酸通过抗纤溶而止血。氨甲苯酸 0.2~0.4g，以 5%葡萄糖稀释后静脉滴注，每日 2~3 次；氨甲环酸 0.25~0.5g，同法稀释后静脉滴注，每日总量 1~2g

- 维生素 C 及卡巴克洛（安络血）能降低毛细血管通透性。前者可口服或静脉滴注，每日 0.3~3g；后者 5~10mg 口服，每日 3 次，或 10~20mg 肌内注射，每日 2~3 次

- 此外，巴曲酶是经过分离提纯的凝血酶，每支 1000U，可肌内注射或静脉注射，每日 1 次，连续 3 天，注射 20 分钟后出血时间会缩短 1/3~1/2，疗效可维持 3~4 天

（7）应用冷冻或激光破坏内膜

适用于内膜不典型增生的近绝经期妇女或激素治疗无效或反复发作者。由能很好地掌握宫腔镜检查与治疗技术者进行操作。

（8）子宫切除手术

对顽固性出血，久治不愈、严重影响身体健康的近绝经期妇女或合并子宫肌瘤、腺肌病，同时存在子宫颈裂伤或附件炎症者，选择子宫切除手术更为适宜。功血患者 50 岁以后发生子宫内膜癌的危险性日益增高，凡肥胖或反复进行妇科检查者手术切除子宫的效果优于激素治疗效果。

2. 调整周期、巩固疗效、防止复发

在上述激素治疗迅速止血的基础上，模拟性激素分泌的生理性节律，促使子宫内膜规律地周期发育和脱落，藉此改善下丘脑-垂体-卵巢轴的反馈功能，疗程结束可出现反跳性排卵，重建规律的月经周期。

3. 促使排卵

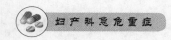

生育年龄妇女，尤其是要求妊娠者在调整月经周期后需应用促排卵药物，以建立有排卵月经周期。常用的药物有枸橼酸氯蔗酚胺、绒毛膜促性腺激素、三苯氧胺及绝经期促性腺激素等。

二、月经过多

患者月经间隔时间及出血时间正常，唯一异常的是月经量多。经碱性正铁血红蛋白法测定，每周期失血量多于 80ml 才视为月经过多。有报道，主诉月经过多的患者中仅 40% 的经客观测量符合本症。

【病因】

发病机制尚未阐明。近年来的研究有阳性发现的发病因素如下。

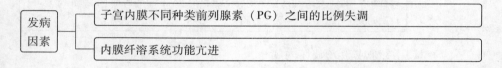

【诊断】

诊断本病的关键是除外器质性病变。血液学检查十分必要。必要时查血小板黏附及聚集功能，以除外血小板无力症。Fraser 报道，对 316 例月经过多的患者行腹腔镜及宫腔镜检查，结果 49% 的患者有器质性疾病，其中以子宫肌瘤、子宫内膜异位症、子宫内膜息肉最为常见。

【治疗措施】

1. 药物治疗

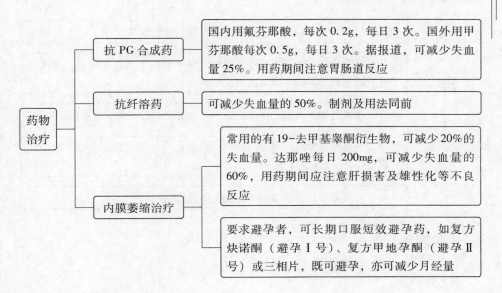

药物治疗

抗 PG 合成药 —— 国内用氟芬那酸，每次 0.2g，每日 3 次。国外用甲芬那酸每次 0.5g，每日 3 次。据报道，可减少失血量 25%。用药期间注意胃肠道反应

抗纤溶药 —— 可减少失血量的 50%。制剂及用法同前

内膜萎缩治疗 —— 常用的有 19-去甲基睾酮衍生物，可减少 20% 的失血量。达那唑每日 200mg，可减少失血量的 60%，用药期间应注意肝损害及雄性化等不良反应

—— 要求避孕者，可长期口服短效避孕药，如复方炔诺酮（避孕Ⅰ号）、复方甲地孕酮（避孕Ⅱ号）或三相片，既可避孕，亦可减少月经量

2. 手术治疗

对药物治疗无效及无生育要求的患者，可手术切除子宫。近年来出现了经宫腔镜采用激光或电凝破坏部分子宫内膜疗法，该疗法同样适用于有排卵功血、药物治疗无效者。

第二节 子宫肌瘤出血

子宫异常出血是子宫肌瘤的主要症状，其中以月经量过多、经期延长、周期缩短及周期性出血最多见，偶有不规则或持续性非周期性出血。出血异常主要是由肌壁间肌瘤或黏膜下肌瘤所引起。子宫肌瘤是女性生殖器最常见的良性肿瘤，由平滑肌及结缔组织组成，多见于 30~50 岁妇女，20 岁以下少见。

【病因与发病机制】

子宫肌瘤的确切病因尚不清楚。

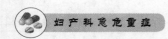

病因和发病机制
- 细胞遗传学研究提示部分子宫肌瘤存在染色体的异常
- 分子生物学研究提示子宫肌瘤是由单克隆平滑肌细胞增生而成,多发性子宫肌瘤则是由不同克隆细胞增生形成
- 子宫肌瘤细胞中雌激素受体和组织中雌二醇含量较正常子宫肌组织高
- 雌激素可促使子宫肌瘤增大,故子宫肌瘤多发于生育年龄妇女,而绝经后肌瘤停止生长,甚至萎缩
- 孕激素可刺激子宫肌瘤细胞核分裂,促进肌瘤生长

【临床表现】

1. 症状

多无明显症状,仅于盆腔检查时偶被发现。症状出现与肌瘤部位、有无变性相关,与肌瘤大小、数目多少关系不大。最常见的症状为月经改变、不规则阴道流血。

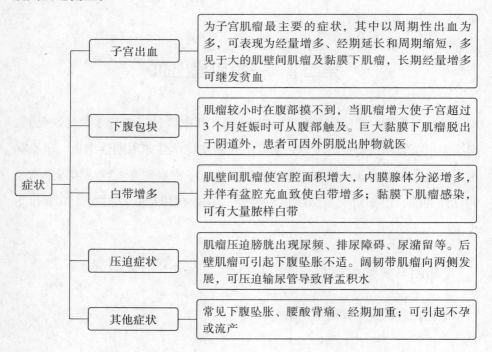

症状

子宫出血	为子宫肌瘤最主要的症状,其中以周期性出血为多,可表现为经量增多、经期延长和周期缩短,多见于大的肌壁间肌瘤及黏膜下肌瘤,长期经量增多可继发贫血
下腹包块	肌瘤较小时在腹部摸不到,当肌瘤增大使子宫超过3个月妊娠时可从腹部触及。巨大黏膜下肌瘤脱出于阴道外,患者可因外阴脱出肿物就医
白带增多	肌壁间肌瘤使宫腔面积增大,内膜腺体分泌增多,并伴有盆腔充血致使白带增多;黏膜下肌瘤感染,可有大量脓样白带
压迫症状	肌瘤压迫膀胱出现尿频、排尿障碍、尿潴留等。后壁肌瘤可引起下腹坠胀不适。阔韧带肌瘤向两侧发展,可压迫输尿管导致肾盂积水
其他症状	常见下腹坠胀、腰酸背痛、经期加重;可引起不孕或流产

2. 体征

体征

- 子宫增大超过 3 个月妊娠大小或较大宫底部浆膜下肌瘤可从耻骨联合上方或下腹部正中扪及包块，呈实性、无压痛，若为多发性子宫肌瘤则肿块呈不规则形状

- 妇科检查时，子宫肌瘤的体征根据其不同类型而不同，带蒂的浆膜下子宫肌瘤若蒂较长，于宫旁可扪及实质性包块，活动自如

- 黏膜下肌瘤下降至宫颈管口处，宫口松，检查者手指伸入宫颈口内可触及光滑球形的瘤体

- 脱出于宫颈外口可见肿物，宫颈四周边缘清楚，粉红色、表面光滑，有时有溃疡、坏死

- 较大的宫颈肌瘤可使宫颈移位、变形，宫颈被展平至耻骨联合后方

【诊断】

1. 症状和体征

症状和体征

- 有典型的子宫肌瘤临床表现，月经过多而周期正常，可伴有不孕、流产、早产、胎位不正或难产史

- 位于前壁的肌瘤可有尿频、尿潴留；位于后壁的肌瘤可导致大便次数增多或便秘

- 双合诊检查发现子宫不规则增大、略硬及凹凸不平感等特点，诊断多无困难

- 很小的肌瘤除月经量过多外，无其他症状，仅仅依靠常规妇科检查，难免误诊

- 往往按功血治疗失败，经进一步辅助检查，甚至手术后才可明确诊断。应重视与其他子宫器质性病变相鉴别

2. 辅助检查

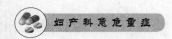

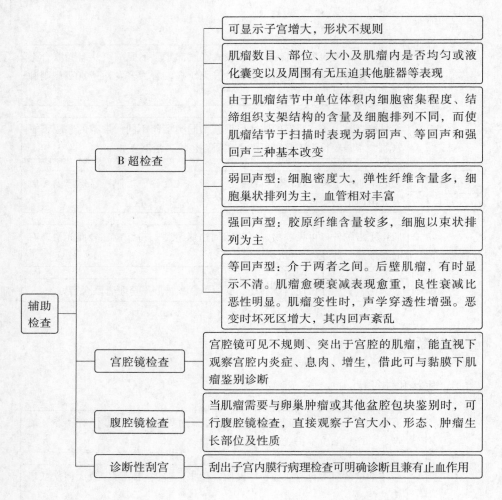

B超检查
- 可显示子宫增大，形状不规则
- 肌瘤数目、部位、大小及肌瘤内是否均匀或液化囊变以及周围有无压迫其他脏器等表现
- 由于肌瘤结节中单位体积内细胞密集程度、结缔组织支架结构的含量及细胞排列不同，而使肌瘤结节于扫描时表现为弱回声、等回声和强回声三种基本改变
- 弱回声型：细胞密度大，弹性纤维含量多，细胞巢状排列为主，血管相对丰富
- 强回声型：胶原纤维含量较多，细胞以束状排列为主
- 等回声型：介于两者之间。后壁肌瘤，有时显示不清。肌瘤愈硬衰减表现愈重，良性衰减比恶性明显。肌瘤变性时，声学穿透性增强。恶变时坏死区增大，其内回声紊乱

辅助检查

宫腔镜检查
- 宫腔镜可见不规则、突出于宫腔的肌瘤，能直视下观察宫腔内炎症、息肉、增生，借此可与黏膜下肌瘤鉴别诊断

腹腔镜检查
- 当肌瘤需要与卵巢肿瘤或其他盆腔包块鉴别时，可行腹腔镜检查，直接观察子宫大小、形态、肿瘤生长部位及性质

诊断性刮宫
- 刮出子宫内膜行病理检查可明确诊断且兼有止血作用

【治疗措施】

肌瘤治疗方法的选择取决于患者年龄、出血严重程度及患者的意愿等。考虑患者年龄、有无生育要求、有无症状、肌瘤的大小及部位、生长速度等情况制订个性化治疗方案。

1. 随访观察

肌瘤较小，无症状，无并发症，无变性者，肌瘤通常不需治疗，对健康无影响。围绝经期者，无临床症状，考虑绝经期后卵巢功能减退，肌瘤停止

生长，可采取保守治疗。定期随访观察，每3~6个月随访1次，根据复查情况再决定其处理方法。

2. 药物治疗

适应证：肌瘤较大而有生育要求者；减少术前、术中出血；近绝经年龄，肌瘤不大但症状严重者；肌瘤较大需缩小体积便于手术者；有手术禁忌证或不愿手术者。

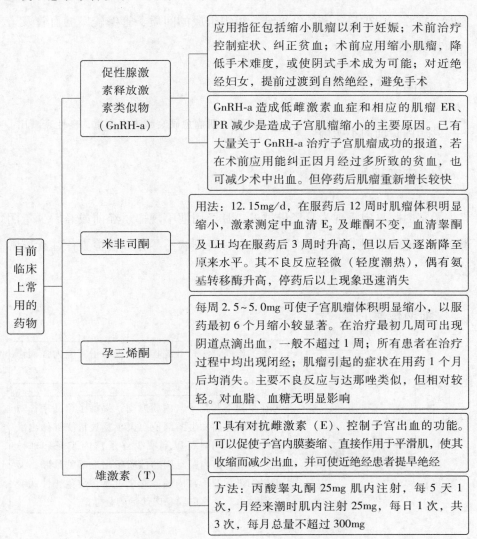

目前临床上常用的药物

促性腺激素释放激素类似物（GnRH-a）
- 应用指征包括缩小肌瘤以利于妊娠；术前治疗控制症状、纠正贫血；术前应用缩小肌瘤，降低手术难度，或使阴式手术成为可能；对近绝经妇女，提前过渡到自然绝经，避免手术
- GnRH-a造成低雌激素血症和相应的肌瘤ER、PR减少是造成子宫肌瘤缩小的主要原因。已有大量关于GnRH-a治疗子宫肌瘤成功的报道，若在术前应用能纠正因月经过多所致的贫血，也可减少术中出血。但停药后肌瘤重新增长较快

米非司酮
- 用法：12.15mg/d，在服药后12周时肌瘤体积明显缩小，激素测定中血清E_2及雌酮不变，血清睾酮及LH均在服药后3周时升高，但以后又逐渐降至原来水平。其不良反应轻微（轻度潮热），偶有氨基转移酶升高，停药后以上现象迅速消失

孕三烯酮
- 每周2.5~5.0mg可使子宫肌瘤体积明显缩小，以服药最初6个月缩小较显著。在治疗最初几周可出现阴道点滴出血，一般不超过1周；所有患者在治疗过程中均出现闭经；肌瘤引起的症状在用药1个月后均消失。主要不良反应与达那唑类似，但相对较轻。对血脂、血糖无明显影响

雄激素（T）
- T具有对抗雌激素（E）、控制子宫出血的功能。可以促使子宫内膜萎缩、直接作用于平滑肌，使其收缩而减少出血，并可使近绝经患者提早绝经
- 方法：丙酸睾丸酮25mg肌内注射，每5天1次，月经来潮时肌内注射25mg，每日1次，共3次，每月总量不超过300mg

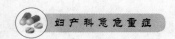

第三节　子宫内膜息肉出血

子宫内膜息肉是育龄妇女常见的妇科疾病，据国外报道，子宫内膜息肉发生率为24%~25%，国内报道为5.7%，子宫内膜息肉是子宫内膜受雌激素持续作用发生局灶性增生的良性病变，子宫内膜基底层的局限性增生，有蒂突向子宫腔，由少量致密的纤维结缔组织组成的间质、管壁较厚的血管及子宫内膜腺体组成。

【病因】

其病因目前尚不明确。

【临床表现】

子宫内膜息肉表现为月经量过多、月经周期不规律、经前或经后少量阴道出血、绝经后阴道少量流血、不孕和月经淋漓不尽，妇科检查往往无异常发现。

【辅助检查】

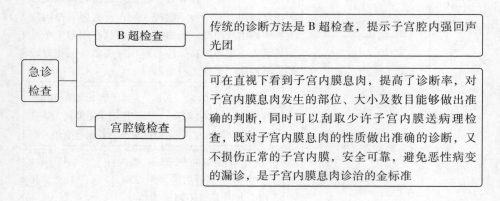

急诊检查
- B超检查：传统的诊断方法是B超检查，提示子宫腔内强回声光团
- 宫腔镜检查：可在直视下看到子宫内膜息肉，提高了诊断率，对子宫内膜息肉发生的部位、大小及数目能够做出准确的判断，同时可以刮取少许子宫内膜送病理检查，既对子宫内膜息肉的性质做出准确的诊断，又不损伤正常的子宫内膜，安全可靠，避免恶性病变的漏诊，是子宫内膜息肉诊治的金标准

【治疗措施】

子宫内膜息肉的治疗目的是摘除息肉、消除症状、减少复发。传统的手术治疗方法有钳夹术法和刮宫术法，均在盲视下操作，复发率高。因为息肉的位置、大小、质地三个主要因素是造成刮宫后息肉残留率和复发率高的主要原因，刮宫难以刮除位于子宫内膜基底层的息肉根部，而且刮匙不易刮及宫底及宫角部，不能确保将子宫内膜息肉全部及完整地刮除，导致临床症状不能改善而行子宫切除术。而宫腔镜手术是微创性的，集诊断和治疗于一体，能在直视下将息肉自其根蒂部全部、完整地切除。

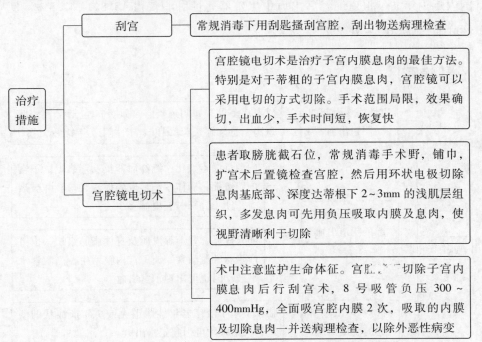

第四节　绝经后出血

绝经后出血（PMB）是指自然绝经一年后又发生阴道出血，是老年妇女

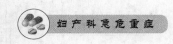

常见症状之一。随着社会的进步,人们生活水平提高,人类寿命延长,老年人群比例增大,老年人疾病也相对增多,绝经后妇女疾病的患病率也随之增加,防治绝经后妇女疾病,已引起全球临床医学界和预防医学界广泛关注。过去一直认为绝经后出血是恶性肿瘤征兆,因为有相当一部分绝经后出血与老年妇女生殖系统恶性肿瘤有关。目前由于医学科学技术的进展,诊断手段的进步,以及对妇女的定期普查,生殖器恶性肿瘤所致绝经后出血的比例逐年下降,而由生殖器官良性疾病引起的PMB已成为主要原因。但绝经后出血仍不失为生殖器恶性肿瘤的信号,应给予高度重视,以便早期诊断、早期治疗。国外报道在20世纪40年代绝经后出血中恶性肿瘤占60%~80%,而国内近十年文献报道绝经后出血中生殖器恶性肿瘤仅占18.8%~42.4%,良性肿瘤占57.6%~81.2%。

【病因】

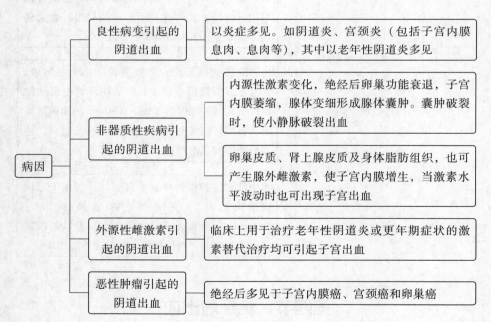

【临床表现】

1. 症状

主要表现为阴道出血。

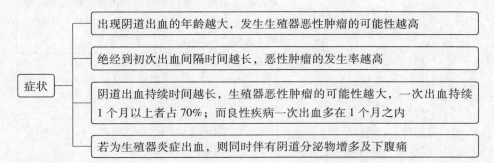

症状
- 出现阴道出血的年龄越大，发生生殖器恶性肿瘤的可能性越高
- 绝经到初次出血间隔时间越长，恶性肿瘤的发生率越高
- 阴道出血持续时间越长，生殖器恶性肿瘤的可能性越大，一次出血持续1个月以上者占70%；而良性疾病一次出血多在1个月之内
- 若为生殖器炎症出血，则同时伴有阴道分泌物增多及下腹痛

2. 体征

应注意以下几点：

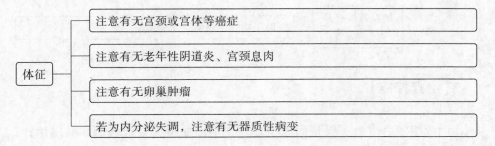

体征
- 注意有无宫颈或宫体等癌症
- 注意有无老年性阴道炎、宫颈息肉
- 注意有无卵巢肿瘤
- 若为内分泌失调，注意有无器质性病变

【诊断】

妇女绝经后，一旦出现阴道出血，不论是多少，应引起临床医生的重视。仔细查明出血的原因，以便采取适当的治疗。

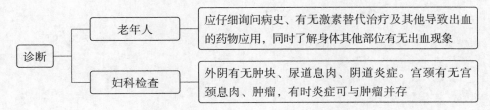

诊断
- 老年人：应仔细询问病史、有无激素替代治疗及其他导致出血的药物应用，同时了解身体其他部位有无出血现象
- 妇科检查：外阴有无肿块、尿道息肉、阴道炎症。宫颈有无宫颈息肉、肿瘤，有时炎症可与肿瘤并存

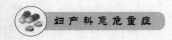

续流程

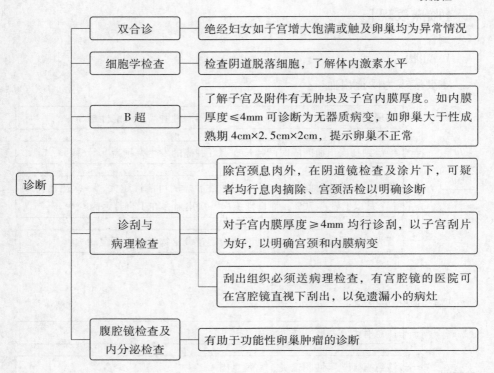

诊断
- 双合诊 —— 绝经妇女如子宫增大饱满或触及卵巢均为异常情况
- 细胞学检查 —— 检查阴道脱落细胞，了解体内激素水平
- B超 —— 了解子宫及附件有无肿块及子宫内膜厚度。如内膜厚度≤4mm可诊断为无器质病变，如卵巢大于性成熟期4cm×2.5cm×2cm，提示卵巢不正常
- 诊刮与病理检查
  - 除宫颈息肉外，在阴道镜检查及涂片下，可疑者均行息肉摘除、宫颈活检以明确诊断
  - 对子宫内膜厚度≥4mm均行诊刮，以子宫刮片为好，以明确宫颈和内膜病变
  - 刮出组织必须送病理检查，有宫腔镜的医院可在宫腔镜直视下刮出，以免遗漏小的病灶
- 腹腔镜检查及内分泌检查 —— 有助于功能性卵巢肿瘤的诊断

【治疗措施】

治疗绝经后出血主要是病因治疗。少量出血可先寻找病因，对因治疗；大量活动性出血要明确是损伤性出血还是癌侵性出血，损伤性出血找到出血点，给予压迫或缝合止血，癌侵性出血在寻找病因的同时积极止血，一旦明确诊断立即手术治疗。

1. 内分泌失调的治疗

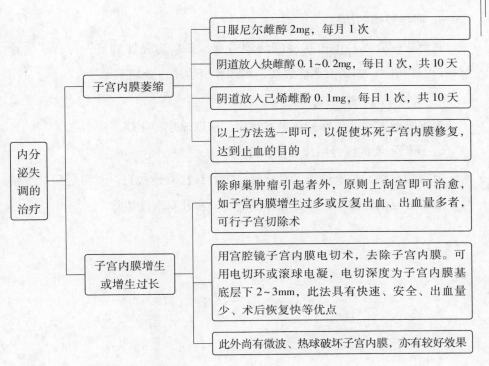

2. 子宫内膜癌治疗

首先要明确分期，以手术为主，辅以放疗、化疗和激素治疗。

3. 生殖器炎症的治疗

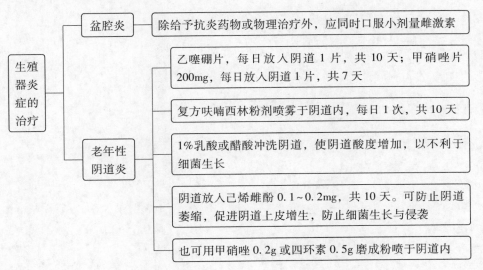

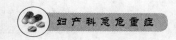

4. 卵巢肿瘤的治疗

行剖腹探查术，术中送冷冻病理检查，如果为良性病变，可行子宫全切+双附件切除；如果为恶性肿瘤，则按肿瘤性质行分期手术。

5. 宫颈癌的治疗

根据肿瘤大小、临床分期手术治疗，辅以放疗、化疗。

6. 病因不明的绝经后出血的治疗

要密切观察，积极处理，对反复出血者行宫腔镜检查，对可疑病灶取活检，必要时应剖腹探查，甚至预防性进行子宫及双附件切除。

第五章　女性生殖器官损伤

第一节　外阴裂伤及血肿

外阴裂伤多见于未成年少女，有时也可发生在青年女性。当骑车或骑跨栏杆时，外阴撞在硬物上，或在分娩时，局部软组织可发生不同程度的损伤。由于外阴血运丰富，损伤后常出现疼痛伴活动性出血。

【病因与发病机制】

外阴部血运丰富，皮下组织疏松，局部受到硬物撞击，皮下血管破裂，皮肤无裂口时形成血肿；皮肤有明显裂口时有活动性出血，量大时可发生休克。

【临床表现】

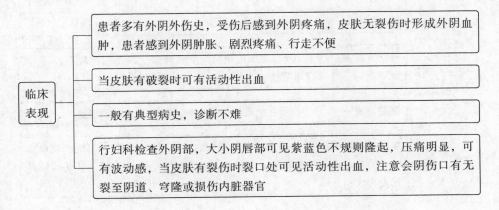

临床表现

患者多有外阴外伤史，受伤后感到外阴疼痛，皮肤无裂伤时形成外阴血肿，患者感到外阴肿胀、剧烈疼痛、行走不便

当皮肤有破裂时可有活动性出血

一般有典型病史，诊断不难

行妇科检查外阴部，大小阴唇部可见紫蓝色不规则隆起，压痛明显，可有波动感，当皮肤有裂伤时裂口处可见活动性出血，注意会阴伤口有无裂至阴道、穹隆或损伤内脏器官

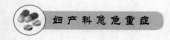

【诊断】

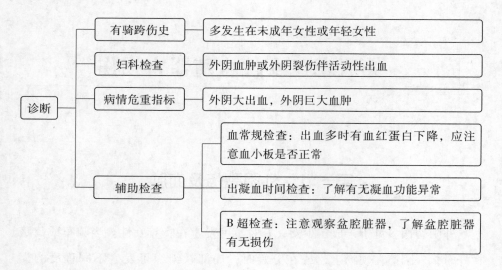

诊断 ─┬─ 有骑跨伤史 ── 多发生在未成年女性或年轻女性

├─ 妇科检查 ── 外阴血肿或外阴裂伤伴活动性出血

├─ 病情危重指标 ── 外阴大出血，外阴巨大血肿

└─ 辅助检查 ─┬─ 血常规检查：出血多时有血红蛋白下降，应注意血小板是否正常

├─ 出凝血时间检查：了解有无凝血功能异常

└─ B超检查：注意观察盆腔脏器，了解盆腔脏器有无损伤

【治疗措施】

血肿形成后最初 24 小时内避免抽吸积血；有活动性出血者应立即手术止血，术前详细检查，包括阴道检查、直肠指检，查明除血肿外有无阴道、尿道、膀胱、直肠、血管、腹腔脏器等损伤。

1. 保守治疗

血肿小、无增大趋势时可行保守治疗。

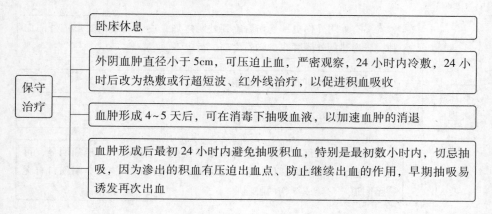

保守治疗 ─┬─ 卧床休息

├─ 外阴血肿直径小于 5cm，可压迫止血，严密观察，24 小时内冷敷，24 小时后改为热敷或行超短波、红外线治疗，以促进积血吸收

├─ 血肿形成 4~5 天后，可在消毒下抽吸血液，以加速血肿的消退

└─ 血肿形成后最初 24 小时内避免抽吸积血，特别是最初数小时内，切忌抽吸，因为渗出的积血有压迫出血点、防止继续出血的作用，早期抽吸易诱发再次出血

2. 手术治疗

外阴血肿超过 5cm，血肿不易自行吸收，或经保守治疗无效、血肿继续增大，有感染化脓倾向者，应行手术治疗。如果为新鲜裂伤，自破口可见活动性出血，可吸收线缝合止血，严密观察有无继续出血，术后给予抗生素预防感染、止血药物。

术前详细检查，包括阴道检查、直肠指检，查明有无阴道、尿道、膀胱、直肠、血管、腹腔脏器等损伤

准备明胶蛋白海绵、止血粉、凡士林纱布

采用局麻或阴部神经阻滞麻醉，血肿较深或范围较大者可采用硬膜外阻滞麻醉

患者取膀胱截石位，可疑尿潴留者，先行导尿。在切口最薄弱处或者最突出的黏膜表面做纵形切口，直达血肿腔。用手指或纱布清除血肿腔内血块，并送细菌培养。以冷无菌生理盐水冲洗血肿腔

仔细检查血肿腔内有无活动性出血点，若有出血点以细丝线结扎止血；如为弥漫性渗血，看不清出血点时，可放置明胶蛋白海绵、止血粉，以纱布压迫片刻，然后缝合闭锁血肿腔

用可吸收线自血肿腔底部开始做间断或荷包缝合，关闭血肿腔，不可遗留腔隙

如血肿较大，有少量渗血或可疑感染等情况，在缝合切口后放置橡皮引流条直达腔底

如已感染或化脓，清除血块、充分止血，放置引流，不做缝合

已缝合的伤口用无菌纱布覆盖，用"丁"字带压紧固定。抗生素预防感染，加用止血药物

术毕应在外阴或阴道内加压以防继续渗血

术后保留尿管 24 小时

（外阴血肿的手术治疗）

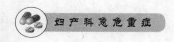

第二节　处女膜损伤

初次性交，性暴力，诱奸幼女，女性运动员、杂技演员、舞蹈演员做骑跨动作，车祸或意外事故，手淫，阴道放入异物等均可引起处女膜损伤。

【病因与发病机制】

处女膜为坚韧的黏膜组织，表面为鳞状上皮覆盖，内含结缔组织、血管及神经末梢，结缔组织的多少、处女膜的厚薄与是否造成严重裂伤有关。一般裂伤伴少量出血，可自行止住。奸污或暴力性交时，偶尔导致处女膜过度裂伤至周围组织引起大出血。

【临床表现】

初次性交，处女膜破裂多在后半部，即4~5点或7~8点之间，裂口多为对称的两条，深达膜的基底部。新鲜裂口的边缘可见出血或血凝块，轻度红肿，有触痛。3~4天后，可见少许脓性渗出物附着。

【诊断】

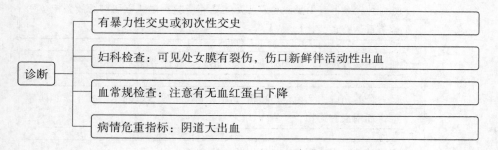

诊断
- 有暴力性交史或初次性交史
- 妇科检查：可见处女膜有裂伤，伤口新鲜伴活动性出血
- 血常规检查：注意有无血红蛋白下降
- 病情危重指标：阴道大出血

【治疗措施】

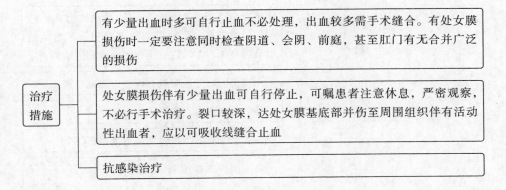

治疗
措施

有少量出血时多可自行止血不必处理，出血较多需手术缝合。有处女膜
损伤时一定要注意同时检查阴道、会阴、前庭，甚至肛门有无合并广泛
的损伤

处女膜损伤伴有少量出血可自行停止，可嘱患者注意休息，严密观察，
不必行手术治疗。裂口较深，达处女膜基底部并伤至周围组织伴有活动
性出血者，应以可吸收线缝合止血

抗感染治疗

第三节　阴道损伤

　　阴道裂伤多见于各年龄妇女暴力性交后，有阴道活动性出血，量多时可
导致休克，甚至危及生命。当阴道用药不当导致药物作用引起的阴道损伤，
可出现阴道出血、溃疡，药物被黏膜吸收后可引起全身中毒症状。

【病因与发病机制】

　　女性在妊娠期性交后阴道出血，产后或绝经后阴道萎缩，阴道手术瘢
痕，阴道畸形狭窄，以及性交位置不当时均可引起出血。因后穹隆较薄弱、
深，损伤多位于此处，尤其易发生于宫颈有较深裂伤延及穹隆者。阴道血运
丰富，性交撕裂后可立即发生活动性出血，流血过多时可发生休克；裂伤严
重时往往延及盆底腹膜破裂，或穿破直肠或膀胱。

　　阴道内放入腐蚀性强的药物，可引起阴道黏膜坏死，以致阴道粘连、
狭窄。

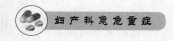

【临床表现】

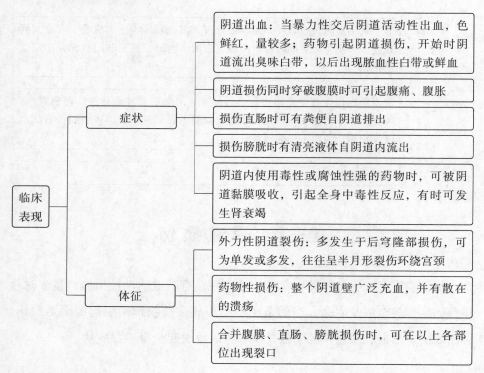

临床表现

症状
- 阴道出血：当暴力性交后阴道活动性出血，色鲜红，量较多；药物引起阴道损伤，开始时阴道流出臭味白带，以后出现脓血性白带或鲜血
- 阴道损伤同时穿破腹膜时可引起腹痛、腹胀
- 损伤直肠时可有粪便自阴道排出
- 损伤膀胱时有清亮液体自阴道内流出
- 阴道内使用毒性或腐蚀性强的药物时，可被阴道黏膜吸收，引起全身中毒性反应，有时可发生肾衰竭

体征
- 外力性阴道裂伤：多发生于后穹隆部损伤，可为单发或多发，往往呈半月形裂伤环绕宫颈
- 药物性损伤：整个阴道壁广泛充血，并有散在的溃疡
- 合并腹膜、直肠、膀胱损伤时，可在以上各部位出现裂口

【诊断】

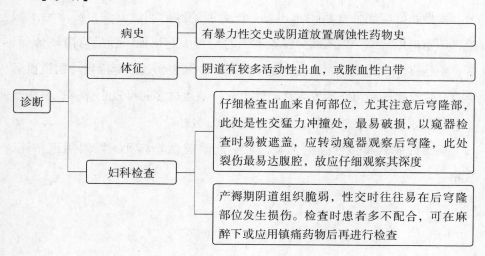

诊断

病史
- 有暴力性交史或阴道放置腐蚀性药物史

体征
- 阴道有较多活动性出血，或脓血性白带

妇科检查
- 仔细检查出血来自何部位，尤其注意后穹隆部，此处是性交猛力冲撞处，最易破损，以窥器检查时易被遮盖，应转动窥器观察后穹隆，此处裂伤最易达腹腔，故应仔细观察其深度
- 产褥期阴道组织脆弱，性交时往往易在后穹隆部位发生损伤。检查时患者多不配合，可在麻醉下或应用镇痛药物后再进行检查

续流程

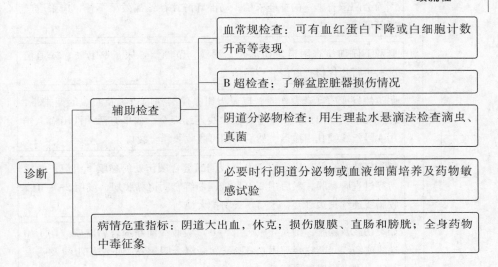

诊断 —— 辅助检查
- 血常规检查：可有血红蛋白下降或白细胞计数升高等表现
- B超检查：了解盆腔脏器损伤情况
- 阴道分泌物检查：用生理盐水悬滴法检查滴虫、真菌
- 必要时行阴道分泌物或血液细菌培养及药物敏感试验

病情危重指标：阴道大出血，休克；损伤腹膜、直肠和膀胱；全身药物中毒征象

【治疗措施】

暴力性交引起的阴道损伤可行手术治疗，阴道内上药引起阴道损伤者需药物治疗。暴力性交引起的阴道损伤有阴道活动性出血，量多时可导致休克，甚至危及生命，需积极治疗休克。此时，阴道裂伤处先行压迫止血，待全身情况好转、重要脏器损伤处理之后，才行阴道裂伤修补。药物引起的阴道损伤可出现全身中毒反应，需严密监测生命体征、重要脏器功能，积极改善一般情况，尤其对老年人更为重要，切勿只治疗局部阴道损伤，而忽视处理全身中毒反应。

1. 药物治疗

适用于药物性阴道损伤。发现阴道内有药物时立即取出，用生理盐水或1∶5000高锰酸钾液或1∶1000苯扎溴铵（新洁尔灭）液外洗阴道，擦干后，局部喷敷金霉素粉，每日1次，直至溃疡及炎症消退。

2. 手术治疗

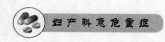

因为会阴部有丰富的神经末梢，局部麻醉往往镇痛效果不佳，应采取腰骶管麻醉

麻醉下仔细检查阴道裂伤部位、深浅、范围；导尿了解膀胱、尿道情况；再行指诊检查肛门、直肠情况

阴道侧壁或后穹隆裂伤时，以鼠齿钳夹住裂伤的边缘及断端的两末端，检查无活动性出血，用0号可吸收线连续缝合，如果有活动性出血，先用4号丝线缝扎出血点，然后再用可吸收线缝合裂口

手术治疗

如裂口波及直肠，应先用3-0肠线间断缝合裂伤处的黏膜下组织，注意勿穿过直肠黏膜，然后用2-0肠线间断缝合阴道黏膜层，或用2-0可吸收肠线连续锁边缝合，术后3天勿排大便

如裂伤波及膀胱，则在导尿后用3-0可吸收线间断缝合膀胱壁或用1-0丝线或肠线间断缝合。用0号肠线间断缝合阴道黏膜下结缔组织及阴道黏膜，术后放置导尿管5~7天

如裂伤延及腹膜并达腹腔，应立即行开腹手术缝合裂伤的组织

第四节　阴道异物

阴道异物一般见于幼女及女童，成年人中较少见。

【病因】

幼女等因无知或好奇、玩耍，自己或由他人将纽扣、笔帽、回形针、瓶盖、果核、豆子等放入阴道

偶有小虫会钻入阴道

病因

猥亵或性侵害时，将物品塞入受害人阴道

精神病患者可将各种物品放入阴道

遗忘或难以自取的卫生棉条、宫颈帽、避孕套、性工具等

子宫托嵌顿，医源性纱布、棉球等遗留

【临床表现】

异物在阴道内嵌顿或处理不当会引发阴道炎、阴道流血、阴道粘连、阴道膀胱或直肠瘘，甚至盆腔炎等并发症。

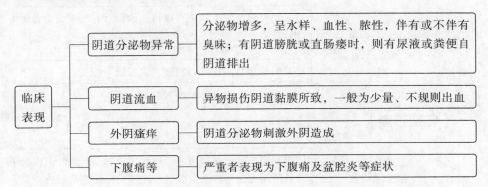

临床表现
- 阴道分泌物异常 —— 分泌物增多，呈水样、血性、脓性，伴有或不伴有臭味；有阴道膀胱或直肠瘘时，则有尿液或粪便自阴道排出
- 阴道流血 —— 异物损伤阴道黏膜所致，一般为少量、不规则出血
- 外阴瘙痒 —— 阴道分泌物刺激外阴造成
- 下腹痛等 —— 严重者表现为下腹痛及盆腔炎等症状

【辅助检查】

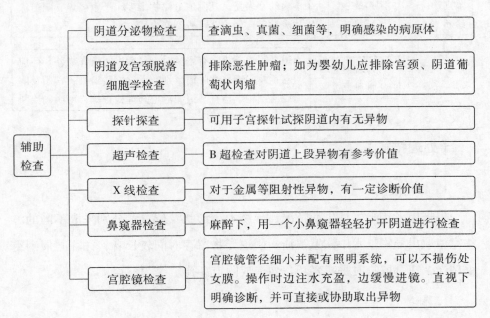

辅助检查
- 阴道分泌物检查 —— 查滴虫、真菌、细菌等，明确感染的病原体
- 阴道及宫颈脱落细胞学检查 —— 排除恶性肿瘤；如为婴幼儿应排除宫颈、阴道葡萄状肉瘤
- 探针探查 —— 可用子宫探针试探阴道内有无异物
- 超声检查 —— B超检查对阴道上段异物有参考价值
- X线检查 —— 对于金属等阻射性异物，有一定诊断价值
- 鼻窥器检查 —— 麻醉下，用一个小鼻窥器轻轻扩开阴道进行检查
- 宫腔镜检查 —— 宫腔镜管径细小并配有照明系统，可以不损伤处女膜。操作时边注水充盈，边缓慢进镜。直视下明确诊断，并可直接或协助取出异物

131

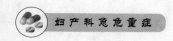

【诊断】

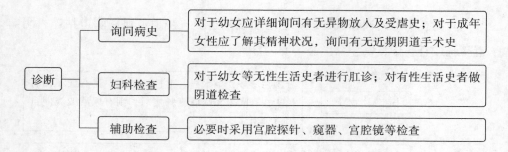

诊断 ─┬─ 询问病史 ── 对于幼女应详细询问有无异物放入及受虐史；对于成年女性应了解其精神状况，询问有无近期阴道手术史

├─ 妇科检查 ── 对于幼女等无性生活史者进行肛诊；对有性生活史者做阴道检查

└─ 辅助检查 ── 必要时采用宫腔探针、窥器、宫腔镜等检查

【鉴别诊断】

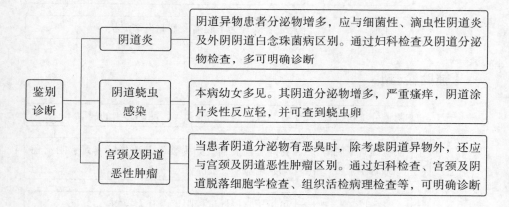

鉴别诊断 ─┬─ 阴道炎 ── 阴道异物患者分泌物增多，应与细菌性、滴虫性阴道炎及外阴阴道白念珠菌病区别。通过妇科检查及阴道分泌物检查，多可明确诊断

├─ 阴道蛲虫感染 ── 本病幼女多见。其阴道分泌物增多，严重瘙痒，阴道涂片炎性反应轻，并可查到蛲虫卵

└─ 宫颈及阴道恶性肿瘤 ── 当患者阴道分泌物有恶臭时，除考虑阴道异物外，还应与宫颈及阴道恶性肿瘤区别。通过妇科检查、宫颈及阴道脱落细胞学检查、组织活检病理检查等，可明确诊断

【处理措施】

1. 异物取出

根据患者年龄、性生活情况、异物大小形状及位置，分别采取不同的方法完整取出异物。术中注意镇痛。阴道异物留存时间较长者，往往与周围组织粘连，注意取物时手法轻巧，勿造成阴道穿孔。

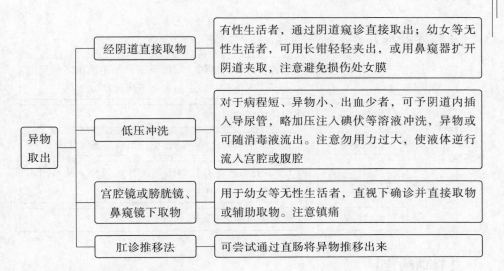

2. 粘连分解与预防

对于异物造成阴道粘连者，应予充分分离，术后留置并定期更换橡皮片或凡士林纱布，防止再次粘连。对于阴道炎症较重者，亦应注意预防粘连。

3. 抗感染治疗

异物取出后按阴道感染常规处理。

第五节 阴道膀胱瘘

阴道膀胱瘘为阴道与膀胱之间有异常通道，患者无法自主排尿，表现为尿液不断自阴道外流。

【病因】

绝大多数阴道膀胱瘘为损伤所致，以产伤和盆腔手术损伤多见。此外，膀胱结核、放射治疗、晚期生殖道或膀胱癌肿、膀胱结石、先天畸形也可发生阴道膀胱瘘。

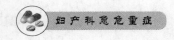

【临床表现】

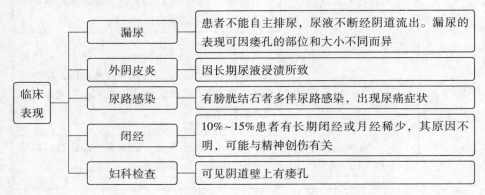

临床表现	漏尿	患者不能自主排尿，尿液不断经阴道流出。漏尿的表现可因瘘孔的部位和大小不同而异
	外阴皮炎	因长期尿液浸渍所致
	尿路感染	有膀胱结石者多伴尿路感染，出现尿痛症状
	闭经	10%~15%患者有长期闭经或月经稀少，其原因不明，可能与精神创伤有关
	妇科检查	可见阴道壁上有瘘孔

【辅助检查】

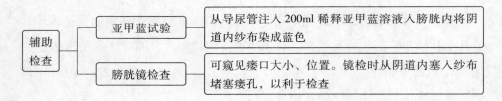

辅助检查	亚甲蓝试验	从导尿管注入 200ml 稀释亚甲蓝溶液入膀胱内将阴道内纱布染成蓝色
	膀胱镜检查	可窥见瘘口大小、位置。镜检时从阴道内塞入纱布堵塞瘘孔，以利于检查

【治疗措施】

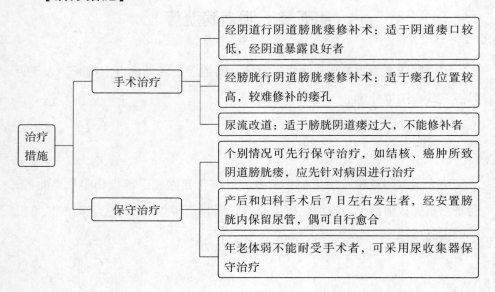

治疗措施	手术治疗	经阴道行阴道膀胱瘘修补术：适于阴道瘘口较低，经阴道暴露良好者
		经膀胱行阴道膀胱瘘修补术：适于瘘孔位置较高，较难修补的瘘孔
		尿流改道：适于膀胱阴道瘘过大，不能修补者
	保守治疗	个别情况可先行保守治疗，如结核、癌肿所致阴道膀胱瘘，应先针对病因进行治疗
		产后和妇科手术后 7 日左右发生者，经安置膀胱内保留尿管，偶可自行愈合
		年老体弱不能耐受手术者，可采用尿收集器保守治疗

第六节 阴道直肠瘘

阴道直肠瘘多因产伤引起，也可由手术损伤、肿瘤侵蚀、放射性损伤、外伤、药物损伤等引起。

【病因与发病机制】

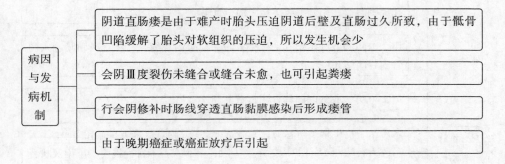

病因与发病机制

- 阴道直肠瘘是由于难产时胎头压迫阴道后壁及直肠过久所致，由于骶骨凹陷缓解了胎头对软组织的压迫，所以发生机会少
- 会阴Ⅲ度裂伤未缝合或缝合未愈，也可引起粪瘘
- 行会阴修补时肠线穿透直肠黏膜感染后形成瘘管
- 由于晚期癌症或癌症放疗后引起

【临床表现】

患者多有滞产、第二产程延长史，会阴Ⅲ度裂伤未缝合，或缝合未愈；或行会阴修补时肠线穿透直肠黏膜感染后形成阴道直肠瘘；或者有晚期妇科肿瘤放疗史，患者出现自阴道排出稀薄粪便，或排气，妇科检查可见大便积于阴道内。

【诊断】

阴道内可见粪便，瘘孔位于阴道后壁。瘘孔小时仅于阴道后壁见鲜红肉芽组织，子宫探针可通过此处到达直肠，肛诊时在直肠内可触及探针。

【治疗措施】

先天性阴道直肠瘘一般于幼儿期在小儿外科已得到诊治，凡损伤性、陈

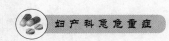

旧性阴道直肠瘘均由妇科修补。手术最好在控制局部炎症后月经干净5天左右进行，术前充分准备，术前3天口服肠道抗生素，无渣饮食；术前2天每晚灌肠1次，每天冲洗阴道、坐浴10次；术晨灌肠1次，或术前1天清洁灌肠。充分的术前准备可将遭致感染引起不良后果的危险性降到最低。

治疗措施

- 采用阴部神经阻滞麻醉、硬膜外麻醉、骶管麻醉均可

- 取膀胱截石位，用阴道拉钩置阴道前壁扩开阴道暴露术野，在瘘孔周围瘢痕外方做一环形切口切开阴道黏膜全层，向周围剥离2cm宽，修剪瘘孔周围瘢痕，充分游离瘘孔周围、直肠前壁

- 用3-0可吸收线沿瘘孔边缘外方做一荷包内翻缝合，将直肠黏膜翻入肠管内封闭瘘孔

- 用2-0可吸收线间断缝合阴道壁黏膜

- 术后给予抗生素预防感染，无渣饮食，3天内口服复方樟脑酊4ml，3天后改为石蜡油15ml口服，早晚1次，第5天若未自行排便，可用液状石蜡保留灌肠，促使排便

- 用2-0可吸收线间断缝合阴道壁黏膜

- 术后7天停服液状石蜡，同时逐渐恢复正常饮食

- 若能控制经阴道排稀便及排气，表示手术成功，若不能恢复，需观察6个月，无改善者再次修补

- 巨大的阴道直肠瘘常伴有部分或完全性肛门括约肌损伤，瘢痕宽厚，须将瘘孔及周围的会阴部瘢痕清理，重新弄清组织层次，做细微的修补，切不可勉强缝合，需将会阴至瘘孔的瘢痕做一正中切口，清理干净瘢痕后，依组织层次按会阴Ⅲ度裂伤修补法进行彻底修复

第七节　会阴裂伤

会阴裂伤是常见的分娩并发症，几乎每例足月初产妇都会有不同程度的

会阴裂伤，它不仅可以引起产时较多的出血，也可使盆底组织失去正常的支持功能。会阴裂伤若不及时修补，近期可造成感染、出血，远期可发生子宫脱垂，直肠、膀胱脱垂或压力性尿失禁，并易引起泌尿生殖系感染，Ⅲ度裂伤者出现大便失禁。

【临床表现】

当存在以下因素时要提前警惕会阴裂伤发生：产妇年龄过小或过大、骨盆发育不良、外阴异常、阴道异常、胎儿发育异常、胎方位异常、接产技术不当或不熟练、手术助产不当、急产或胎儿娩出过快、滞产。会阴裂伤多在分娩后检查软产道时发现，裂伤分为四度。

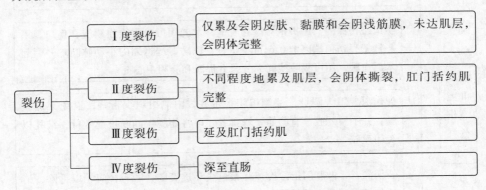

裂伤
- Ⅰ度裂伤：仅累及会阴皮肤、黏膜和会阴浅筋膜，未达肌层，会阴体完整
- Ⅱ度裂伤：不同程度地累及肌层，会阴体撕裂，肛门括约肌完整
- Ⅲ度裂伤：延及肛门括约肌
- Ⅳ度裂伤：深至直肠

【辅助检查】

血常规检查：当出血较多时，可伴有不同程度的贫血。

【治疗措施】

原则上发生裂伤都应及时修补。修补之前，仔细检查胎盘、胎膜是否完整，有无阴道、穹隆裂伤，修补最好在 24 小时内完成；若合并感染或产妇病情紧急，需抢救生命时，可行局部冲洗，待感染控制或病情好转后再予修补。

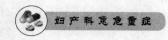

1. 会阴Ⅰ度裂伤的处理

裂伤浅，能自然对合者可不缝，有出血或深及黏膜下、皮下组织者皆需缝合，用无菌盐水冲洗外阴，检查裂伤的部位及深度，常规消毒，局部浸润麻醉，用可吸收线连续缝合黏膜，第一针于裂伤顶端以上 0.5cm 处进针，至伤口底部露针 2mm 再刺入对侧组织相应处出针。术后会阴清洗，每日 2 次。

2. 会阴Ⅱ度裂伤修补术

会阴Ⅱ度裂伤修补术

- 前准备同Ⅰ度裂伤，一般先缝合黏膜，再缝肌肉，最后缝皮肤，裂伤深者先缝肌肉

- 有活动性出血点应先用丝线缝扎

- 阴道裂伤深的，用扩张器撑起前壁，术者用可吸收线连续缝合伤口，第一针于裂伤顶端以上 0.5cm 处进针，以防漏缝退缩的小动脉断端，引起术后血肿，用可吸收线间断缝合肛提肌和会阴中心腱

- 裂伤深者用大圆针，外侧组织多带些，内侧组织少带些，以免穿透直肠，并不留死腔。直肠筋膜暴露者，可将筋膜层间断挑起数针，结扎以关闭死腔

- 裂伤深者，做肛门指诊检查有无缝线穿透直肠，若有，应予以拆除，清洗伤口、消毒后重新缝合

- 术后会阴清洗每日 2 次，术后 3~5 天拆线

- 注意观察会阴局部疼痛、红肿情况，若伤口疼痛加重，肛门坠胀并伴局部肿胀者应及时行肛门及阴道检查以排除有无血肿，排除血肿后可给予热敷、理疗或热水坐浴

3. 会阴Ⅲ度裂伤修补术

会阴Ⅲ度裂伤修补术

肛门括约肌断裂，检查可见肛门皮肤裂开，裂口两侧皮肤可见 0.5cm 直径隐窝，即为退缩的肛门外括约肌断裂端所在，有时可见一侧断端露出于皮下裂口处

裂口常不整齐，致括约肌不易辨认。术前反复用生理盐水冲洗伤口，盐水纱布探入肛门裂口至裂口上端以上 2cm 处，擦净肛门及直肠内的黏液及粪便，再消毒，换无菌巾、单、手套，重铺无菌台，换消毒器械

肛门裂口内塞一块无菌纱布，用 3-0 可吸收线自裂口顶端开始间断缝合直肠的黏膜下组织及肌层，两侧各宽约 0.5cm，针距小于 1cm；直至肛门皮肤处，使黏膜对合，边缝边退出肛门内纱布

用组织钳沿肛门裂口皮下达隐窝处，夹取肛门括约肌断端。用 10 号丝线间断缝合肛门括约肌断端 2 针，务必使肌纤维全部扎入。组织钳向伤口两侧深部抓取肛提肌的耻骨直肠肌部，用 10 号丝线间断缝合 2 针是关键

术后肛门指诊检查直肠肌肛管的黏膜对合是否平整，肛门有无收缩感。术后给予抗生素预防感染，无渣饮食，术后 3 天内口服复方樟脑酊，3 天后改服液状石蜡，术后 5 天未自行排便者，可用液状石蜡保留灌肠，促使排便

7 天拆线，视伤口愈合情况停服液状石蜡，同时逐渐恢复正常饮食。若能控制经阴道排稀便及排气，表示肛门功能恢复，否则需观察 6 个月，无改善者再次手术修补

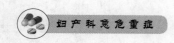

第六章　病理妊娠

第一节　妊娠剧吐

妊娠剧吐是指妊娠期少数孕妇早孕反应严重，恶心、呕吐频繁，不能进食，排除其他疾病引起的，体重较妊娠前减轻≥5%、电解质失衡及新陈代谢障碍，需住院输液治疗者。剧吐严重时可导致脱水、电解质紊乱及代谢性酸中毒，甚至肝肾衰竭、死亡。

【病因】

妊娠剧吐的病因迄今未明，可能与以下几种因素有关。

1. 内分泌因素

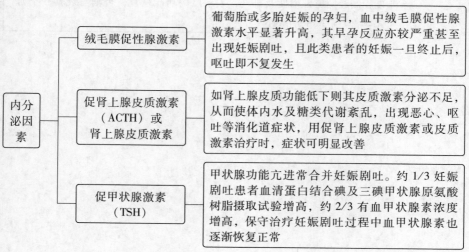

内分泌因素

绒毛膜促性腺激素：葡萄胎或多胎妊娠的孕妇，血中绒毛膜促性腺激素水平显著升高，其早孕反应亦较严重甚至出现妊娠剧吐，且此类患者的妊娠一旦终止后，呕吐即不复发生

促肾上腺皮质激素（ACTH）或肾上腺皮质激素：如肾上腺皮质功能低下则其皮质激素分泌不足，从而使体内水及糖类代谢紊乱，出现恶心、呕吐等消化道症状，用促肾上腺皮质激素或皮质激素治疗时，症状可明显改善

促甲状腺激素（TSH）：甲状腺功能亢进常合并妊娠剧吐。约1/3妊娠剧吐患者血清蛋白结合碘及三碘甲状腺原氨酸树脂摄取试验增高，约2/3有血甲状腺素浓度增高，保守治疗妊娠剧吐过程中血甲状腺素也逐渐恢复正常

2. 绒毛异物反应

孕早期胎盘绒毛碎屑持续进入母体血流，异物可导致母体发生剧烈变态反应，引起一系列自主神经系统功能紊乱症状。

3. 精神-神经因素

临床上观察到有些神经系统功能不稳定、精神紧张的孕妇，妊娠剧吐较为多见，说明此病可能与大脑皮质与皮质下中枢功能失调，以致丘脑下部自主神经功能紊乱有关。

【临床表现】

临床表现

- 妊娠剧吐多见于第一胎孕妇

- 初为一般早孕反应，但逐日加重，至停经8周左右发展为妊娠剧吐，表现为反复呕吐、失眠、全身乏力，随即滴水不进，呕吐频繁，呕出物中有胆汁或咖啡样物质

- 由于严重呕吐和长期饥饿，引起脱水及电解质紊乱以及脂肪代谢的中间产物——酮体积聚，尿中出现酮体，形成代谢性酸中毒

- 患者明显消瘦，嘴唇燥裂，舌干苔厚，皮肤失去弹性，呼吸呈烂苹果味

- 严重者脉搏增速，体温上升，血容量减少，血细胞比容上升，血压下降，甚至肝、肾功能受损，出现黄疸，血胆红素和转氨酶增高，尿中有蛋白和管型，血液中尿素氮和肌酐增高，眼底视网膜出血，最后患者意识模糊而呈昏睡状态

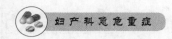

【临床分类】

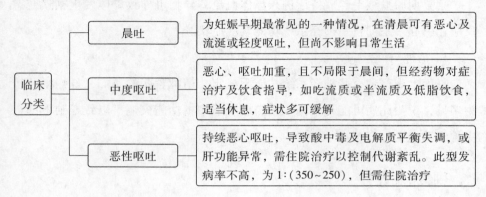

临床分类	晨吐	为妊娠早期最常见的一种情况，在清晨可有恶心及流涎或轻度呕吐，但尚不影响日常生活
	中度呕吐	恶心、呕吐加重，且不局限于晨间，但经药物对症治疗及饮食指导，如吃流质或半流质及低脂饮食，适当休息，症状多可缓解
	恶性呕吐	持续恶心呕吐，导致酸中毒及电解质平衡失调，或肝功能异常，需住院治疗以控制代谢紊乱。此型发病率不高，为 1:（350~250），但需住院治疗

【诊断与鉴别诊断】

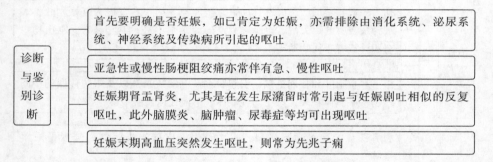

诊断与鉴别诊断	首先要明确是否妊娠，如已肯定为妊娠，亦需排除由消化系统、泌尿系统、神经系统及传染病所引起的呕吐
	亚急性或慢性肠梗阻绞痛亦常伴有急、慢性呕吐
	妊娠期肾盂肾炎，尤其是在发生尿潴留时常引起与妊娠剧吐相似的反复呕吐，此外脑膜炎、脑肿瘤、尿毒症等均可出现呕吐
	妊娠末期高血压突然发生呕吐，则常为先兆子痫

在确诊妊娠剧吐后，需根据临床表现判定其严重程度，对重症者需进行下列检查。

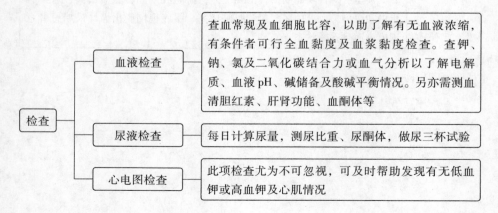

检查	血液检查	查血常规及血细胞比容，以助了解有无血液浓缩，有条件者可行全血黏度及血浆黏度检查。查钾、钠、氯及二氧化碳结合力或血气分析以了解电解质、血液 pH、碱储备及酸碱平衡情况。另亦需测血清胆红素、肝肾功能、血酮体等
	尿液检查	每日计算尿量，测尿比重、尿酮体，做尿三杯试验
	心电图检查	此项检查尤为不可忽视，可及时帮助发现有无低血钾或高血钾及心肌情况

【治疗措施】

1. 轻度妊娠呕吐

一般不需特殊治疗。晨吐较剧者则在床上进早餐，进食后继续卧床 30 分钟再起床。可应用小剂量镇静药如地西泮（安定）、苯巴比妥（鲁米那），溴化钠/溴化钾/溴化铵（三溴合剂）等及维生素 B_1、维生素 B_6 及维生素 C 等。

2. 严重呕吐或伴有脱水、酮尿症

均需住院治疗。

（1）治疗原则

治疗原则	调整精神状态，做细致的解释工作，开始时严格卧床休息、禁食，应用镇静药物
	及时纠正脱水、电解质失衡
	静脉滴注高热量液体，纠正饥饿状态及新陈代谢障碍

（2）具体治疗方案

具体治疗方案	住院 24 小时内应予禁食，静脉滴注生理盐水、10% 葡萄糖液及林格溶液，补液量最少 3000ml/24h。每日输入盐最少含氯化钠 9g（钠 155mmol），氯化钾 6g（钾 80mmol）
	在输入液体内同时加入维生素 B_6 100~200mg 及维生素 C 1000~2000mg，肌内注射维生素 B_1 50~100mg。怀疑低钠血征时，暂时不宜补钾
	为使患者安静，在第 1~2 日输液中，可加入强止吐药，如三氟拉嗪、异丙嗪等。如每日尿量达 1500ml、尿含氯化钠 2~3g，表示入液量及盐分足够
	可根据临床表现粗略估计液体量：轻度脱水者应输入液量等于体重之 4%（每千克体重 40ml），中度脱水为体重之 6%（每千克体重 60ml），重度脱水为体重之 8%（每千克体重 80ml）

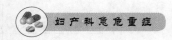

具体治疗方案

如存在代谢性酸中毒、二氧化碳结合力下降、碳酸氢钠浓度低，则可输入乳酸钠溶液或碳酸氢钠溶液。一般先补充应补总量的 1/3~1/2，待复查二氧化碳结合力后，确定再次补充量

出现黄疸时应注射盐酸精氨酸 15~20g，溶于 5% 葡萄糖液 500~1000ml，以降低血氨水平，防止发展成肝性昏迷。贫血较重或营养很差者，也可输血或静脉滴注必需氨基酸 500ml/d，连续数日，以补充能量

须定时化验血清电解质及二氧化碳结合力等。一般在治疗 2 日后，病情大多迅速好转，尿量增加、症状缓解。待呕吐停止后，即可尝试进食少量流质饮食，以后逐渐增加进食量，调整静脉输液量，而后可渐停静脉补液

一般在入院后 10 日内多可明显好转。在此期间，医护人员对患者的关心、安慰及鼓励是很重要的

保守治疗无效时，可试用肾上腺皮质激素，如泼尼松龙 200~300mg 加入 5% 葡萄糖 500ml 内静脉缓滴。地塞米松较泼尼松龙药效强 30 倍，而钠水潴留极微，每日可用 20~30mg，稀释后静脉滴注。但泼尼松龙可能引起胎儿畸形，在妊娠 8~9 周慎用，亦仅限于严重病例

经上述积极治疗后，若病情不见好转，反而出现下列情况，应从速终止妊娠，给予治疗性流产。

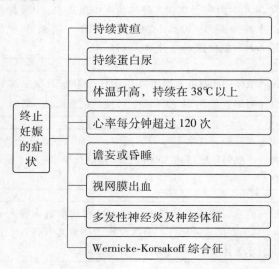

终止妊娠的症状

持续黄疸

持续蛋白尿

体温升高，持续在 38℃ 以上

心率每分钟超过 120 次

谵妄或昏睡

视网膜出血

多发性神经炎及神经体征

Wernicke-Korsakoff 综合征

【预防措施】

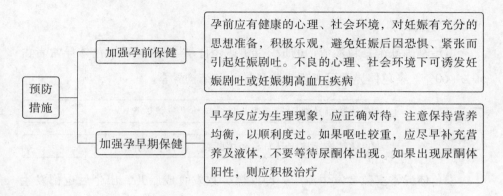

预防措施
- 加强孕前保健 —— 孕前应有健康的心理、社会环境，对妊娠有充分的思想准备，积极乐观，避免妊娠后因恐惧、紧张而引起妊娠剧吐。不良的心理、社会环境下可诱发妊娠剧吐或妊娠期高血压疾病
- 加强孕早期保健 —— 早孕反应为生理现象，应正确对待，注意保持营养均衡，以顺利度过。如果呕吐较重，应尽早补充营养及液体，不要等待尿酮体出现。如果出现尿酮体阳性，则应积极治疗

第二节　自然流产

　　妊娠于 28 周前终止，胎儿体重少于 1000g，称为流产。因某种原因胚胎或胎儿自动脱离母体而排出者为自然流产；应用人工方法，使妊娠终止者为人工流产。

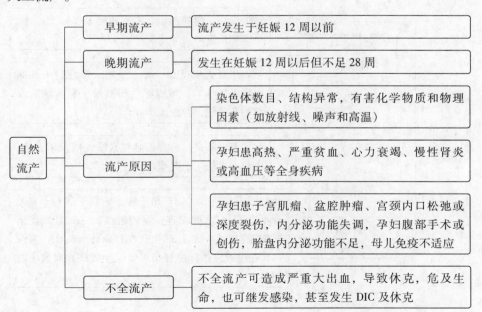

自然流产
- 早期流产 —— 流产发生于妊娠 12 周以前
- 晚期流产 —— 发生在妊娠 12 周以后但不足 28 周
- 流产原因
  - 染色体数目、结构异常，有害化学物质和物理因素（如放射线、噪声和高温）
  - 孕妇患高热、严重贫血、心力衰竭、慢性肾炎或高血压等全身疾病
  - 孕妇患子宫肌瘤、盆腔肿瘤、宫颈内口松弛或深度裂伤，内分泌功能失调，孕妇腹部手术或创伤，胎盘内分泌功能不足，母儿免疫不适应
- 不全流产 —— 不全流产可造成严重大出血，导致休克，危及生命，也可继发感染，甚至发生 DIC 及休克

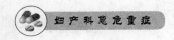

【病因】

1. 遗传因素

遗传基因缺陷是自然流产的最主要的原因，早期流产时染色体异常者占50%~60%。染色体异常可表现为数目异常和结构异常。

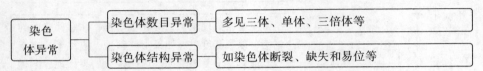

染色体异常多数会发生流产，即便极少数发育成胎儿，出生后也都发生某些功能异常或合并畸形。

2. 母体因素

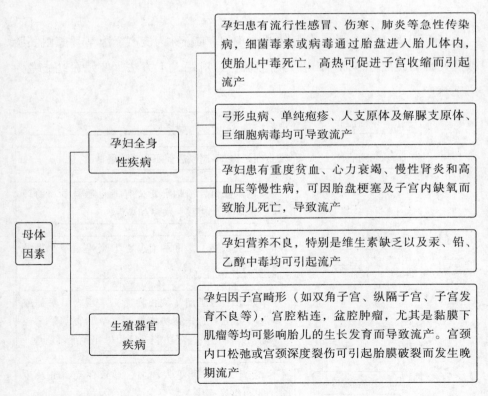

续流程

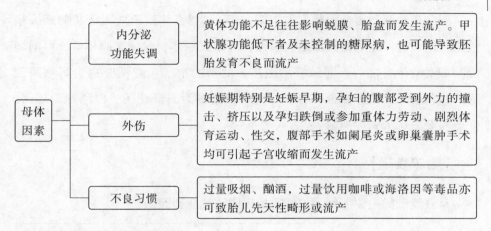

母体因素	内分泌功能失调	黄体功能不足往往影响蜕膜、胎盘而发生流产。甲状腺功能低下者及未控制的糖尿病，也可能导致胚胎发育不良而流产
	外伤	妊娠期特别是妊娠早期，孕妇的腹部受到外力的撞击、挤压以及孕妇跌倒或参加重体力劳动、剧烈体育运动、性交，腹部手术如阑尾炎或卵巢囊肿手术均可引起子宫收缩而发生流产
	不良习惯	过量吸烟、酗酒，过量饮用咖啡或海洛因等毒品亦可致胎儿先天性畸形或流产

3. 胎盘内分泌功能不足

胎儿在母体内生长发育，主要通过胎盘将母体的营养物质和氧输送到胎儿，如果胎盘发育不良或出现疾病，胎儿得不到营养物质和氧而停止生长引起流产。

4. 环境因素

外界不良刺激有化学性的和物理性的。化学因素主要有镉、有机汞、铅、二溴氯丙烷、镍、乙烯基氯、氯丁二烯、滴滴涕、农药等。物理因素主要是放射物质、噪声和振动、高温、微波等。

5. 免疫因素

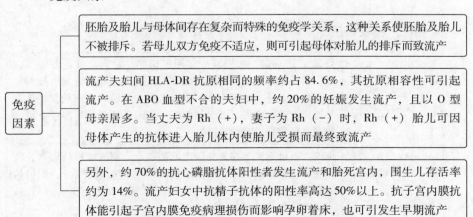

免疫因素	胚胎及胎儿与母体间存在复杂而特殊的免疫学关系，这种关系使胚胎及胎儿不被排斥。若母儿双方免疫不适应，则可引起母体对胎儿的排斥而致流产
	流产夫妇间 HLA-DR 抗原相同的频率约占 84.6%，其抗原相容性可引起流产。在 ABO 血型不合的夫妇中，约 20% 的妊娠发生流产，且以 O 型母亲居多。当丈夫为 Rh（+），妻子为 Rh（-）时，Rh（+）胎儿可因母体产生的抗体进入胎儿体内使胎儿受损而最终致流产
	另外，约 70% 的抗心磷脂抗体阳性者发生流产和胎死宫内，围生儿存活率约为 14%。流产妇女中抗精子抗体的阳性率高达 50% 以上。抗子宫内膜抗体能引起子宫内膜免疫病理损伤而影响孕卵着床，也可引发生早期流产

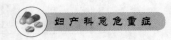

6. 男性因素

据临床观察，男性菌精症占 10%~15%。男性生殖道内无症状的感染精液中，即含有一定数量的细菌、病毒、沙眼衣原体、脲原支原体等，可削弱受孕妇女的孕育能力，而致胚胎流产。活动的精子在受精时也会将细菌带去，这就会干扰精卵结合与着床。所带细菌多为粪链球菌、白色葡萄球菌、大肠埃希菌、厌氧性细菌等。

【临床表现】

自然流产的主要症状为停经后出现阴道流血和腹痛。

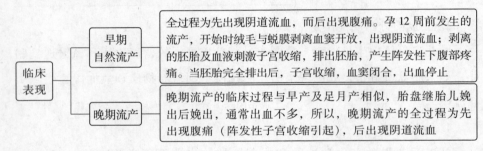

自然流产时检查子宫大小、宫颈口是否扩张以及是否破膜，根据妊娠周数及流产过程不同而异。

【临床类型】

自然流产按发展的不同阶段，分为以下几种临床类型：

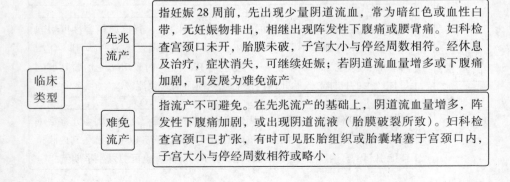

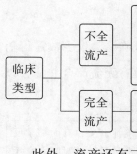

临床类型	不全流产	难免流产继续发展，部分妊娠物排出体外，尚有部分残留于宫腔内或嵌顿于宫颈口处，影响子宫收缩，导致大量出血，甚至发生失血性休克。妇科检查见宫颈口已扩张，宫颈口有妊娠物堵塞及持续性血液流出，子宫小于停经周数
	完全流产	指妊娠物已全部排出，阴道流血逐渐停止，腹痛逐渐消失。妇科检查宫颈口已关闭，子宫接近正常大小

此外，流产还有三种特殊情况：

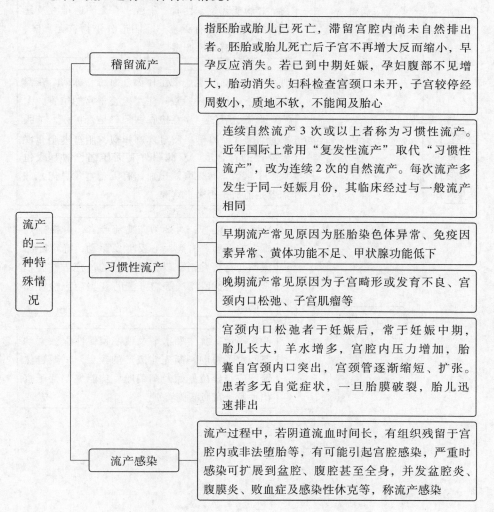

流产的三种特殊情况	稽留流产	指胚胎或胎儿已死亡，滞留宫腔内尚未自然排出者。胚胎或胎儿死亡后子宫不再增大反而缩小，早孕反应消失。若已到中期妊娠，孕妇腹部不见增大，胎动消失。妇科检查宫颈口未开，子宫较停经周数小，质地不软，不能闻及胎心
	习惯性流产	连续自然流产 3 次或以上者称为习惯性流产。近年国际上常用"复发性流产"取代"习惯性流产"，改为连续 2 次的自然流产。每次流产多发生于同一妊娠月份，其临床经过与一般流产相同
		早期流产常见原因为胚胎染色体异常、免疫因素异常、黄体功能不足、甲状腺功能低下
		晚期流产常见原因为子宫畸形或发育不良、宫颈内口松弛、子宫肌瘤等
		宫颈内口松弛者于妊娠后，常于妊娠中期，胎儿长大，羊水增多，宫腔内压力增加，胎囊自宫颈内口突出，宫颈管逐渐缩短、扩张。患者多无自觉症状，一旦胎膜破裂，胎儿迅速排出
	流产感染	流产过程中，若阴道流血时间长，有组织残留于宫腔内或非法堕胎等，有可能引起宫腔感染，严重时感染可扩展到盆腔、腹腔甚至全身，并发盆腔炎、腹膜炎、败血症及感染性休克等，称流产感染

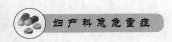

【诊断与鉴别诊断】

自然流产诊断多无困难。根据病史及临床表现多可确诊，仅少数需行辅助检查。确定流产后，还应确定自然流产的临床类型及有无流产合并症，以决定处理方法。

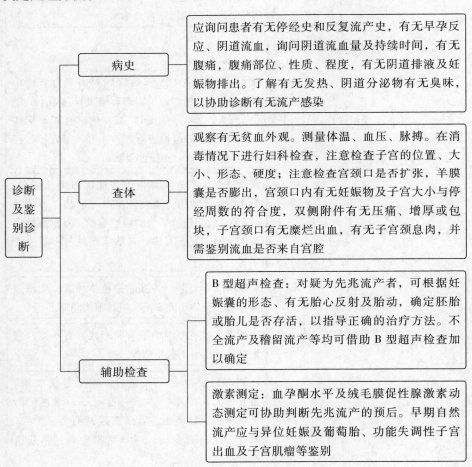

病史：应询问患者有无停经史和反复流产史，有无早孕反应、阴道流血，询问阴道流血量及持续时间，有无腹痛，腹痛部位、性质、程度，有无阴道排液及妊娠物排出。了解有无发热、阴道分泌物有无臭味，以协助诊断有无流产感染

查体：观察有无贫血外观。测量体温、血压、脉搏。在消毒情况下进行妇科检查，注意检查子宫的位置、大小、形态、硬度；注意检查宫颈口是否扩张，羊膜囊是否膨出，宫颈口内有无妊娠物及子宫大小与停经周数的符合度，双侧附件有无压痛、增厚或包块，子宫颈口有无糜烂出血，有无子宫颈息肉，并需鉴别流血是否来自宫腔

辅助检查：
B 型超声检查：对疑为先兆流产者，可根据妊娠囊的形态、有无胎心反射及胎动，确定胚胎或胎儿是否存活，以指导正确的治疗方法。不全流产及稽留流产等均可借助 B 型超声检查加以确定

激素测定：血孕酮水平及绒毛膜促性腺激素动态测定可协助判断先兆流产的预后。早期自然流产应与异位妊娠及葡萄胎、功能失调性子宫出血及子宫肌瘤等鉴别

【治疗措施】

根据流产的不同类型给予相应处理。对于阴道大量出血，难以判断流产类型的，应立即在输液条件下行清宫术，清除宫腔内胚胎组织，促进子宫收缩。

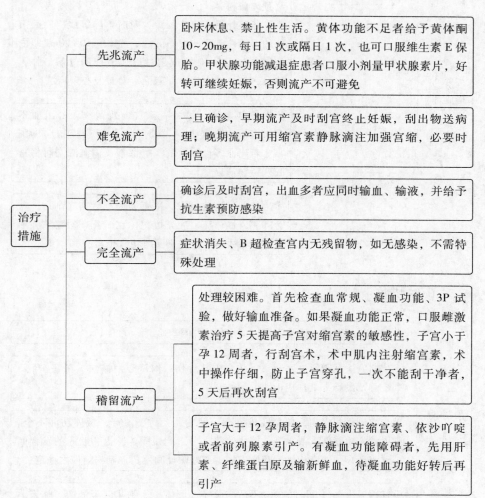

治疗措施

- 先兆流产：卧床休息、禁止性生活。黄体功能不足者给予黄体酮10~20mg，每日1次或隔日1次，也可口服维生素E保胎。甲状腺功能减退症患者口服小剂量甲状腺素片，好转可继续妊娠，否则流产不可避免

- 难免流产：一旦确诊，早期流产及时刮宫终止妊娠，刮出物送病理；晚期流产可用缩宫素静脉滴注加强宫缩，必要时刮宫

- 不全流产：确诊后及时刮宫，出血多者应同时输血、输液，并给予抗生素预防感染

- 完全流产：症状消失、B超检查宫内无残留物，如无感染，不需特殊处理

- 稽留流产：
  - 处理较困难。首先检查血常规、凝血功能、3P试验，做好输血准备。如果凝血功能正常，口服雌激素治疗5天提高子宫对缩宫素的敏感性，子宫小于孕12周者，行刮宫术，术中肌内注射缩宫素，术中操作仔细，防止子宫穿孔，一次不能刮干净者，5天后再次刮宫
  - 子宫大于12孕周者，静脉滴注缩宫素、依沙吖啶或者前列腺素引产。有凝血功能障碍者，先用肝素、纤维蛋白原及输新鲜血，待凝血功能好转后再引产

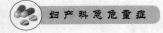

续流程

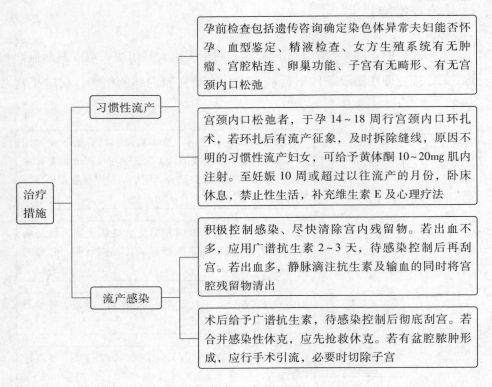

治疗措施

习惯性流产

孕前检查包括遗传咨询确定染色体异常夫妇能否怀孕、血型鉴定、精液检查、女方生殖系统有无肿瘤、宫腔粘连、卵巢功能、子宫有无畸形、有无宫颈内口松弛

宫颈内口松弛者，于孕 14~18 周行宫颈内口环扎术，若环扎后有流产征象，及时拆除缝线，原因不明的习惯性流产妇女，可给予黄体酮 10~20mg 肌内注射。至妊娠 10 周或超过以往流产的月份，卧床休息，禁止性生活，补充维生素 E 及心理疗法

流产感染

积极控制感染、尽快清除宫内残留物。若出血不多，应用广谱抗生素 2~3 天，待感染控制后再刮宫。若出血多，静脉滴注抗生素及输血的同时将宫腔残留物清出

术后给予广谱抗生素，待感染控制后彻底刮宫。若合并感染性休克，应先抢救休克。若有盆腔脓肿形成，应行手术引流，必要时切除子宫

【预防措施】

预防措施

进行孕前查体、医学咨询，请求优生指导

孕期应注意避免过度劳累，防止腹部外伤，保持心情愉快，在妊娠前 3 个月及最后 1 个月禁止性生活

孕妇患某些疾病，如急性传染病可使胎儿死亡、流产，黄体功能不全、甲状腺功能低下或亢进、糖尿病等，可影响蜕膜、胎盘、胎儿的发育而致流产，孕前应积极治疗原发病，或妊娠期间用药控制病情使之稳定

妊娠后由于母儿双方免疫不适应而导致母体排斥胎儿以至流产。临床上常检查的有血型抗体、抗心磷脂抗体、抗卵巢抗体、抗子宫内膜抗体、抗精子抗体等。如有此类免疫因素存在，应针对病因治疗

续流程

能够引起自然流产的环境因素有物理性、化学性和生物性的。如放射性物质、重金属、农药等孕期应避免接触

基因异常是自然流产最常见的原因，自然流产后的妇女应和丈夫一起做染色体检查以了解是否存在染色体异常

第三节 羊水过多

羊水过多是指妊娠期间羊水量超过 2000ml。分为慢性和急性两种，慢性羊水过多是指羊水在数周内增多缓慢，数周内形成羊水过多，通常症状轻微；急性羊水过多是指羊水在数日内迅速增加而使子宫明显膨胀，并且压迫症状严重。

【病因与发病机制】

1. 胎儿畸形

羊水过多患者中 22%~43% 合并胎儿畸形。

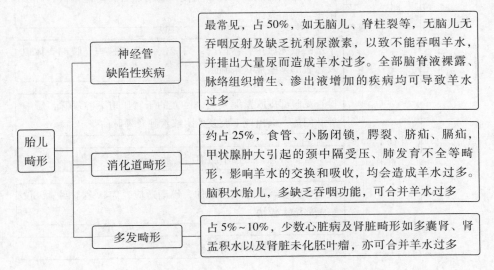

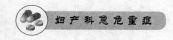
2. 多胎妊娠

多胎妊娠并发羊水过多为单胎妊娠的 10 倍，多见于单卵双胎，且常发生在其中的一个胎儿。此乃由于单卵双胎之间，血液循环互相沟通，其中占优势的胎儿循环量多，心脏、肾脏肥大，尿量增多，致使羊水量过多。有时羊水过多与多胎中的胎儿畸形有关。

3. 孕妇或胎儿的各种疾病

约占 20%。如孕母合并有糖尿病、母儿 Rh 血型不合、妊娠期高血压疾病、孕妇严重贫血均可合并羊水过多。孕妇有糖尿病时血糖过高，胎儿血糖亦会增高，可能引起多尿而排入羊水中。母儿血型不合时由于绒毛水肿，影响母体交换，以致羊水过多。

4. 原因不明的羊水过多

占 30%~40%。临床上常见羊水在 2500ml 以上而母儿未合并任何异常。

【临床表现】

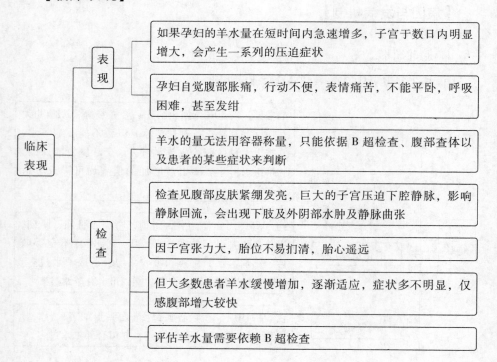

【诊断】

1. 病史

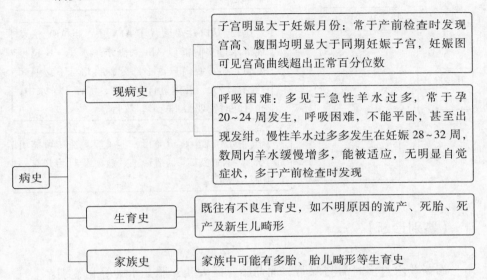

2. 体格检查

腹部明显膨隆，宫高、腹围均明显大于妊娠月份，腹壁皮肤发亮、变薄。触诊时感到皮肤张力大，有液体震颤感，胎位不清，有时扪及胎儿部分有浮沉感，胎心遥远或听不到。如为急性羊水过多，则可有发绀、下肢及外阴水肿及静脉曲张。

3. 辅助检查

（1）实验室检查

如有羊水过多，通常需考虑有无胎儿畸形之可能，有开放性神经管缺陷的胎儿（如无脑儿、脊柱裂及脑脊膜膨出等），羊水中 AFP 值超过同期正常妊娠平均值 3 个标准差以上，而母血清 AFP 值超过同期正常妊娠平均值 2 个标准差以上。

（2）其他检查

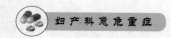
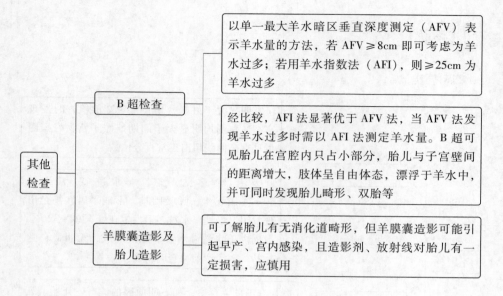

其他检查
├─ B超检查
│   ├─ 以单一最大羊水暗区垂直深度测定（AFV）表示羊水量的方法，若 AFV≥8cm 即可考虑为羊水过多；若用羊水指数法（AFI），则≥25cm 为羊水过多
│   └─ 经比较，AFI 法显著优于 AFV 法，当 AFV 法发现羊水过多时需以 AFI 法测定羊水量。B 超可见胎儿在宫腔内只占小部分，胎儿与子宫壁间的距离增大，肢体呈自由体态，漂浮于羊水中，并可同时发现胎儿畸形、双胎等
└─ 羊膜囊造影及胎儿造影
    └─ 可了解胎儿有无消化道畸形，但羊膜囊造影可能引起早产、宫内感染，且造影剂、放射线对胎儿有一定损害，应慎用

【鉴别诊断】

诊断羊水过多时需与双胎、葡萄胎、巨大儿、胎儿水肿等相鉴别。

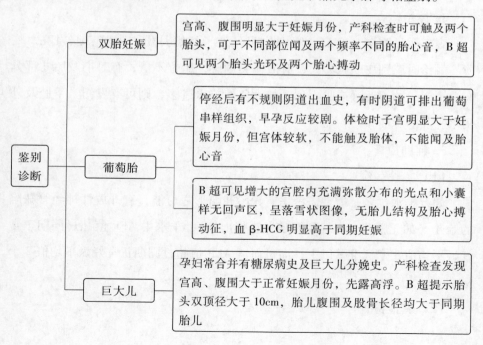

鉴别诊断
├─ 双胎妊娠
│   └─ 宫高、腹围明显大于妊娠月份，产科检查时可触及两个胎头，可于不同部位闻及两个频率不同的胎心音，B 超可见两个胎头光环及两个胎心搏动
├─ 葡萄胎
│   ├─ 停经后有不规则阴道出血史，有时阴道可排出葡萄串样组织，早孕反应较剧。体检时子宫明显大于妊娠月份，但宫体较软，不能触及胎体，不能闻及胎心音
│   └─ B 超可见增大的宫腔内充满弥散分布的光点和小囊样无回声区，呈落雪状图像，无胎儿结构及胎心搏动征，血 β-HCG 明显高于同期妊娠
└─ 巨大儿
    └─ 孕妇常合并有糖尿病史及巨大儿分娩史。产科检查发现宫高、腹围大于正常妊娠月份，先露高浮。B 超提示胎头双顶径大于 10cm，胎儿腹围及股骨长径均大于同期胎儿

【治疗措施】

羊水过多的围产儿死亡率为 28%，其处理主要取决于胎儿有无畸形和孕妇自觉症状的严重程度。

1. 有胎儿畸形的羊水过多

羊水过多合并胎儿畸形，在患者知情同意并签字的基础上及时终止妊娠。

2. 无胎儿畸形的羊水过多

羊水过多，经检查证实胎儿正常时，应根据羊水过多的程度与胎龄决定处理方法。

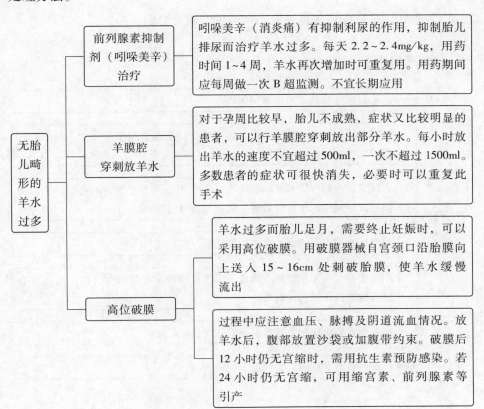

无胎儿畸形的羊水过多

前列腺素抑制剂（吲哚美辛）治疗 —— 吲哚美辛（消炎痛）有抑制利尿的作用，抑制胎儿排尿而治疗羊水过多。每天 2.2~2.4mg/kg，用药时间 1~4 周，羊水再次增加时可重复用。用药期间应每周做一次 B 超监测。不宜长期应用

羊膜腔穿刺放羊水 —— 对于孕周比较早，胎儿不成熟，症状又比较明显的患者，可以行羊膜腔穿刺放出部分羊水。每小时放出羊水的速度不宜超过 500ml，一次不超过 1500ml。多数患者的症状可很快消失，必要时可以重复此手术

高位破膜 —— 羊水过多而胎儿足月，需要终止妊娠时，可以采用高位破膜。用破膜器械自宫颈口沿胎膜向上送入 15~16cm 处刺破胎膜，使羊水缓慢流出

过程中应注意血压、脉搏及阴道流血情况。放羊水后，腹部放置沙袋或加腹带约束。破膜后 12 小时仍无宫缩时，需用抗生素预防感染。若 24 小时仍无宫缩，可用缩宫素、前列腺素等引产

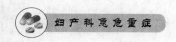

第四节 羊水过少

妊娠晚期羊水量少于 300ml 者称为羊水过少。羊水过少的发生率为 0.5%~4%，早中期的羊水过少容易发生流产；晚期妊娠出现羊水过少时常伴有胎盘功能减退，严重影响妊娠结局，增加围产儿的死亡率。

【病因】

导致羊水过少的原因有双肾缺如、双肾发育不全、双肾严重发育不良、尿道梗阻、胎儿严重宫内生长发育受限、胎膜早破、染色体异常（通常为三倍体）。胎儿尿量减少通常是导致羊水过少的最终原因。

【临床表现】

临床表现

- 羊水过少往往缺乏典型的临床表现

- 部分孕妇于胎动时感到腹痛，如有胎盘功能减退时胎动减少。临产后宫缩时可感剧烈阵痛

- 查体见腹围与宫底高度均较同期妊娠者为小，子宫紧裹胎儿感，无胎块漂浮或浮动感，子宫较敏感，轻微刺激可引发宫缩

- 临产后宫缩多不协调，宫口扩展缓慢，产程延长

- 阴道检查发现前羊膜囊不明显，人工破膜时羊水量极少，仅流出数十毫升或数毫升黄绿色黏稠液体

- 产程中容易出现胎儿窘迫及新生儿窒息等并发症

- 产前评估羊水量尚需要依赖 B 超检查

【诊断】

1. 病史

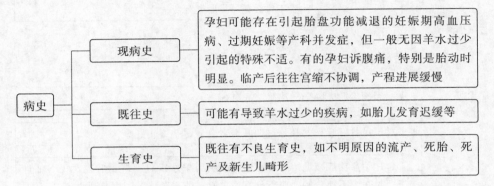

2. 体格检查

子宫可较相同孕龄者小，比较敏感，易出现不规则宫缩。扪诊时胎体清楚，无羊水漂浮感。人工破膜时发现几乎无羊水流出。

3. 辅助检查

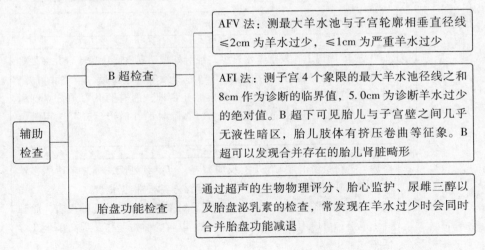

【鉴别诊断】

羊水过少应与胎儿宫内生长受限、死胎等鉴别，主要依靠 B 超的检查。

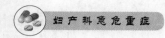

鉴别诊断

胎儿宫内生长受限	子宫小于停经孕周，B超检查可见胎儿小于停经孕周，羊水量通常在正常范围之内
死胎	子宫小于停经孕周或等于停经孕周，无自觉胎动，B超检查可见胎儿死亡，无心搏

【治疗措施】

治疗措施

- 一经确诊胎儿畸形，尽早终止妊娠

- 对于足月妊娠，尤其是过期妊娠者，应尽快终止妊娠

- 合并胎盘功能减退，胎儿窘迫或破膜时羊水少且有严重胎粪污染，估计短时间内不能分娩，应行剖宫产分娩，能显著降低围生儿死亡率

- 胎心监护提示胎儿储备能力好，无明显宫内缺氧，可给予普贝生引产

- 引产过程中出现胎儿窘迫、破膜时羊水严重胎粪污染，估计短时间内不能分娩者，应立即行剖宫产分娩

- 对羊水过少者，应适当放宽剖宫产指征

- 如妊娠35周以上，发现羊水过少，经对妊娠期高血压疾病等合并症处理后羊水量未见好转者，在排除胎儿畸形所致羊水过少后，应终止妊娠，可给予破膜引产，产程中严密观察胎儿情况，遇有胎儿窘迫，立即给氧。估计短时间内不能阴道分娩者，在除外胎儿畸形后，可选用剖宫手术

- 孕周<37周胎动正常，NST有反应型者，可继续妊娠，嘱患者适当多饮水，静脉补液等增加羊水量。每日行胎心监测，根据情况3~7天复查B超，一旦发现胎儿窘迫及时终止妊娠。对未足月除外胎儿畸形者，胎肺尚未成熟，可应用羊膜腔内灌注治疗，以解除脐带受压，提高围生儿存活率

第五节　胎儿窘迫

胎儿宫内窘迫是一种因胎儿在宫内缺氧引起的危急状态，主要表现为低氧血症及酸中毒引起的症状，严重者可影响胎儿健康和生命。

【病因与发病机制】

胎儿能够获取充分的氧气取决于以下环节：母血含氧量充足、子宫血液循环良好、胎盘绒毛功能健全、胎儿脐带血液循环通畅、胎儿血液循环正常。引起上述环节中任何一环节失常，均可导致胎儿窘迫。常见原因可分为以下三大类：

1. 母体血液中含氧量不足

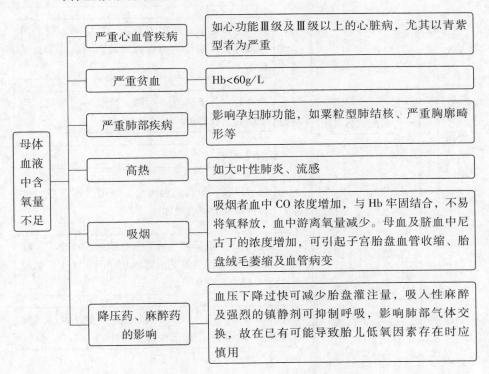

母体血液中含氧量不足
- 严重心血管疾病：如心功能Ⅲ级及Ⅲ级以上的心脏病，尤其以青紫型者为严重
- 严重贫血：Hb<60g/L
- 严重肺部疾病：影响孕妇肺功能，如粟粒型肺结核、严重胸廓畸形等
- 高热：如大叶性肺炎、流感
- 吸烟：吸烟者血中CO浓度增加，与Hb牢固结合，不易将氧释放，血中游离氧量减少。母血及脐血中尼古丁的浓度增加，可引起子宫胎盘血管收缩、胎盘绒毛萎缩及血管病变
- 降压药、麻醉药的影响：血压下降过快可减少胎盘灌注量，吸入性麻醉及强烈的镇静剂可抑制呼吸，影响肺部气体交换，故在已有可能导致胎儿低氧因素存在时应慎用

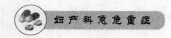
续流程

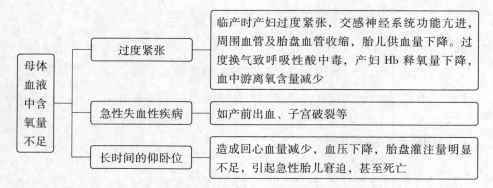

母体血液中含氧量不足	过度紧张	临产时产妇过度紧张,交感神经系统功能亢进,周围血管及胎盘血管收缩,胎儿供血量下降。过度换气致呼吸性酸中毒,产妇 Hb 释氧量下降,血中游离氧含量减少
	急性失血性疾病	如产前出血、子宫破裂等
	长时间的仰卧位	造成回心血量减少,血压下降,胎盘灌注量明显不足,引起急性胎儿窘迫,甚至死亡

2. 胎盘、脐带等输氧功能障碍

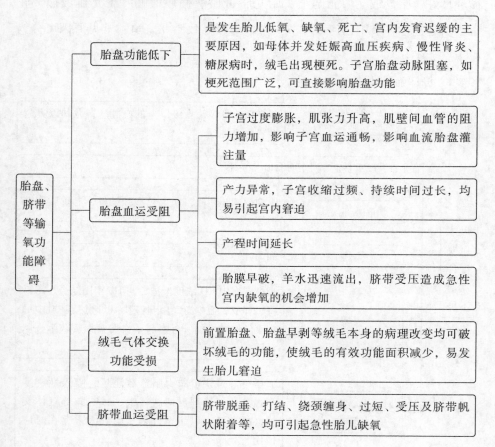

胎盘、脐带等输氧功能障碍	胎盘功能低下	是发生胎儿低氧、缺氧、死亡、宫内发育迟缓的主要原因,如母体并发妊娠高血压疾病、慢性肾炎、糖尿病时,绒毛出现梗死。子宫胎盘动脉阻塞,如梗死范围广泛,可直接影响胎盘功能
	胎盘血运受阻	子宫过度膨胀,肌张力升高,肌壁间血管的阻力增加,影响子宫血运通畅,影响血流胎盘灌注量
		产力异常,子宫收缩过频、持续时间过长,均易引起宫内窘迫
		产程时间延长
		胎膜早破,羊水迅速流出,脐带受压造成急性宫内缺氧的机会增加
	绒毛气体交换功能受损	前置胎盘、胎盘早剥等绒毛本身的病理改变均可破坏绒毛的功能,使绒毛的有效功能面积减少,易发生胎儿窘迫
	脐带血运受阻	脐带脱垂、打结、绕颈缠身、过短、受压及脐带帆状附着等,均可引起急性胎儿缺氧

162

3. 胎儿心血管系统功能障碍

胎儿心血管系统功能障碍

- 胎儿心血管功能健全是保证胎儿血液循环畅通和避免缺氧的关键之一
- 严重的先天性心血管病，如二腔心、三腔心、心肌炎、心律失常、传导阻滞等，均可影响胎儿血液循环
- 母婴血型不合引起的胎儿溶血，可引起继发性贫血，使胎儿发生窘迫
- 胎头受压过久可使 ICP 增高、静脉淤血，造成脑水肿，甚至颅内出血，从而影响心血管中枢功能

【临床表现】

1. 急性胎儿窘迫

主要发生于分娩期，多因脐带因素（如脱垂、绕颈、打结、过短等）、胎盘早剥、宫缩过强且持续时间过长，以及产妇处于低血压、休克等而引起。

（1）胎心率异常

胎心率是了解胎儿是否正常的一个重要标志，胎儿的正常心率为 110~160 次/分。

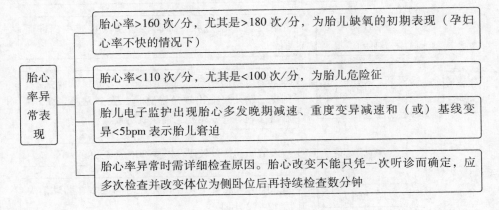

胎心率异常表现

- 胎心率>160 次/分，尤其是>180 次/分，为胎儿缺氧的初期表现（孕妇心率不快的情况下）
- 胎心率<110 次/分，尤其是<100 次/分，为胎儿危险征
- 胎儿电子监护出现胎心多发晚期减速、重度变异减速和（或）基线变异<5bpm 表示胎儿窘迫
- 胎心率异常时需详细检查原因。胎心改变不能只凭一次听诊而确定，应多次检查并改变体位为侧卧位后再持续检查数分钟

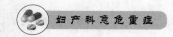

（2）羊水胎粪污染

胎儿缺氧，引起迷走神经兴奋，肠蠕动亢进，肛门括约肌松弛，使胎粪排入羊水中，污染羊水。根据程度不同，羊水污染分三度。

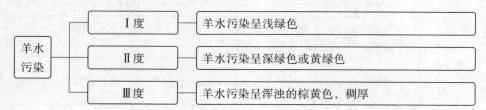

羊水污染

Ⅰ度	羊水污染呈浅绿色
Ⅱ度	羊水污染呈深绿色或黄绿色
Ⅲ度	羊水污染呈浑浊的棕黄色，稠厚

破膜后羊水流出，可直接观察羊水的性状。若未破膜可经羊膜镜窥视，透过胎膜以了解羊水的性状。若胎先露部已固定，前羊水囊所反映的可以不同于胎先露部以上后羊水的情况。前羊水囊清而胎心率<100次/分时，应在无菌条件下，在宫缩间歇时稍向上推胎先露部，了解后羊水性状。

羊水中胎粪污染不是胎儿窘迫征象，出现羊水胎粪污染时，如果胎心监护正常，不需要进行特殊处理；如果胎心监护异常，存在宫内缺氧情况，会引起胎粪吸入综合征，造成不良胎儿结局。

（3）胎动异常

胎动是胎儿生命征象之一，可用以了解胎儿在宫内的安危，同时也是孕妇自我监护的好方法，可靠性达80%以上。

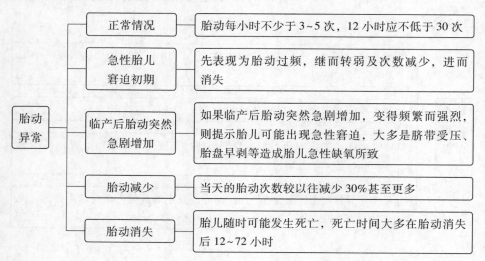

胎动异常

正常情况	胎动每小时不少于3~5次，12小时应不低于30次
急性胎儿窘迫初期	先表现为胎动过频，继而转弱及次数减少，进而消失
临产后胎动突然急剧增加	如果临产后胎动突然急剧增加，变得频繁而强烈，则提示胎儿可能出现急性窘迫，大多是脐带受压、胎盘早剥等造成胎儿急性缺氧所致
胎动减少	当天的胎动次数较以往减少30%甚至更多
胎动消失	胎儿随时可能发生死亡，死亡时间大多在胎动消失后12~72小时

（4）酸中毒

随着胎儿窘迫加重，胎儿会出现酸中毒，通过检测胎儿头皮血液的酸碱度判断是否已经出现酸中毒，从而用于帮助确定如何处理。破膜后，采集胎儿头皮血进行血气分析。诊断胎儿窘迫的指标有血 $pH < 7.20$（正常值 $7.25 \sim 7.35$），$PO_2 < 10mmHg$（正常值 $15 \sim 30mmHg$），$PCO_2 > 60mmHg$（正常值 $35 \sim 55mmHg$）。

2. 慢性胎儿窘迫

多发生在妊娠末期，往往延续至临产并加重。其原因多因孕妇全身性疾病或妊娠期疾病，如妊娠期高血压疾病、慢性肾炎、糖尿病等所致。

（1）胎动减少或消失

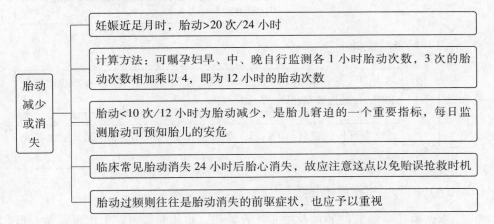

胎动减少或消失

- 妊娠近足月时，胎动>20 次/24 小时
- 计算方法：可嘱孕妇早、中、晚自行监测各 1 小时胎动次数，3 次的胎动次数相加乘以 4，即为 12 小时的胎动次数
- 胎动<10 次/12 小时为胎动减少，是胎儿窘迫的一个重要指标，每日监测胎动可预知胎儿的安危
- 临床常见胎动消失 24 小时后胎心消失，故应注意这点以免贻误抢救时机
- 胎动过频则往往是胎动消失的前驱症状，也应予以重视

（2）胎心监测异常

胎儿缺氧时，胎心率可出现下述异常情况：

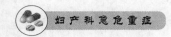
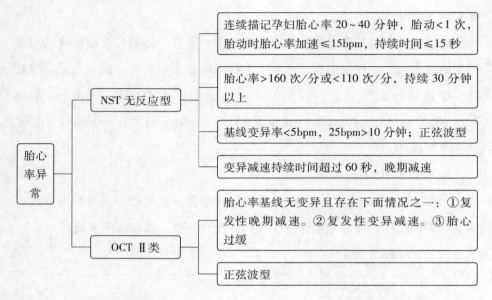

胎心率异常
├ NST 无反应型
│ ├ 连续描记孕妇胎心率 20～40 分钟，胎动<1 次，胎动时胎心率加速≤15bpm，持续时间≤15 秒
│ ├ 胎心率>160 次/分或<110 次/分，持续 30 分钟以上
│ ├ 基线变异率<5bpm，25bpm>10 分钟；正弦波型
│ └ 变异减速持续时间超过 60 秒，晚期减速
└ OCT Ⅱ类
   ├ 胎心率基线无变异且存在下面情况之一：①复发性晚期减速。②复发性变异减速。③胎心过缓
   └ 正弦波型

（3）胎盘功能低下

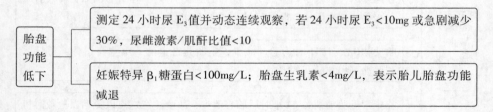

胎盘功能低下
├ 测定 24 小时尿 E_3 值并动态连续观察，若 24 小时尿 E_3<10mg 或急剧减少 30%，尿雌激素/肌酐比值<10
└ 妊娠特异 $β_1$ 糖蛋白<100mg/L；胎盘生乳素<4mg/L，表示胎儿胎盘功能减退

（4）胎儿生物物理评分低

根据胎儿 B 超监测胎动及胎儿呼吸运动、胎儿肌张力、羊水量及胎心监护 NST 结果进行综合评分（每项 2 分）。

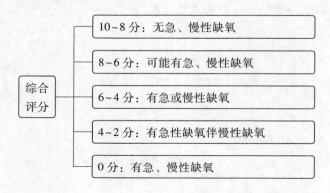

综合评分
├ 10～8 分：无急、慢性缺氧
├ 8～6 分：可能有急、慢性缺氧
├ 6～4 分：有急或慢性缺氧
├ 4～2 分：有急性缺氧伴慢性缺氧
└ 0 分：有急、慢性缺氧

（5）羊膜镜检查见羊水呈浅绿色、深绿色或棕黄色。

【诊断】

妊娠期或分娩期胎儿出现胎心改变大于 160 次/分、小于 120 次/分，或胎动减少、羊水改变，或辅助检查发现异常，均可诊断为胎儿窘迫。

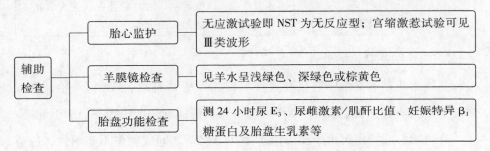

【治疗措施】

胎儿窘迫的早期诊断、早期治疗是减少胎儿危害的重要一环。

1. 一般处理

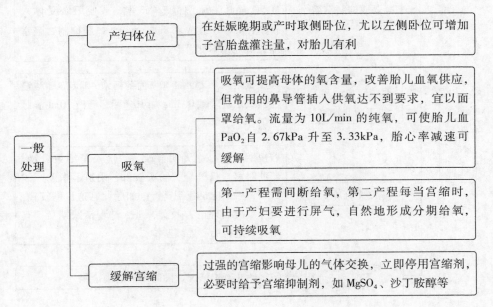

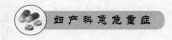

续流程

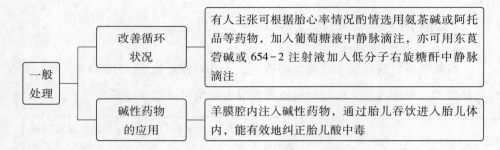

| 一般处理 | 改善循环状况 | 有人主张可根据胎心率情况酌情选用氨茶碱或阿托品等药物,加入葡萄糖液中静脉滴注,亦可用东莨菪碱或654-2注射液加入低分子右旋糖酐中静脉滴注 |
| | 碱性药物的应用 | 羊膜腔内注入碱性药物,通过胎儿吞饮进入胎儿体内,能有效地纠正胎儿酸中毒 |

2. 急性胎儿窘迫的处理

急性胎儿窘迫常由于脐带并发症(脐带脱垂、打结、绕颈)、胎盘并发症(胎盘早剥,前置胎盘)、难产处理不当及镇痛麻醉剂应用不当而引起。

产时胎心率异常可由于脐带位于胎儿与宫壁之间或胎位不正而致,故有时上推胎头或改变产妇体位,如胎心率异常消失,则可在胎儿胎心连续监护下继续试产,若持续不变,应采取积极措施终止妊娠。

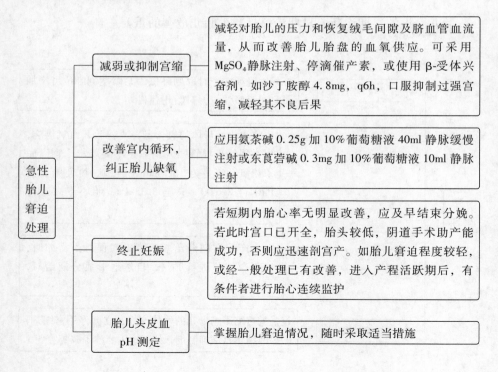

急性胎儿窘迫处理	减弱或抑制宫缩	减轻对胎儿的压力和恢复绒毛间隙及脐血管血流量,从而改善胎儿胎盘的血氧供应。可采用$MgSO_4$静脉注射、停滴催产素,或使用β-受体兴奋剂,如沙丁胺醇4.8mg,q6h,口服抑制过强宫缩,减轻其不良后果
	改善宫内循环,纠正胎儿缺氧	应用氨茶碱0.25g加10%葡萄糖液40ml静脉缓慢注射或东莨菪碱0.3mg加10%葡萄糖液10ml静脉注射
	终止妊娠	若短期内胎心率无明显改善,应及早结束分娩。若此时宫口已开全,胎头较低,阴道手术助产能成功,否则应迅速剖宫产。如胎儿窘迫程度较轻,或经一般处理已有改善,进入产程活跃期后,有条件者进行胎心连续监护
	胎儿头皮血pH测定	掌握胎儿窘迫情况,随时采取适当措施

3. 慢性胎儿窘迫处理

慢性胎儿窘迫可由妊娠并发症或母体内科并发症引起胎盘功能不全或胎儿因素所致。应根据病情严重情况及胎儿成熟度来决定终止妊娠的最适当时机。

慢性胎儿窘迫处理

有高危因素存在如妊娠期高血压疾病、心脏病、糖尿病及肾脏疾患时，应加强监护，可采取自数胎动、定期测定 24 小时尿雌三醇、B 超测定胎儿双顶径及了解羊水、胎盘情况，胎儿胎心监护等方法，综合判断产妇病情、胎儿成熟度、胎盘功能和胎儿宫内情况，选择对母婴均有利的时间，进行计划分娩

对胎儿有极大危险的妊娠，如重度妊娠期高血压疾病、严重糖尿病、慢性肾炎等产妇一般在妊娠 36~37 周甚至更早即需终止妊娠

对胎儿危险性增高的妊娠并发症，如 ICP、妊娠期糖尿病，在对胎儿监护良好的情况下，不要超过预产期结束分娩

如尿雌三醇下降到 4mg/24h，且胎心率应激试验阳性，不论宫颈成熟度如何，有绝对指征需立即终止妊娠。但正确判断胎儿成熟度是决定是否引产的先决条件。如胎儿不成熟，易发生肺透明膜病变，若必须引产，可在分娩前 2 天应用地塞米松每次 6mg，肌内注射，12 小时 1 次，以促进肺表面活性物质的增加，防止肺透明膜病变发生，降低新生儿死亡率。终止妊娠的方式包括引产和剖宫产，需根据孕妇的产科情况、宫颈成熟度、胎盘功能及胎儿窘迫的程度做出选择，可适当放宽剖宫产指征。引产或试产后，如产程进展缓慢，应及时改用剖宫产结束分娩。

第六节　妊娠期高血压疾病

妊娠期高血压疾病是妊娠与血压升高并存的一组疾病，发生率 5%~12%。包括妊娠期高血压、子痫前期、子痫、慢性高血压并发子痫前期和慢性高血压合并妊娠。

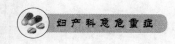

【病因与发病机制】

本病发病原因尚未完全明确，主要有以下几种学说：

1. 子宫螺旋小动脉重铸不足

正常妊娠时，子宫螺旋小动脉管壁平滑肌细胞、内皮细胞凋亡，代之以绒毛外滋养细胞，且深达浅肌层，妊娠高血压患者滋养细胞浸润过浅，只有蜕膜层血管重铸，俗称"胎盘浅着床"。

2. 炎症免疫过度激活

妊娠被认为是一种成功的半同种移植，其成功有赖于胎-母之间的免疫平衡，而这种平衡一旦失调，就可能引起免疫排斥反应，导致病理妊娠——妊娠高血压疾病。目前认为，免疫可能是该病发生的主要因素。引起免疫平衡失调的原因，有以下几方面。

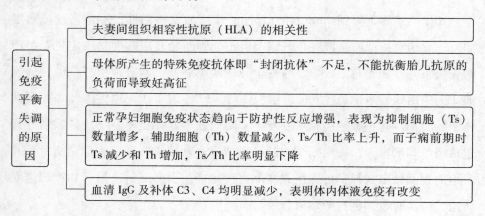

引起免疫平衡失调的原因
- 夫妻间组织相容性抗原（HLA）的相关性
- 母体所产生的特殊免疫抗体即"封闭抗体"不足，不能抗衡胎儿抗原的负荷而导致妊高征
- 正常孕妇细胞免疫状态趋向于防护性反应增强，表现为抑制细胞（Ts）数量增多，辅助细胞（Th）数量减少，Ts/Th 比率上升，而子痫前期时 Ts 减少和 Th 增加，Ts/Th 比率明显下降
- 血清 IgG 及补体 C3、C4 均明显减少，表明体内体液免疫有改变

3. 血管内皮细胞受损

子痫前期的基本病理变化，使扩血管物质合成减少，缩血管物质合成增加。

4. 遗传因素

家族倾向。

5. 营养缺乏。

6. 胰岛素抵抗。

【对母婴的影响】

1. 对母体的影响

对母体的影响

> 本病孕妇死亡原因以脑血管病和心力衰竭为主，两者共占 66.67%。该病是否可致产后血压持续不能恢复正常或肾脏有持久性损害，至今尚无统一意见

> 有人认为子痫前期、子痫可引起机体持久的不可逆的病理过程，导致产后高血压、蛋白尿

> 有人认为子痫前期、子痫患者在产后仍有高血压可能与原有隐性高血压或家庭高血压史有关，他们认为子痫前期、子痫之病变是完全可逆的，产后并无高血压或肾脏损害等问题

> 值得重视的另一问题是如果子痫前期、子痫患者，特别是重症患者并发胎盘早期剥离时，则易发生弥散性血管内凝血，对母体安全影响很大，因为并发弥散性血管内凝血后，可迅速发展致肾衰竭，造成死亡

2. 对胎儿的影响

可引起早产、胎儿宫内死亡、死产、新生儿窒息死亡等。

【妊娠期高血压疾病的分类标准】

目前，国内外统一将妊娠期高血压疾病分为妊娠期高血压、子痫前期、子痫、慢性高血压合并子痫前期、妊娠合并慢性高血压 5 类（表 6-1）。其中子痫前期、子痫的范畴与以往的妊娠高血压综合征相同。

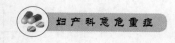

表 6-1　妊娠期高血压疾病的分类

分　类	临床表现
妊娠期高血压	妊娠期出现高血压，收缩压 ≥140mmHg 和（或）舒张压 ≥90 mmHg，于产后 12 周恢复正常；尿蛋白(-)；产后方可确诊。少数患者可伴有上腹部不适或血小板减少
子痫前期（轻度）	妊娠 20 周后出现收缩压≥140mmHg 和（或）舒张压≥90mmHg 伴尿蛋白≥0.3g/24h，或随机尿蛋白(+)
子痫前期（重度）	①血压持续升高，收缩压≥160mmHg 和（或）舒张压≥110mmHg。②尿蛋白≥5g/24h 或随机尿蛋白≥(+++)。③持续性头痛或视觉障碍或其他脑神经症状。④持续性上腹部疼痛，肝包膜下血肿或肝破裂症状。⑤肝功能异常，肝酶 ALT 或 AST 水平升高。⑥肾脏功能异常，少尿（24 小时尿量<400ml 或每小时尿量<17ml）或血肌酐>106μmol/L。⑦低蛋白血症伴胸腔积液或腹腔积液。⑧血液系统异常，血小板呈持续性下降并低于 $100×10^9$/L；血管内溶血、贫血、黄疸或血 LDH 升高。⑨心力衰竭、肺水肿。⑩胎儿生长受限或羊水过少。⑪早发型即妊娠 34 周以前发病
子痫	子痫前期孕妇抽搐，不能用其他原因解释
慢性高血压合并子痫前期	高血压孕妇妊娠 20 周以前无蛋白尿，若尿蛋白突然达到 300mg/24h，或妊娠前有蛋白尿，妊娠后尿蛋白明显增加或血压进一步升高或血小板少于 $100×10^9$/L
妊娠合并慢性高血压	妊娠前或妊娠 20 周前已诊断为高血压。但妊娠期无明显加重；或妊娠 20 周后首次诊断为高血压并持续到产后 12 周以后

注：若血压较基础血压升高 30/15mmHg，但 140/90mmHg 不作为诊断标准。

【辅助检查】

可参见表 6-1 中高血压疾病的分类中的有关内容，其他检查如下。

辅助检查
├─ 血液检查
│   ├─ 测定 Hb 含量、HCT、血浆及全血黏度，了解有无血液浓缩，重症者应测定 PC 数、凝血时间，必要时测定 PT、纤维蛋白原和鱼精蛋白副凝试验等，以了解有无凝血功能异常
│   ├─ 血尿酸、BUN 和 Cr 测定，了解肾功能
│   ├─ 动脉血气分析与酸碱平衡测定、血清电解质测定，了解水、电解质有无紊乱
│   └─ 肝功能测定，判断肝功状态
├─ 眼底检查
│   └─ 眼底血管的改变是妊娠期高血压疾病严重程度的一项重要指标。眼底的改变主要为视网膜小动脉痉挛，动静脉比例由正常 2∶3 变为 1∶2，甚至 1∶4。严重时出现视网膜水肿、视网膜剥离，或有棉絮状渗出及出血，可出现视物模糊或突然失明
├─ 尿液检查
│   └─ 尿蛋白定性，24 小时尿蛋白定量。24 小时尿蛋白定量≥0.5 为异常，其多少反映肾小动脉痉挛造成肾小管细胞缺氧及其功能受损程度
├─ 心电图
│   └─ 了解有无心肌损害及高血钾
├─ B 超检查
│   └─ 测定胎头双顶径、股骨长度、胎盘分级、羊水量，了解胎儿的发育情况
├─ 胎心监护
│   └─ 行无负荷试验（NST）或催产素激惹试验（OCT）及脐血流动脉收缩期最大血流速度/舒张末期血流速度（S/D），测定判断胎儿在宫内的状态
└─ 胎儿成熟度测定
    └─ 测羊水卵磷脂/鞘磷脂（L/S）比率，了解胎肺成熟度

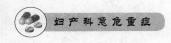

【鉴别诊断】

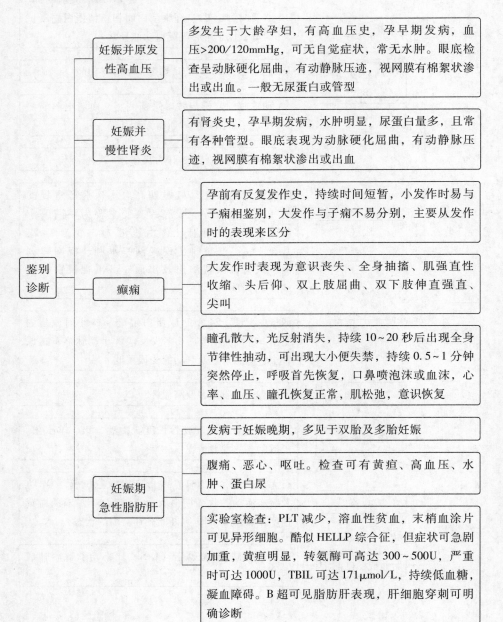

- 鉴别诊断
  - 妊娠并原发性高血压 —— 多发生于大龄孕妇，有高血压史，孕早期发病，血压>200/120mmHg，可无自觉症状，常无水肿。眼底检查呈动脉硬化屈曲，有动静脉压迹，视网膜有棉絮状渗出或出血。一般无尿蛋白或管型
  - 妊娠并慢性肾炎 —— 有肾炎史，孕早期发病，水肿明显，尿蛋白量多，且常有各种管型。眼底表现为动脉硬化屈曲，有动静脉压迹，视网膜有棉絮状渗出或出血
  - 癫痫
    - 孕前有反复发作史，持续时间短暂，小发作时易与子痫相鉴别，大发作与子痫不易分别，主要从发作时的表现来区分
    - 大发作时表现为意识丧失、全身抽搐、肌强直性收缩、头后仰、双上肢屈曲、双下肢伸直强直、尖叫
    - 瞳孔散大，光反射消失，持续 10~20 秒后出现全身节律性抽动，可出现大小便失禁，持续 0.5~1 分钟突然停止，呼吸首先恢复，口鼻喷泡沫或血沫，心率、血压、瞳孔恢复正常，肌松弛，意识恢复
  - 妊娠期急性脂肪肝
    - 发病于妊娠晚期，多见于双胎及多胎妊娠
    - 腹痛、恶心、呕吐。检查可有黄疸、高血压、水肿、蛋白尿
    - 实验室检查：PLT 减少，溶血性贫血，末梢血涂片可见异形细胞。酷似 HELLP 综合征，但症状可急剧加重，黄疸明显，转氨酶可高达 300~500U，严重时可达 1000U，TBIL 可达 171μmol/L，持续低血糖，凝血障碍。B 超可见脂肪肝表现，肝细胞穿刺可明确诊断

续流程

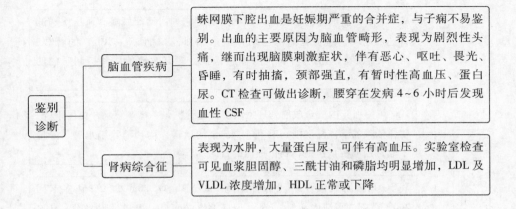

鉴别诊断 ── 脑血管疾病 ── 蛛网膜下腔出血是妊娠期严重的合并症，与子痫不易鉴别。出血的主要原因为脑血管畸形，表现为剧烈性头痛，继而出现脑膜刺激症状，伴有恶心、呕吐、畏光、昏睡，有时抽搐，颈部强直，有暂时性高血压、蛋白尿。CT 检查可做出诊断，腰穿在发病 4~6 小时后发现血性 CSF

└─ 肾病综合征 ── 表现为水肿，大量蛋白尿，可伴有高血压。实验室检查可见血浆胆固醇、三酰甘油和磷脂均明显增加，LDL 及 VLDL 浓度增加，HDL 正常或下降

【治疗措施】

轻度妊娠期高血压患者应增加产前检查次数，密切注意病情变化，防止病情加重。

1. 注意休息

适当减轻工作，避免精神干扰，至少保证 10 小时睡眠。

2. 取左侧卧位

可减轻右旋子宫对腹主动脉和下腔动脉的压迫，增加回心血量，有利于维持正常的子宫胎盘循环。

3. 保证营养

摄入足够的蛋白质、维生素，补充 Ca^{2+} 和 Fe^{2+}。

4. 治疗效果不明显者的进一步治疗

妊娠 37 周后应住院治疗，血压平稳者，继续妊娠。中、重度妊高征应住院治疗，完全休息，定期随访尿蛋白、血生化等，在进行药物治疗的同时，注意胎儿及胎盘功能的检查，防止胎儿发生意外。积极预防胎盘早剥、脑出血、心肾衰竭、DIC 等严重并发症。治疗原则为解痉、降压、镇静、合理扩容，必要时利尿，适时终止妊娠。

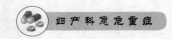

（1）MgSO$_4$解痉剂的应用

MgSO$_4$解痉剂的应用

> MgSO$_4$是目前最好的解痉剂，国内外均把它列为治疗妊娠高血压疾病的首选药物。镁离子能抑制运动神经末梢对乙酰胆碱（ACh）的释放，阻断神经和肌间的传导，使骨骼肌松弛，能有效地预防和控制子痫的发作

> Mg^{2+}可使血管内皮合成前列环素增多，血管扩张，痉挛解除，血压下降，使镁依赖的酶恢复功能，有利于Na$^+$泵的运转，达到消除脑水肿、降低中枢神经细胞兴奋性、制止抽搐的目的

> MgSO$_4$可采用肌内注射或静脉给药。25%MgSO$_4$ 20ml加2%利多卡因2ml，臀部深层肌内注射，q6h，因局部疼痛明显，患者常不接受，且血中浓度不稳定

> 静脉用药：首次负荷剂量为25%MgSO$_4$ 20ml加于25%葡萄糖液20ml中，缓慢静脉注射，继以25%MgSO$_4$ 60ml加于10%葡萄糖液1000ml中静脉滴注，滴速为1~2g/h，停静脉滴注6小时后肌内注射5%MgSO$_4$ 20ml，用量为25~30g/d

使用MgSO$_4$的注意事项：

使用MgSO$_4$的注意事项

> 镁中毒首先表现为膝腱反射消失，在肌内注射或静脉滴注之前及静脉滴注过程中，注意膝腱反射

> 尿少提示排泄功能受抑制，Mg^{2+}易蓄积发生中毒，注意准确记录尿量，如尿量<17ml/h，停止使用MgSO$_4$

> Mg^{2+}过量会使呼吸抑制，故使用MgSO$_4$需呼吸≥16次/分

> 治疗时需准备10%葡萄糖酸钙，当出现Mg^{2+}中毒时，立即静脉注射10ml

（2）降压

降压药适用于血压过高，特别是舒张压高的患者。收缩压≥140mmHg 和（或）舒张压≥90mmHg 者，可应用降压药

药物的选用应具有不影响肾血流量、胎盘灌注量及胎儿等条件，并随时调整滴速，维持血压不低于 130/80mmHg，以免血压下降过低影响胎盘血流灌注而危及胎儿

硝苯地平（心痛定）：为钙通道阻断剂，临床常用 10mg，舌下含服，q6h，总量不大于 60mg/d。副作用有头痛、面色潮红、心动过速等。并发心衰、心动过速、高血钾时禁用

硝酸甘油：有松弛小血管平滑肌的作用，效果快，半衰期短，容易调节，是紧急情况时的降压药

酚妥拉明：为 β 受体阻滞剂，可将 50~75mg 的酚妥拉明溶于 5% 的葡萄糖液 500ml 中，静脉滴注，速度为 0.1~0.3mg/min，严密观察血压

拉贝洛尔：兼有 α 和 β 受体阻滞剂的作用。其 β 受体阻滞的作用为普萘洛尔（心得安）的 1/2.5，无心肌抑制作用。对高血压的治疗效果优于单用 β 受体阻滞剂。用量为 50mg 加于 5% 葡萄糖液中，静脉滴注，待血压稳定后改为 100mg，bid

硝普钠：是紧急降压药物，静脉滴注 2 分钟可产生明显降压效果，停药后 5 分钟降压作用消失。常用于治疗高血压危象伴充血性心力衰竭者。常用剂量为 50mg 加入 5% 葡萄糖液 1000ml 中，静脉滴注，开始 0.5~1mg/min，严密观察血压，逐渐增加，平均速度为 3.0μg/(kg·min)，最高量不>10μg/(kg·min)，有肝肾功能不良者慎用

甲基多巴：为中枢性降压药，多用于中、重度患者的治疗。应用甲基多巴时要从小剂量开始，每次 250mg，q8h

重度妊娠期高血压疾病并发症的降压药物选择：

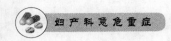

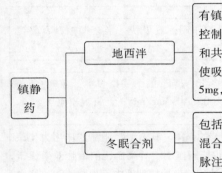

重度妊娠期高血压疾病并发症的降压药物

- 子痫：首选肼苯哒嗪，其次选拉贝洛尔，禁用硝普钠
- 急性心衰、急性肺水肿：首选硝普钠、硝酸甘油。禁用拉贝洛尔、β受体阻滞剂
- 急性肾功能不全：首选硝普钠、肼苯哒嗪。禁用卡托普利
- 脑出血、高血压脑病：首选硝普钠，拉贝洛尔。禁用中枢降压药，如甲基多巴、可乐定。脑出血还要禁用肼苯哒嗪和硝酸甘油

（3）镇静药

镇静药

地西泮：有镇静、抗焦虑、抗惊厥作用。静脉注射地西泮能控制子痫的发作状态，主要副作用有嗜睡、肌松软和共济失调，对胎儿呼吸中枢有一定的抑制作用，使吸吮能力减弱，影响哺乳。口服剂量为 2.5 ～ 5mg，q8h；静脉注射或静脉滴注，每次 10mg

冬眠合剂：包括氯丙嗪 50mg、异丙嗪 50mg、哌替啶 100mg，混合成 6ml 液体，用 1/3 或 1/2 量做肌内注射或静脉注射，间隔 4~6 小时，可重复使用

（4）利尿剂

应用利尿剂的指征是全身水肿、肺水肿、脑水肿、有心衰或高血容量、重症贫血及并发慢性肾炎、慢性高血压病时。

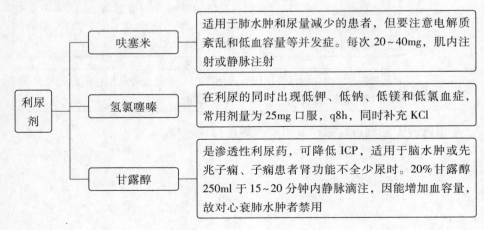

利尿剂

呋塞米：适用于肺水肿和尿量减少的患者，但要注意电解质紊乱和低血容量等并发症。每次 20～40mg，肌内注射或静脉注射

氢氯噻嗪：在利尿的同时出现低钾、低钠、低镁和低氯血症，常用剂量为 25mg 口服，q8h，同时补充 KCl

甘露醇：是渗透性利尿药，可降低 ICP，适用于脑水肿或先兆子痫、子痫患者肾功能不全少尿时。20% 甘露醇 250ml 于 15～20 分钟内静脉滴注，因能增加血容量，故对心衰肺水肿者禁用

（5）适时终止妊娠

适时终止妊娠是极为重要的措施。其指征如下。

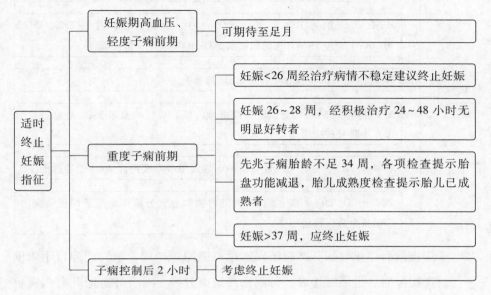

（6）产时及产后注意事项

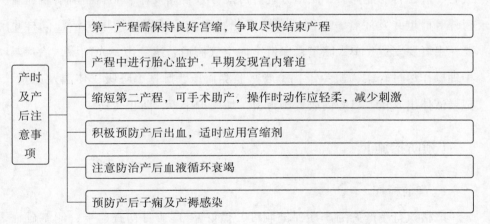

（7）子痫的处理

立即控制抽搐、镇静、解痉，降低颅内压，利尿、纠正酸中毒，终止妊娠，加强护理。

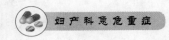

抢救步骤	地西泮，10mg 静脉推注或氯丙嗪半量肌内注射，注意产时子痫不宜用氯丙嗪，它可对新生儿有抑制作用，尤其是预计 4 小时内分娩者
	$MgSO_4$ 2.5g 加入 10% 葡萄糖液 20ml 中，静脉缓注，再用 25% $MgSO_4$ 40～60ml 加入 5%～10% 葡萄糖液 500～1000ml 中，静脉滴注
	肼苯哒嗪，10mg 肌内注射或 20mg 静脉推注
	20% 甘露醇 250ml 静脉滴注，降低颅内压，可与呋塞米 20mg 静脉推注，每 6 小时交替应用
	心率≥120 次/分，毛花苷 C 0.4mg 加入 10% 葡萄糖液 20ml 中静脉推注
	5%$NaHCO_3$ 250ml 静脉滴注，并随时根据血气分析结果给予纠正；应用广谱抗生素，预防感染

子痫控制后终止妊娠。产时子痫则尽可能缩短产程，第二产程行手术助产。对产程停滞、进展缓慢者，行刮宫产结束分娩。对合并有胎儿宫内窘迫或心、肝、肾功能障碍，阴道分娩有可能导致子痫发作、胎盘早剥、脑血管意外等严重并发症者，以剖宫产结束分娩为宜。子痫的护理与治疗同样重要，患者要安置于单人暗室，保持室内空气流通，避免声、光刺激，治疗与护理操作尽量轻柔，避免干扰。严密监测血压、脉搏、呼吸、体温及尿量，记录液体出入量。口腔内放置压舌板，加用护床板，防止受伤。

【预防措施】

1. 产前检查

严格执行孕产妇围产期保健制度，做好孕 3～4 月初查建卡，测基础血压、体重及 Hb，认真询问有无合并症及有无家族高血压及妊高征史，进行孕期保健宣传。

2. 妊娠期高血压的预测

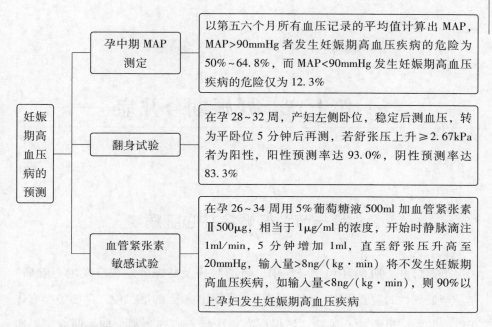

妊娠期高血压病的预测
- 孕中期 MAP 测定：以第五六个月所有血压记录的平均值计算出 MAP，MAP>90mmHg 者发生妊娠期高血压疾病的危险为 50%~64.8%，而 MAP<90mmHg 发生妊娠期高血压疾病的危险仅为 12.3%
- 翻身试验：在孕 28~32 周，产妇左侧卧位，稳定后测血压，转为平卧位 5 分钟后再测，若舒张压上升≥2.67kPa 者为阳性，阳性预测率达 93.0%，阴性预测率达 83.3%
- 血管紧张素敏感试验：在孕 26~34 周用 5% 葡萄糖液 500ml 加血管紧张素 Ⅱ500μg，相当于 1μg/ml 的浓度，开始时静脉滴注 1ml/min，5 分钟增加 1ml，直至舒张压升高至 20mmHg，输入量>8ng/(kg·min) 将不发生妊娠期高血压疾病，如输入量<8ng/(kg·min)，则 90% 以上孕妇发生妊娠期高血压疾病

3. 注意营养与休息

增加蛋白质、维生素、Fe^{2+}、钙和其他微量元素的摄入，减少脂肪和过多盐的摄入。从妊娠 20 周开始，补充钙剂 2g/d，可减少妊娠期高血压疾病的发生。此外，应保证有足够的休息时间，保持心情愉快。

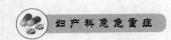

第七章　妊娠期合并症

第一节　妊娠合并心脏病

妊娠合并心脏病（包括妊娠前已有心脏病及妊娠后发现或发生心脏病）是孕产妇死亡的重要原因，在我国占孕产妇死亡原因的第二位，主要类型有先天性心脏病、风湿性心脏病、妊娠期高血压性心脏病、围生期心肌病、心肌炎等。

【病因与发病机制】

1. 妊娠对心脏的影响

随着妊娠的进展，子宫逐渐增大，胎盘循环建立，母体代谢率增高，内分泌系统会发生很多变化，因此导致母体对氧及循环血液的需求大大增加，在血容量、血流动力学等方面将发生一系列的改变。

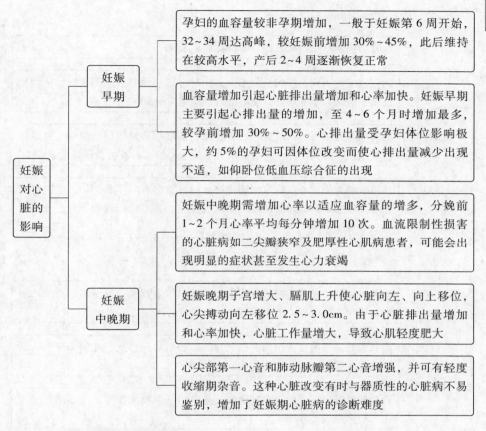

妊娠对心脏的影响

妊娠早期
- 孕妇的血容量较非孕期增加，一般于妊娠第6周开始，32~34周达高峰，较妊娠前增加30%~45%，此后维持在较高水平，产后2~4周逐渐恢复正常
- 血容量增加引起心脏排出量增加和心率加快。妊娠早期主要引起心排出量的增加，至4~6个月时增加最多，较孕前增加30%~50%。心排出量受孕妇体位影响极大，约5%的孕妇可因体位改变而使心排出量减少出现不适，如仰卧位低血压综合征的出现

妊娠中晚期
- 妊娠中晚期需增加心率以适应血容量的增多，分娩前1~2个月心率平均每分钟增加10次。血流限制性损害的心脏病如二尖瓣狭窄及肥厚性心肌病患者，可能会出现明显的症状甚至发生心力衰竭
- 妊娠晚期子宫增大、膈肌上升使心脏向左、向上移位，心尖搏动向左移位2.5~3.0cm。由于心脏排出量增加和心率加快，心脏工作量增大，导致心肌轻度肥大
- 心尖部第一心音和肺动脉瓣第二心音增强，并可有轻度收缩期杂音。这种心脏改变有时与器质性的心脏病不易鉴别，增加了妊娠期心脏病的诊断难度

2. 分娩对循环功能影响

（1）第一产程

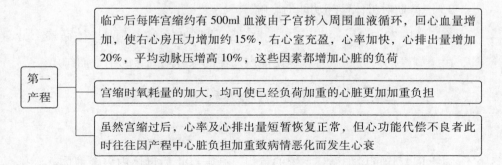

第一产程
- 临产后每阵宫缩约有500ml血液由子宫挤入周围血液循环，回心血量增加，使右心房压力增加约15%，右心室充盈，心率加快，心排出量增加20%，平均动脉压增高10%，这些因素都增加心脏的负荷
- 宫缩时氧耗量的加大，均可使已经负荷加重的心脏更加加重负担
- 虽然宫缩过后，心率及心排出量短暂恢复正常，但心功能代偿不良者此时往往因产程中心脏负担加重致病情恶化而发生心衰

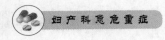

（2）第二产程

第二产程

- 因宫缩仍然存在，阵发性心脏负荷加重未减
- 随着宫缩的出现，产妇全身用力，此时腹肌与骨骼肌亦都收缩，从而使周围血流阻力显著增加，使心脏后负荷更为加重
- 在宫缩全身用力的同时，产妇要屏气，肺吸入多量气体，横膈下降，腹肌收缩腹压加大，亦使内脏血液大量流入心脏，心脏的负荷最重
- 如原有的先天性心脏病室间隔缺损血液自左向右分流的产妇，此时可因右心室压力增高而致右向左分流出现发绀。若心功能代偿不良，此时易发生心衰

（3）第三产程

第三产程

- 胎儿娩出后，子宫迅速排空缩小，腹腔内压力骤减，血液易淤滞于内脏的血管床，此时回心血量骤减，心搏出量会减少
- 内脏血管淤滞的血液很快会回到心脏使心脏负荷加重，此时循环动力学变化比较明显
- 产后胎盘排出后，胎盘循环消失，排空的子宫收缩使大量的血液从子宫进入母体血液循环中
- 血流动力学改变，可使心脏负荷加重，若原有心脏病则易引起心力衰竭

3. 产褥期对母体循环功能的影响

产后24~72小时，由于子宫复旧，致使多量的血液进入母体循环。另外，由于妊娠期内分泌激素影响使体内潴留的水分随妊娠的结束而排出。

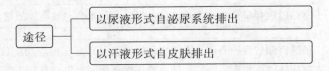

途径
- 以尿液形式自泌尿系统排出
- 以汗液形式自皮肤排出

以上因素均可增加循环系统的负担，妊娠终止后母体内多余液体逐渐排出后，才能恢复正常，一般上述变化在产后持续至少2周，要4~6周才恢复

正常，故心脏病合并妊娠产后2周仍可能发生心力衰竭。

4. 心脏病对妊娠及胎儿的影响

妇女如有心脏病并不影响受孕。如心功能正常，大部分孕妇能顺利地度过妊娠而安全分娩。妊娠期出现心功能不良造成母体缺氧可引起子宫收缩而致早产或胎儿宫内缺氧，发育迟缓甚至窘迫或胎死宫内等。

【临床表现】

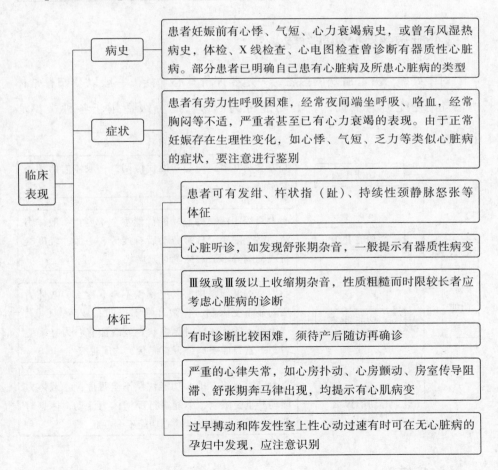

临床表现

病史：患者妊娠前有心悸、气短、心力衰竭病史，或曾有风湿热病史，体检、X线检查、心电图检查曾诊断有器质性心脏病。部分患者已明确自己患有心脏病及所患心脏病的类型

症状：患者有劳力性呼吸困难，经常夜间端坐呼吸、咯血，经常胸闷等不适，严重者甚至已有心力衰竭的表现。由于正常妊娠存在生理性变化，如心悸、气短、乏力等类似心脏病的症状，要注意进行鉴别

体征：
患者可有发绀、杵状指（趾）、持续性颈静脉怒张等体征

心脏听诊，如发现舒张期杂音，一般提示有器质性病变

Ⅲ级或Ⅲ级以上收缩期杂音，性质粗糙而时限较长者应考虑心脏病的诊断

有时诊断比较困难，须待产后随访再确诊

严重的心律失常，如心房扑动、心房颤动、房室传导阻滞、舒张期奔马律出现，均提示有心肌病变

过早搏动和阵发性室上性心动过速有时可在无心脏病的孕妇中发现，应注意识别

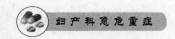

【辅助检查】

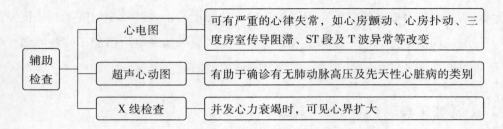

辅助检查

- 心电图 —— 可有严重的心律失常，如心房颤动、心房扑动、三度房室传导阻滞、ST 段及 T 波异常等改变
- 超声心动图 —— 有助于确诊有无肺动脉高压及先天性心脏病的类别
- X 线检查 —— 并发心力衰竭时，可见心界扩大

【心脏病孕妇心功能分级】

对于妊娠合并心脏病的患者，一定要评价其心功能。一般以孕妇日常体力活动耐受能力为依据，将心功能分为四级，此分级适用于各种类型心脏病。

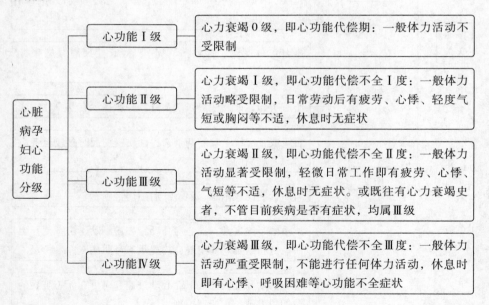

心脏病孕妇心功能分级

- 心功能 I 级 —— 心力衰竭 0 级，即心功能代偿期：一般体力活动不受限制
- 心功能 II 级 —— 心力衰竭 I 级，即心功能代偿不全 I 度：一般体力活动略受限制，日常劳动后有疲劳、心悸、轻度气短或胸闷等不适，休息时无症状
- 心功能 III 级 —— 心力衰竭 II 级，即心功能代偿不全 II 度：一般体力活动显著受限制，轻微日常工作即有疲劳、心悸、气短等不适，休息时无症状。或既往有心力衰竭史者，不管目前疾病是否有症状，均属III级
- 心功能 IV 级 —— 心力衰竭 III 级，即心功能代偿不全 III 度：一般体力活动严重受限制，不能进行任何体力活动，休息时即有心悸、呼吸困难等心功能不全症状

【治疗措施】

心脏病孕产妇的主要死亡原因是心力衰竭和严重感染。对于有心脏病的

育龄妇女，一定进行孕前咨询，明确心脏病的类型、程度、心功能状态，确定是否能妊娠。允许妊娠者一定从孕早期即开始系统的产前检查，防治心力衰竭和感染，降低孕产妇死亡率。

1. 孕前咨询

心脏病患者一定要进行孕前咨询，由心内科及产科医师根据患者心脏病种类、病变程度、是否需手术矫治、心功能分级及医疗条件等，综合判断能否耐受妊娠。在评估心脏病孕妇耐受妊娠的能力时，既需慎重考虑妊娠可能加重心脏负担而危及生命，也要避免过多顾虑，致使能胜任妊娠者丧失生育机会。

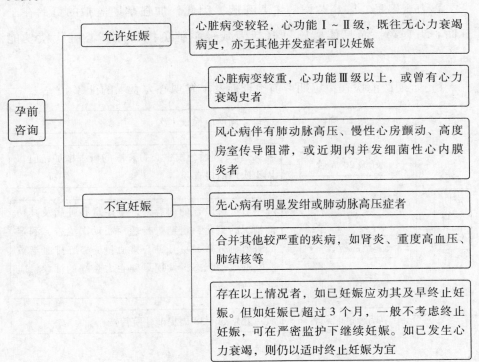

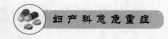

2. 加强妊娠期管理

（1）终止妊娠

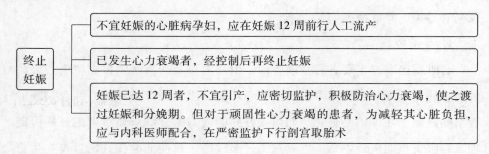

终止妊娠	不宜妊娠的心脏病孕妇，应在妊娠 12 周前行人工流产
	已发生心力衰竭者，经控制后再终止妊娠
	妊娠已达 12 周者，不宜引产，应密切监护，积极防治心力衰竭，使之渡过妊娠和分娩期。但对于顽固性心力衰竭的患者，为减轻其心脏负担，应与内科医师配合，在严密监护下行剖宫取胎术

（2）预防心力衰竭

心力衰竭是心脏病孕妇的主要死因，因此，加强孕期监护的目的在于预防心力衰竭，而具体措施可概括为减轻心脏负担与提高心脏代偿功能两项。

1）定期产前检查：定期产前检查能及早发现心力衰竭的征象。

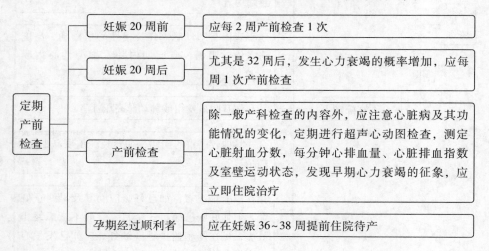

定期产前检查	妊娠 20 周前	应每 2 周产前检查 1 次
	妊娠 20 周后	尤其是 32 周后，发生心力衰竭的概率增加，应每周 1 次产前检查
	产前检查	除一般产科检查的内容外，应注意心脏病及其功能情况的变化，定期进行超声心动图检查，测定心脏射血分数，每分钟心排血量、心脏排血指数及室壁运动状态，发现早期心力衰竭的征象，应立即住院治疗
	孕期经过顺利者	应在妊娠 36~38 周提前住院待产

2）减轻心脏负担

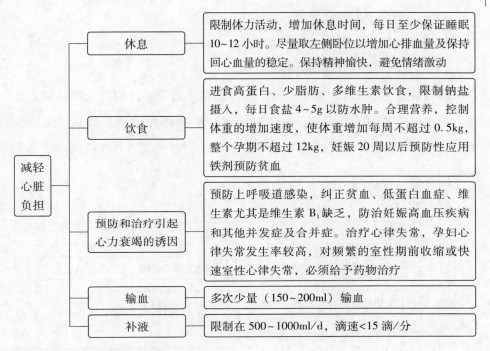

减轻心脏负担

休息	限制体力活动，增加休息时间，每日至少保证睡眠10~12小时。尽量取左侧卧位以增加心排血量及保持回心血量的稳定。保持精神愉快，避免情绪激动
饮食	进食高蛋白、少脂肪、多维生素饮食，限制钠盐摄入，每日食盐4~5g以防水肿。合理营养，控制体重的增加速度，使体重增加每周不超过0.5kg，整个孕期不超过12kg，妊娠20周以后预防性应用铁剂预防贫血
预防和治疗引起心力衰竭的诱因	预防上呼吸道感染，纠正贫血、低蛋白血症、维生素尤其是维生素 B_1 缺乏，防治妊娠高血压疾病和其他并发症及合并症。治疗心律失常，孕妇心律失常发生率较高，对频繁的室性期前收缩或快速室性心律失常，必须给予药物治疗
输血	多次少量（150~200ml）输血
补液	限制在 500~1000ml/d，滴速<15滴/分

3）提高心脏代偿功能

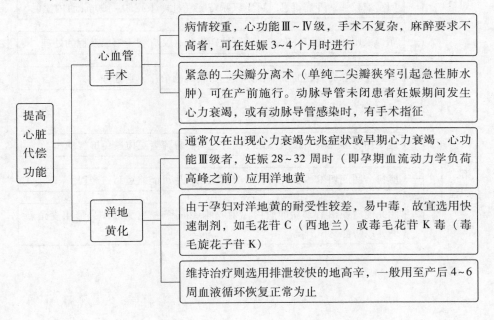

提高心脏代偿功能

心血管手术	病情较重，心功能Ⅲ~Ⅳ级，手术不复杂，麻醉要求不高者，可在妊娠3~4个月时进行
	紧急的二尖瓣分离术（单纯二尖瓣狭窄引起急性肺水肿）可在产前施行。动脉导管未闭患者妊娠期间发生心力衰竭，或有动脉导管感染时，有手术指征
洋地黄化	通常仅在出现心力衰竭先兆症状或早期心力衰竭、心功能Ⅲ级者，妊娠28~32周时（即孕期血流动力学负荷高峰之前）应用洋地黄
	由于孕妇对洋地黄的耐受性较差，易中毒，故宜选用快速制剂，如毛花苷C（西地兰）或毒毛花苷K毒（毒毛旋花子苷K）
	维持治疗则选用排泄较快的地高辛，一般用至产后4~6周血液循环恢复正常为止

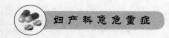

3. 妊娠期处理

（1）心脏病孕妇的分娩方式

主要取决于心功能状态及产科情况。

（2）阴道分娩及分娩期处理

心功能Ⅰ~Ⅱ级者，胎儿不大、胎位正常，宫颈条件好，无产科并发症者，可在严密监护下经阴道分娩。分娩过程中如产程进展不顺利，宫缩乏力，宫口开大停滞，或心功能不全有进一步恶化者，应立即改行剖宫产结束分娩。

1）第一产程

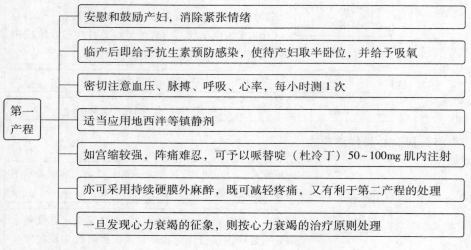

第一产程

- 安慰和鼓励产妇，消除紧张情绪
- 临产后即给予抗生素预防感染，使待产妇取半卧位，并给予吸氧
- 密切注意血压、脉搏、呼吸、心率，每小时测 1 次
- 适当应用地西泮等镇静剂
- 如宫缩较强，阵痛难忍，可予以哌替啶（杜冷丁）50~100mg 肌内注射
- 亦可采用持续硬膜外麻醉，既可减轻疼痛，又有利于第二产程的处理
- 一旦发现心力衰竭的征象，则按心力衰竭的治疗原则处理

2）第二产程

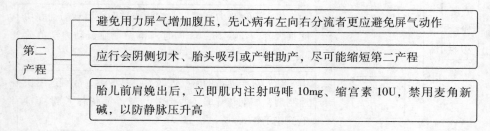

第二产程

- 避免用力屏气增加腹压，先心病有左向右分流者更应避免屏气动作
- 应行会阴侧切术、胎头吸引或产钳助产，尽可能缩短第二产程
- 胎儿前肩娩出后，立即肌内注射吗啡 10mg、缩宫素 10U，禁用麦角新碱，以防静脉压升高

3）第三产程

第三产程	胎盘娩出后，腹部加压砂袋（1kg重），以防腹压骤降诱发心力衰竭
	密切观察血压、脉搏及子宫收缩情况，记录阴道出血量
	产后出血过多时，应及时输血、输液，注意输注速度不要过快

（3）剖宫产

剖宫产	有产科指征者及心功能Ⅲ级或以上者，均应选择剖宫产分娩
	麻醉方式以连续硬膜外阻滞麻醉为宜，一则麻醉效果满意，二则麻醉后下肢血管扩张可减少一部分回心血量，减轻心脏负担
	麻醉中不应加肾上腺素，麻醉平面不宜过高
	为防止仰卧位低血压综合征，可采取左侧卧位15°，上半身抬高30°，术中、术后严格限制输液量
	不宜再妊娠者，可同时行双侧输卵管结扎术
	近年来主张对心脏病产妇放宽剖宫产指征，减少产妇因长时间宫缩引起的血流动力学改变

4. 产褥期处理

由于加强孕期及产时监护，患者多能顺利分娩。但是，若放松产褥期监护，则很有可能功亏一篑。据统计75%心脏病孕产妇死亡发生于产褥早期。

产褥期处理	继续用抗生素防止感染，以杜绝亚急性细菌性心内膜炎的发生
	曾有心力衰竭的产妇，产后如心率超过100次/分，应继续应用强心药物
	注意体温、脉搏、呼吸及血压变化，子宫缩复与出血情况
	产后卧床休息24~72小时，重症心脏病产妇应取半卧位以减少回心血量，并吸氧。如无心力衰竭表现，鼓励早期起床活动。有心力衰竭者，则于卧床休息期间应多活动下肢，以防血栓性静脉炎

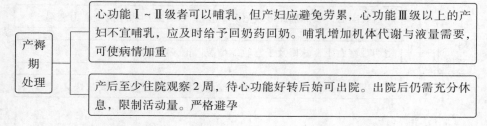

产褥期处理
- 心功能Ⅰ~Ⅱ级者可以哺乳，但产妇应避免劳累，心功能Ⅲ级以上的产妇不宜哺乳，应及时给予回奶药回奶。哺乳增加机体代谢与液量需要，可使病情加重
- 产后至少住院观察2周，待心功能好转后始可出院。出院后仍需充分休息，限制活动量。严格避孕

5. 心力衰竭的诊治

心脏病是心力衰竭的发生基础。从妊娠、分娩及产褥期血流动力学变化对心脏的影响来看，妊娠32~34周、分娩期及产褥期的最初3天，是心脏病患者最危险的时期，极易发生心力衰竭。左心在血容量过多负荷下，较右心更快发生心力衰竭；右心则在静脉压负荷下，较左心更快发生心力衰竭。

首发的左心衰竭见于二尖瓣病、主动脉瓣病及因动脉导管未闭或室间隔缺损所致的左至右心内分流。临床表现是肺充血与肺毛细血管血压升高所致：呼吸困难、端坐呼吸、咳嗽、咯血、肺部湿啰音、肺动脉瓣区第二心音亢进与肺活量减小而静脉压正常。急性左心衰竭表现为阵发性呼吸困难和急性肺水肿。

右心衰竭通常继发于左心衰竭。首发的右心衰竭见于肺动脉高压、肺动脉口狭窄等。临床表现主要起源于体循环静脉充血与静脉压升高：浅表静脉充盈、皮下水肿、肝大与触痛、发绀、腹腔积液、胸腔积液、心包积液以及肾、胃肠与神经系统功能障碍。

（1）早期诊断

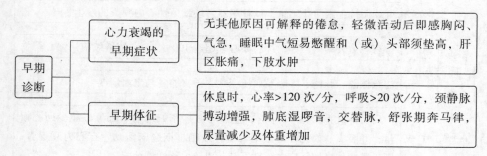

早期诊断
- 心力衰竭的早期症状：无其他原因可解释的倦怠，轻微活动后即感胸闷、气急，睡眠中气短易憋醒和（或）头部须垫高，肝区胀痛，下肢水肿
- 早期体征：休息时，心率>120次/分，呼吸>20次/分，颈静脉搏动增强，肺底湿啰音，交替脉，舒张期奔马律，尿量减少及体重增加

（2）治疗

妊娠合并心力衰竭与非妊娠者心力衰竭的治疗原则类同。

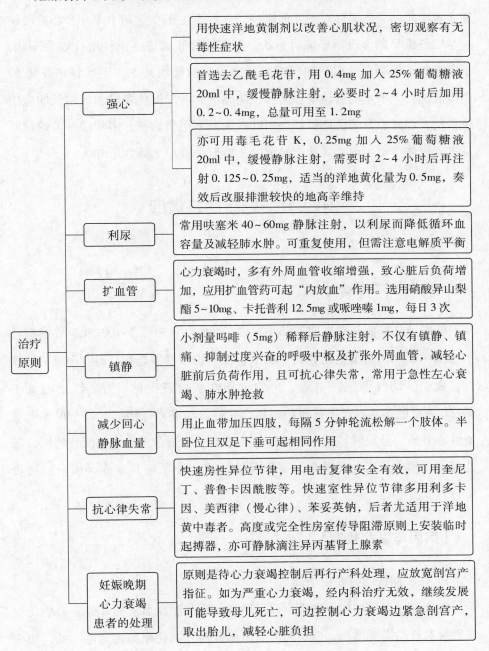

治疗原则

强心
- 用快速洋地黄制剂以改善心肌状况，密切观察有无毒性症状
- 首选去乙酰毛花苷，用 0.4mg 加入 25% 葡萄糖液 20ml 中，缓慢静脉注射，必要时 2~4 小时后加用 0.2~0.4mg，总量可用至 1.2mg
- 亦可用毒毛花苷 K，0.25mg 加入 25% 葡萄糖液 20ml 中，缓慢静脉注射，需要时 2~4 小时后再注射 0.125~0.25mg，适当的洋地黄化量为 0.5mg，奏效后改服排泄较快的地高辛维持

利尿
- 常用呋塞米 40~60mg 静脉注射，以利尿而降低循环血容量及减轻肺水肿。可重复使用，但需注意电解质平衡

扩血管
- 心力衰竭时，多有外周血管收缩增强，致心脏后负荷增加，应用扩血管药可起"内放血"作用。选用硝酸异山梨酯 5~10mg、卡托普利 12.5mg 或哌唑嗪 1mg，每日 3 次

镇静
- 小剂量吗啡（5mg）稀释后静脉注射，不仅有镇静、镇痛、抑制过度兴奋的呼吸中枢及扩张外周血管，减轻心脏前后负荷作用，且可抗心律失常，常用于急性左心衰竭、肺水肿抢救

减少回心静脉血量
- 用止血带加压四肢，每隔 5 分钟轮流松解一个肢体。半卧位且双足下垂可起相同作用

抗心律失常
- 快速房性异位节律，用电击复律安全有效，可用奎尼丁、普鲁卡因酰胺等。快速室性异位节律多用利多卡因、美西律（慢心律）、苯妥英钠，后者尤适用于洋地黄中毒者。高度或完全性房室传导阻滞原则上安装临时起搏器，亦可静脉滴注异丙基肾上腺素

妊娠晚期心力衰竭患者的处理
- 原则是待心力衰竭控制后再行产科处理，应放宽剖宫产指征。如为严重心力衰竭，经内科治疗无效，继续发展可能导致母儿死亡，可边控制心力衰竭边紧急剖宫产，取出胎儿，减轻心脏负担

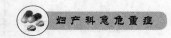

6. 心脏手术的指征

妊娠期血流动力学改变使心脏储备能力下降，影响心脏手术后的恢复，加之术中用药及体循环对胎儿的影响，一般不主张在孕期手术。若心脏瓣膜病孕妇妊娠早期出现循环障碍症状，又不愿终止妊娠，内科治疗效果不佳，手术操作不复杂，可在孕期行瓣膜置换术和瓣膜切开术。手术宜在妊娠 12 周以前进行，手术前后均要保胎和预防感染。人工瓣膜置换术后需长期应用抗凝剂，在妊娠及哺乳期最好选用肝素钠而不用华法林，因华法林可通过胎盘进入母体，也可进入乳汁，导致胎儿畸形及胎儿、新生儿出血。

第二节　妊娠合并贫血

一、缺铁性贫血

妊娠合并贫血是妊娠期常见并发症，当血红蛋白低于 100g/L，红细胞低于 $3.5×10^{12}/L$，血细胞比容低于 0.33，即可诊断妊娠合并贫血。多见于缺铁性贫血、巨幼红细胞性贫血，再生障碍性贫血较少见。当血红蛋白低于 60g/L 为重度贫血。严重贫血孕期易合并妊娠期高血压疾病，甚至可发生贫血性心脏病。分娩时易发生产后出血及感染。胎儿在宫内生长发育迟缓，胎儿窘迫、围生儿死亡率增高，是危害母婴的一种严重并发症，应予以高度重视。

【病因与发病机制】

1. 妊娠期铁的需要量增加

妊娠期血容量增加，红细胞数量增加，胎儿胎盘血液循环建立，胎儿生长发育对铁的需要增加，以及为产后出血及哺乳消耗而储存足够的铁，使孕妇在孕晚期需铁 900~1000mg，当怀孕双胎时，对铁的需要量则更大。

2. 铁的摄入不足

一般饮食中含铁 10~15mg，通过胃肠道吸收 10%，到孕晚期最大吸收率可达 40%，仍不能满足孕妇对铁的需求。妊娠期胃酸分泌减少，影响铁的吸收。如果孕妇饮食中营养不良、偏食，造成铁的摄入不足，吸收不良，均可造成缺铁性贫血。

3. 妊娠前存在缺铁性贫血

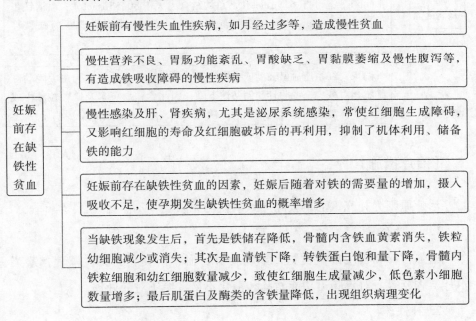

妊娠前存在缺铁性贫血

- 妊娠前有慢性失血性疾病，如月经过多等，造成慢性贫血
- 慢性营养不良、胃肠功能紊乱、胃酸缺乏、胃黏膜萎缩及慢性腹泻等，有造成铁吸收障碍的慢性疾病
- 慢性感染及肝、肾疾病，尤其是泌尿系统感染，常使红细胞生成障碍，又影响红细胞的寿命及红细胞破坏后的再利用，抑制了机体利用、储备铁的能力
- 妊娠前存在缺铁性贫血的因素，妊娠后随着对铁的需要量的增加，摄入吸收不足，使孕期发生缺铁性贫血的概率增多
- 当缺铁现象发生后，首先是铁储存降低，骨髓内含铁血黄素消失，铁粒幼细胞减少或消失；其次是血清铁下降，转铁蛋白饱和量下降，骨髓内铁粒细胞和幼红细胞数量减少，致使红细胞生成量减少，低色素小细胞数量增多；最后肌蛋白及酶类的含铁量降低，出现组织病理变化

【临床表现】

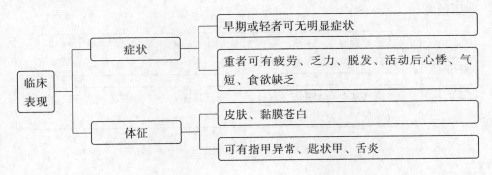

临床表现

- 症状
  - 早期或轻者可无明显症状
  - 重者可有疲劳、乏力、脱发、活动后心悸、气短、食欲缺乏
- 体征
  - 皮肤、黏膜苍白
  - 可有指甲异常、匙状甲、舌炎

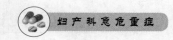

【辅助检查】

辅助检查

外周血涂片为小细胞低色素性贫血。红细胞少于 $3.5×10^{12}/L$，血红蛋白少于 100g/L，血细胞比容小于 0.33，红细胞平均体积小于 80fl，红细胞平均血红蛋白浓度（MCHC）小于 32%；但白细胞及血小板计数均正常

血清铁浓度：能灵敏反映缺铁的状况，正常成年妇女血清铁为 $7～27$ $\mu mol/L$，若小于 $6.5\mu mol/L$，总铁结合力大于 $80.55\mu mol/L$，血清铁蛋白少于 $12\mu g/L$，铁饱和度降低到 10%～15% 以下，可诊断为缺铁性贫血

骨髓象：红系造血呈轻度或中度活跃，以中幼红细胞再生为主，晚幼红细胞相对减少，说明骨髓储备铁下降，因此含铁血黄素及铁颗粒减少或消失，骨髓铁染色可见细胞内外铁均减少，尤以细胞外铁减少明显

【治疗措施】

治疗原则为补充铁剂，去除导致缺铁的原因。

1. 一般治疗

增强营养和食用富铁食物，如动物肝、血、肉类、豆类、海带、紫菜、木耳、香菇等。对胃肠道功能紊乱和消化不良者给予对症处理。

2. 补铁药物

妊娠期缺铁性贫血绝大多数口服铁剂后效果良好，且方法简便、安全、费用低廉。

常用药物

硫酸亚铁 0.3g 口服，每日 3 次，同时服维生素 C 0.3g 及 10% 稀盐酸 $0.5～2ml$，以促进铁吸收

多糖铁复合物 150mg，每日 $1～2$ 次，其优点是不含游离铁离子，不良反应较少

妊娠晚期重度贫血或严重胃肠反应不能口服铁剂者，可用右旋糖酐铁或山梨醇铁深部肌内注射，应从小剂量开始，第一日 50mg，若无不良反应，第二日起增至 100mg，每日一次。

3. 输血

当血红蛋白少于 60g/L 时、接近预产期或短期内需行剖宫产手术者，可适当少量、多次输血。有条件医院可输浓缩红细胞。输血是最快速的纠正贫血的办法，但输血速度宜慢，以防发生急性左心衰。

4. 预防产时并发症

主要是尽量减少出血。

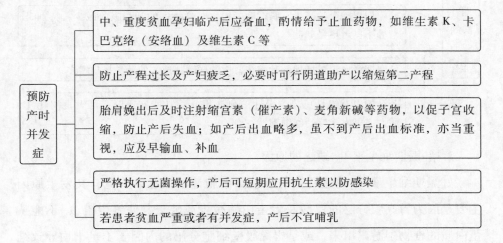

预防产时并发症
- 中、重度贫血孕妇临产后应备血，酌情给予止血药物，如维生素 K、卡巴克络（安络血）及维生素 C 等
- 防止产程过长及产妇疲乏，必要时可行阴道助产以缩短第二产程
- 胎肩娩出后及时注射缩宫素（催产素）、麦角新碱等药物，以促子宫收缩，防止产后失血；如产后出血略多，虽不到产后出血标准，亦当重视，应及早输血、补血
- 严格执行无菌操作，产后可短期应用抗生素以防感染
- 若患者贫血严重或者有并发症，产后不宜哺乳

二、巨幼红细胞性贫血

巨幼红细胞性贫血主要是由于叶酸和维生素 B_{12} 缺乏引起细胞核 DNA 合成障碍所致贫血。外周血呈大细胞型贫血，其发病率国外报道为 0.5% ~ 2.6%，国内报道为 0.7%。

【发病机制】

叶酸、维生素 B_{12} 都是 DNA 重要辅酶，当叶酸和维生素 B_{12} 缺乏时，使

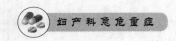

DNA 合成抑制，导致细胞核发育异常，细胞质中核糖核酸不能转变为脱氧核糖核酸，而大量积聚，故细胞核增大形成巨幼红细胞。

1. 妊娠期叶酸缺乏原因

妊娠期巨幼红细胞性贫血 95%的是由叶酸缺乏所致。正常人每日需叶酸 50~100μg，而妊娠期每日需要 300~400μg，以供给胎儿每日的需要及维持孕妇体内叶酸的储备，多胎时需要更多。

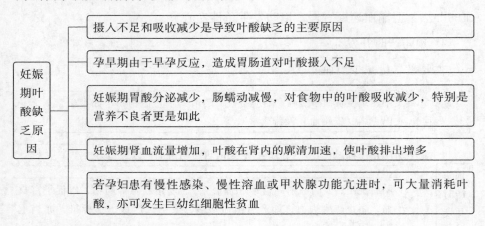

2. 妊娠期维生素 B_{12} 缺乏的原因

妊娠期维生素 B_{12} 缺乏所致的巨幼红细胞性贫血非常少见，其发生原因主要是因为胃黏膜分泌的胃酸及胃蛋白酶减少或缺乏，使维生素 B_{12} 不能从蛋白质的食物中游离出来，或是胃黏膜壁细胞分泌的内因子不足，均导致维生素 B_{12} 吸收障碍。加之胎儿的大量需要，易造成维生素 B_{12} 的缺乏。

【对妊娠的影响】

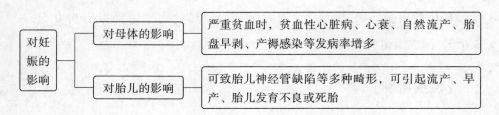

【诊断依据】

妊娠期间出现病理性贫血的患者，应该考虑到叶酸或维生素 B_{12} 缺乏而导致的巨幼红细胞性贫血的可能性。叶酸和维生素 B_{12} 缺乏的临床症状、血常规和骨髓象的改变均相似，但维生素 B_{12} 缺乏有神经系统症状，而叶酸缺乏无神经系统症状。

1. 发病特点

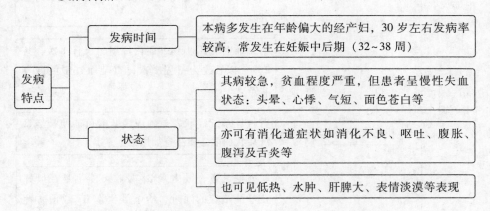

2. 实验室检查

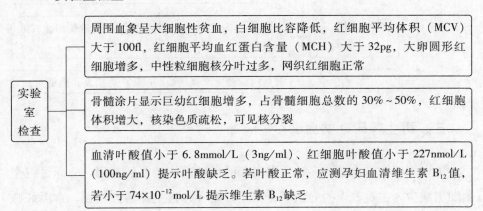

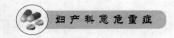

【治疗措施】

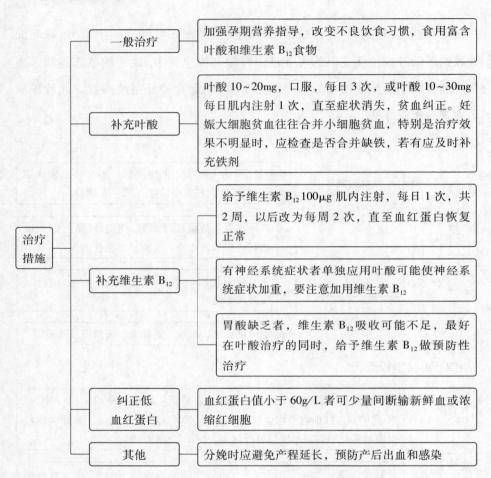

治疗措施

- 一般治疗 —— 加强孕期营养指导，改变不良饮食习惯，食用富含叶酸和维生素 B_{12} 食物

- 补充叶酸 —— 叶酸 10~20mg，口服，每日 3 次，或叶酸 10~30mg 每日肌内注射 1 次，直至症状消失，贫血纠正。妊娠大细胞贫血往往合并小细胞贫血，特别是治疗效果不明显时，应检查是否合并缺铁，若有应及时补充铁剂

- 补充维生素 B_{12}
  - 给予维生素 B_{12} 100μg 肌内注射，每日 1 次，共 2 周，以后改为每周 2 次，直至血红蛋白恢复正常
  - 有神经系统症状者单独应用叶酸可能使神经系统症状加重，要注意加用维生素 B_{12}
  - 胃酸缺乏者，维生素 B_{12} 吸收可能不足，最好在叶酸治疗的同时，给予维生素 B_{12} 做预防性治疗

- 纠正低血红蛋白 —— 血红蛋白值小于 60g/L 者可少量间断输新鲜血或浓缩红细胞

- 其他 —— 分娩时应避免产程延长，预防产后出血和感染

三、再生障碍性贫血

再生障碍性贫血是由多种原因引起的骨髓造血功能的衰竭。临床是以全血细胞减少为主要表现的一组综合征。妊娠合并再生障碍性贫血，常因妊娠血液系统的生理变化而使病情加重，血液稀释加重贫血，导致胎儿发育迟缓、胎儿窘迫、胎死宫内；血小板极度低下，造成出血、胎盘早剥、脑出血、产后出血；白细胞减少，造成感染、败血症。出血或感染常致孕产妇死

亡，围产儿死亡率上升，因此是孕产期严重的并发症。

【病因与发病机制】

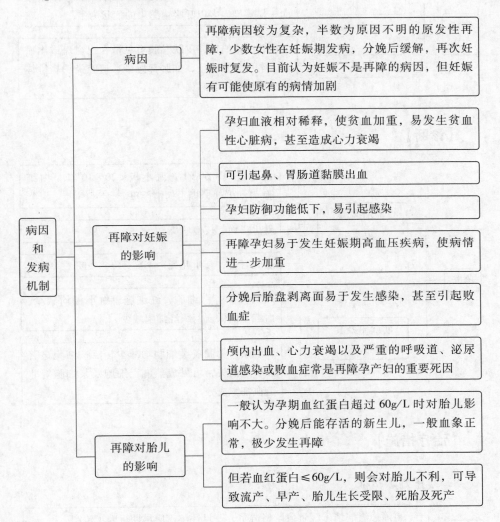

再障病因较为复杂，半数为原因不明的原发性再障，少数女性在妊娠期发病，分娩后缓解，再次妊娠时复发。目前认为妊娠不是再障的病因，但妊娠有可能使原有的病情加剧

孕妇血液相对稀释，使贫血加重，易发生贫血性心脏病，甚至造成心力衰竭

可引起鼻、胃肠道黏膜出血

孕妇防御功能低下，易引起感染

再障孕妇易于发生妊娠期高血压疾病，使病情进一步加重

分娩后胎盘剥离面易于发生感染，甚至引起败血症

颅内出血、心力衰竭以及严重的呼吸道、泌尿道感染或败血症常是再障孕产妇的重要死因

一般认为孕期血红蛋白超过 60g/L 时对胎儿影响不大。分娩后能存活的新生儿，一般血象正常，极少发生再障

但若血红蛋白≤60g/L，则会对胎儿不利，可导致流产、早产、胎儿生长受限、死胎及死产

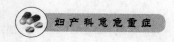

【临床表现】

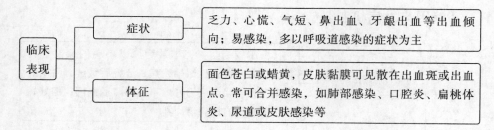

临床表现
- 症状：乏力、心慌、气短、鼻出血、牙龈出血等出血倾向；易感染，多以呼吸道感染的症状为主
- 体征：面色苍白或蜡黄，皮肤黏膜可见散在出血斑或出血点。常可合并感染，如肺部感染、口腔炎、扁桃体炎、尿道或皮肤感染等

【诊断】

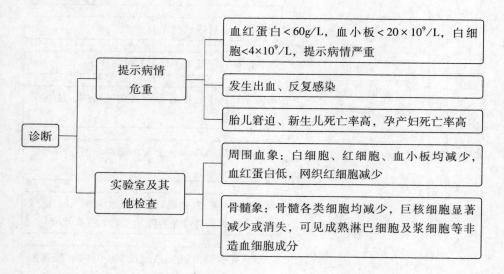

诊断
- 提示病情危重
  - 血红蛋白 < 60g/L，血小板 < 20×10⁹/L，白细胞 < 4×10⁹/L，提示病情严重
  - 发生出血、反复感染
  - 胎儿窘迫、新生儿死亡率高，孕产妇死亡率高
- 实验室及其他检查
  - 周围血象：白细胞、红细胞、血小板均减少，血红蛋白低，网织红细胞减少
  - 骨髓象：骨髓各类细胞均减少，巨核细胞显著减少或消失，可见成熟淋巴细胞及浆细胞等非造血细胞成分

【治疗措施】

1. 终止妊娠指征

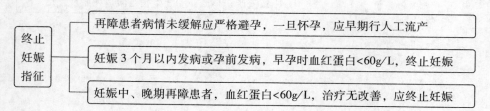

终止妊娠指征
- 再障患者病情未缓解应严格避孕，一旦怀孕，应早期行人工流产
- 妊娠3个月以内发病或孕前发病，早孕时血红蛋白<60g/L，终止妊娠
- 妊娠中、晚期再障患者，血红蛋白<60g/L，治疗无改善，应终止妊娠

2. 支持疗法

适用于妊娠中、晚期的再障患者。

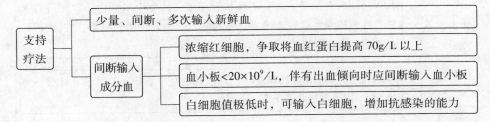

支持疗法
- 少量、间断、多次输入新鲜血
- 间断输入成分血
  - 浓缩红细胞，争取将血红蛋白提高 70g/L 以上
  - 血小板 $<20\times10^9/L$，伴有出血倾向时应间断输入血小板
  - 白细胞值极低时，可输入白细胞，增加抗感染的能力

3. 肾上腺皮质激素的应用

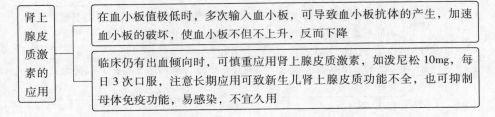

肾上腺皮质激素的应用
- 在血小板值极低时，多次输入血小板，可导致血小板抗体的产生，加速血小板的破坏，使血小板不但不上升，反而下降
- 临床仍有出血倾向时，可慎重应用肾上腺皮质激素，如泼尼松 10mg，每日 3 次口服，注意长期应用可致新生儿肾上腺皮质功能不全，也可抑制母体免疫功能，易感染，不宜久用

4. 药物治疗

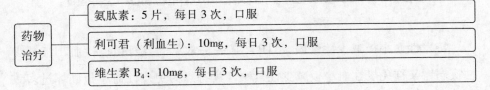

药物治疗
- 氨肽素：5 片，每日 3 次，口服
- 利可君（利血生）：10mg，每日 3 次，口服
- 维生素 B_4：10mg，每日 3 次，口服

5. 积极防治并发症

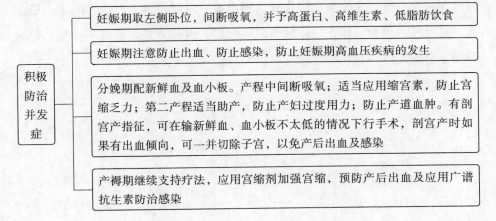

积极防治并发症
- 妊娠期取左侧卧位，间断吸氧，并予高蛋白、高维生素、低脂肪饮食
- 妊娠期注意防止出血、防止感染，防止妊娠期高血压疾病的发生
- 分娩期配新鲜血及血小板。产程中间断吸氧；适当应用缩宫素，防止宫缩乏力；第二产程适当助产，防止产妇过度用力；防止产道血肿。有剖宫产指征，可在输新鲜血、血小板不太低的情况下行手术，剖宫产时如果有出血倾向，可一并切除子宫，以免产后出血及感染
- 产褥期继续支持疗法，应用宫缩剂加强宫缩，预防产后出血及应用广谱抗生素防治感染

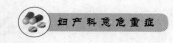

【预防措施】

预防措施	加强孕期营养指导，改变不良饮食习惯，饮食应多样化，多食用富含铁、叶酸和维生素 B_{12} 的食品，如动物肝、血，肉类、豆类、各种蔬菜、瓜、果、海带、紫菜、木耳、香菇等
	孕前和孕期积极治疗胃肠道功能紊乱和消化不良等，以防铁、叶酸、维生素 B_{12} 摄入或吸收不足
	有高危因素者，孕期可适当服用铁剂、叶酸等，预防贫血的发生
	孕期应常规进行血常规检查，早期发现贫血，并确定贫血的类型。针对不同贫血进行积极治疗，必要时可输血治疗
	妊娠合并贫血者应加强产前检查，注重母体和胎儿监护，以防母儿并发症的发生

第二节　妊娠合并特发性血小板减少性紫癜

特发性血小板减少性紫癜（ITP）是一种常见的自身免疫性血小板减少性疾病，又称免疫性血小板减少性紫癜，其特点为免疫性血小板破坏过多致外周血小板减少。临床上分为急性型和慢性型。急性型多见于儿童，慢性型好发于青年女性，主要表现为皮肤黏膜出血、月经过多，严重者发生内脏出血，甚至颅内出血而死亡。本病不影响生育，因此合并妊娠者不少见，是妊娠期、分娩期内科合并症之一。

【临床表现】

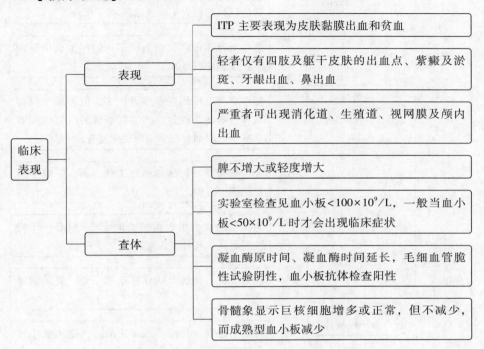

【辅助检查】

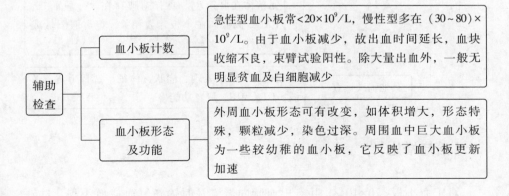

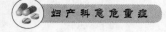

续流程

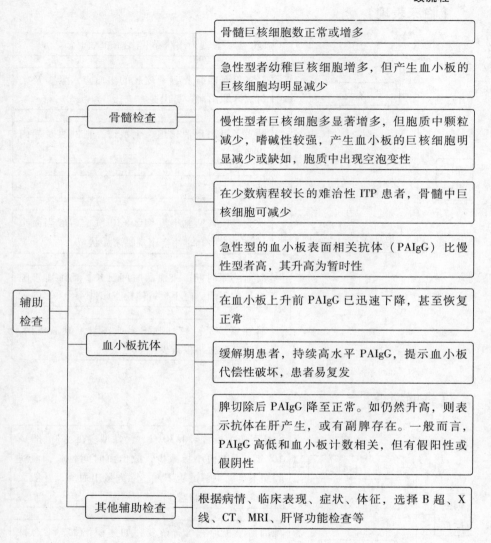

【治疗措施】

对于血小板<$20×10^9$/L 并有出血倾向者，及时输新鲜血或血小板，防止重要器官出血（脑出血）及产后出血。

1. 妊娠期处理

ITP 患者病情始终不平稳，血小板<50×10^9/L 并有出血倾向者，不宜妊娠。如已妊娠，孕 12 周以前病情严重，需用激素治疗者，为防止胎儿畸形，应及时终止妊娠。否则 ITP 患者一旦妊娠一般不必终止。在妊娠期间治疗原则与单纯 ITP 患者相同，用药时尽可能减少对胎儿的不利影响。

（1）一般支持疗法

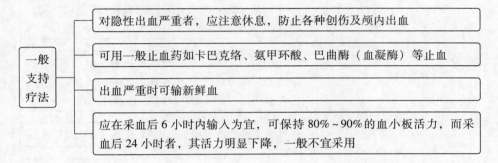

一般支持疗法
- 对隐性出血严重者，应注意休息，防止各种创伤及颅内出血
- 可用一般止血药如卡巴克络、氨甲环酸、巴曲酶（血凝酶）等止血
- 出血严重时可输新鲜血
- 应在采血后 6 小时内输入为宜，可保持 80%～90% 的血小板活力，而采血后 24 小时者，其活力明显下降，一般不宜采用

（2）药物治疗

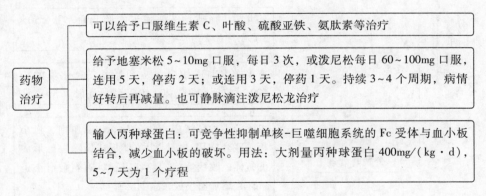

药物治疗
- 可以给予口服维生素 C、叶酸、硫酸亚铁、氨肽素等治疗
- 给予地塞米松 5～10mg 口服，每日 3 次，或泼尼松每日 60～100mg 口服，连用 5 天，停药 2 天；或连用 3 天，停药 1 天。持续 3～4 个周期，病情好转后再减量。也可静脉滴注泼尼松龙治疗
- 输入丙种球蛋白：可竞争性抑制单核-巨噬细胞系统的 Fc 受体与血小板结合，减少血小板的破坏。用法：大剂量丙种球蛋白 400mg/（kg·d），5～7 天为 1 个疗程

（3）脾切除

是治疗本病较为有效的方法之一。当输血小板、应用激素治疗效果不佳，有出血倾向，血小板<50×10^9/L 时可考虑脾切除，有效率可达 70%～90%。手术最好在妊娠 3～6 个月进行。然而脾切除可明显增加流产、早产、胎儿死亡的发生率。若不是病情严重，其他治疗方法无效，一般应尽量避免在孕期手术。

（4）输血小板

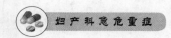

输入血小板会刺激体内产生抗血小板抗体，加快血小板破坏。因此，只有在血小板<20×10^9/L 并有出血倾向时，为防止重要器官出血（脑出血）、手术或分娩时应用。可输新鲜血或血小板。

2. 分娩期处理

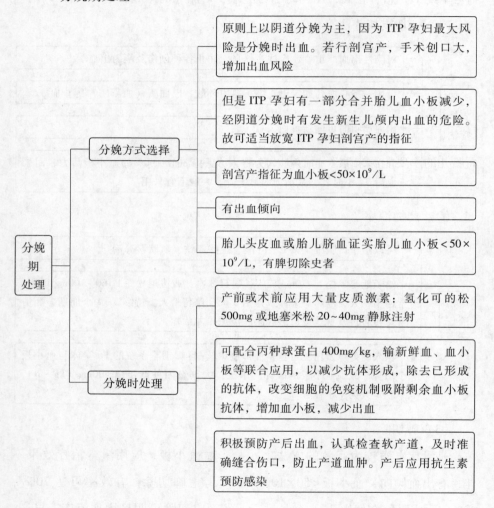

分娩期处理

分娩方式选择
- 原则上以阴道分娩为主，因为 ITP 孕妇最大风险是分娩时出血。若行剖宫产，手术创口大，增加出血风险
- 但是 ITP 孕妇有一部分合并胎儿血小板减少，经阴道分娩时有发生新生儿颅内出血的危险。故可适当放宽 ITP 孕妇剖宫产的指征
- 剖宫产指征为血小板<50×10^9/L
- 有出血倾向
- 胎儿头皮血或胎儿脐血证实胎儿血小板<50×10^9/L，有脾切除史者

分娩时处理
- 产前或术前应用大量皮质激素：氢化可的松 500mg 或地塞米松 20~40mg 静脉注射
- 可配合丙种球蛋白 400mg/kg，输新鲜血、血小板等联合应用，以减少抗体形成，除去已形成的抗体，改变细胞的免疫机制吸附剩余血小板抗体，增加血小板，减少出血
- 积极预防产后出血，认真检查软产道，及时准确缝合伤口，防止产道血肿。产后应用抗生素预防感染

第三节　妊娠合并糖尿病

妊娠期间的糖尿病包括以下两种情况：第一种糖尿病合并妊娠，是指在

原有糖尿病（DM）的基础上合并妊娠者，或者非妊娠期为隐性糖尿病，妊娠后发展为临床糖尿病，即出现糖尿病表现在先，妊娠在后；第二种妊娠期糖尿病（GDM），是指妊娠期首次发现或发病的糖尿病，即妊娠在先，出现糖尿病表现在后。

【病因与发病机制】

1. 妊娠期糖代谢特点

正常妊娠时，胎儿生长发育所需营养物质主要为氨基酸和葡萄糖，氨基酸是否通过胎盘取决于母儿氨基酸浓度梯度，而葡萄糖可自由通过胎盘，因而胎儿的主要能源来源于葡萄糖。胰岛素及胰高血糖素不能通过胎盘，胎儿对葡萄糖的利用主要依靠胎儿自身产生的胰岛素水平。

妊娠期间，正常孕妇血浆葡萄糖随妊娠进展而降低，空腹血糖较非妊娠时下降约10%，且妊娠中、晚期空腹血糖明显低于妊娠早期。

妊娠期空腹血糖下降的原因：

妊娠期空腹血糖下降的原因	胎盘产生的雌、孕激素刺激胰腺 B 细胞增生和分泌，致使血浆胰岛素明显增加，从而增加母体对葡萄糖的利用
	孕妇除本身的代谢需要外，还需供应胎儿生长发育所需要的能量
	妊娠期肾血流量及肾小球滤过率均增加，但肾小球对糖的再吸收不能相应增加，导致部分孕妇尿糖排出量增高。因此，孕妇长时间空腹易发生低血糖及酮症酸中毒

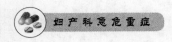

2. 糖尿病对妊娠的影响

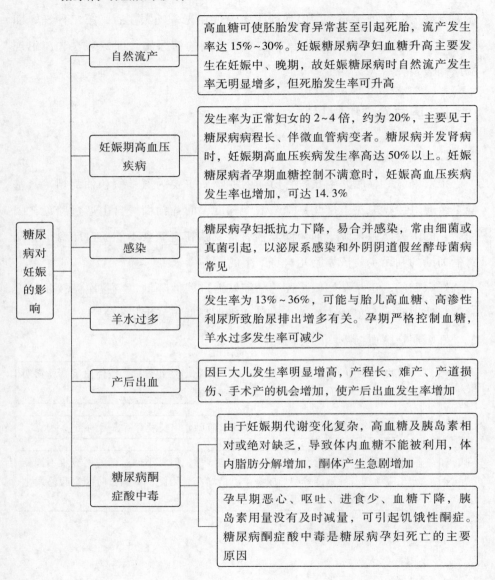

糖尿病对妊娠的影响	自然流产	高血糖可使胚胎发育异常甚至引起死胎，流产发生率达15%~30%。妊娠糖尿病孕妇血糖升高主要发生在妊娠中、晚期，故妊娠糖尿病时自然流产发生率无明显增多，但死胎发生率可升高
	妊娠期高血压疾病	发生率为正常妇女的2~4倍，约为20%，主要见于糖尿病病程长、伴微血管病变者。糖尿病并发肾病时，妊娠期高血压疾病发生率高达50%以上。妊娠糖尿病者孕期血糖控制不满意时，妊娠高血压疾病发生率也增加，可达14.3%
	感染	糖尿病孕妇抵抗力下降，易合并感染，常由细菌或真菌引起，以泌尿系感染和外阴阴道假丝酵母菌病常见
	羊水过多	发生率为13%~36%，可能与胎儿高血糖、高渗性利尿所致胎尿排出增多有关。孕期严格控制血糖，羊水过多发生率可减少
	产后出血	因巨大儿发生率明显增高，产程长、难产、产道损伤、手术产的机会增加，使产后出血发生率增加
	糖尿病酮症酸中毒	由于妊娠期代谢变化复杂，高血糖及胰岛素相对或绝对缺乏，导致体内血糖不能被利用，体内脂肪分解增加，酮体产生急剧增加
		孕早期恶心、呕吐、进食少、血糖下降，胰岛素用量没有及时减量，可引起饥饿性酮症。糖尿病酮症酸中毒是糖尿病孕妇死亡的主要原因

3. 糖尿病对胎儿的影响

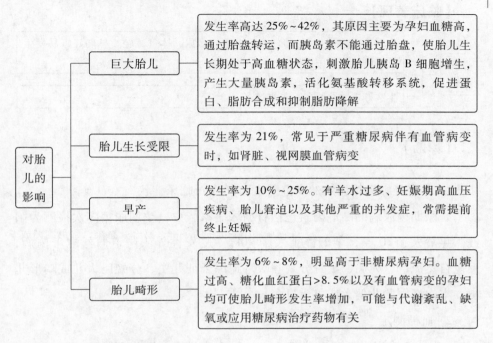

对胎儿的影响

- 巨大胎儿：发生率高达 25%~42%，其原因主要为孕妇血糖高，通过胎盘转运，而胰岛素不能通过胎盘，使胎儿生长期处于高血糖状态，刺激胎儿胰岛 B 细胞增生，产生大量胰岛素，活化氨基酸转移系统，促进蛋白、脂肪合成和抑制脂肪降解

- 胎儿生长受限：发生率为 21%，常见于严重糖尿病伴有血管病变时，如肾脏、视网膜血管病变

- 早产：发生率为 10%~25%。有羊水过多、妊娠期高血压疾病、胎儿窘迫以及其他严重的并发症，常需提前终止妊娠

- 胎儿畸形：发生率为 6%~8%，明显高于非糖尿病孕妇。血糖过高、糖化血红蛋白>8.5%以及有血管病变的孕妇均可使胎儿畸形发生率增加，可能与代谢紊乱、缺氧或应用糖尿病治疗药物有关

4. 对新生儿的影响

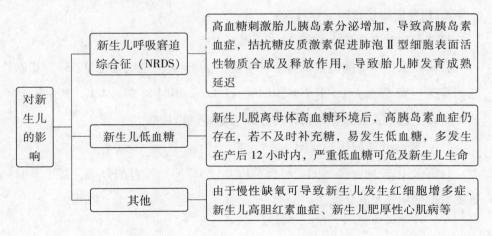

对新生儿的影响

- 新生儿呼吸窘迫综合征（NRDS）：高血糖刺激胎儿胰岛素分泌增加，导致高胰岛素血症，拮抗糖皮质激素促进肺泡 II 型细胞表面活性物质合成及释放作用，导致胎儿肺发育成熟延迟

- 新生儿低血糖：新生儿脱离母体高血糖环境后，高胰岛素血症仍存在，若不及时补充糖，易发生低血糖，多发生在产后 12 小时内，严重低血糖可危及新生儿生命

- 其他：由于慢性缺氧可导致新生儿发生红细胞增多症、新生儿高胆红素血症、新生儿肥厚性心肌病等

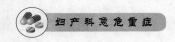

【临床表现】

临床表现	出现"三多一少",即多食、多饮、多尿,体重减轻。早期妊娠易发生妊娠剧吐、真菌感染
	本次妊娠胎儿巨大、羊水过多

【诊断】

1. 具有妊娠期糖尿病的高危因素和(或)临床症状

妊娠期糖尿病的高危因素包括有糖尿病家族史、孕期尿糖多次检测为阳性、年龄大于 30 岁、孕妇体重大于 90kg、复发性外阴阴道假丝酵母菌病、反复自然流产、死胎、足月分娩呼吸窘迫综合征儿史、分娩巨大儿或畸形儿史、本次妊娠胎儿偏大或羊水过多。

2. 血糖测定

2 次或 2 次以上任意血糖≥11.1mmol/L 者即可诊断为糖尿病。

3. 葡萄糖耐量试验 (OGTT)

目前多数学者建议在妊娠 24~28 周及以后进行。

我国多采用 75g 糖耐量试验。指空腹 12 小时后,口服葡萄糖 75g,其诊断标准为空腹 5mmol/L,1 小时 10.0mmol/L,2 小时 8.5mmol/L。其中 1 项或 1 项以上达到或超过正常值即可诊断为妊娠期糖尿病。

4. 妊娠合并糖尿病的分期

目前采用 1994 年美国妇产科医师协会(ACOG)推荐的分类,其中 B-H 分类普遍使用 White 分类法。

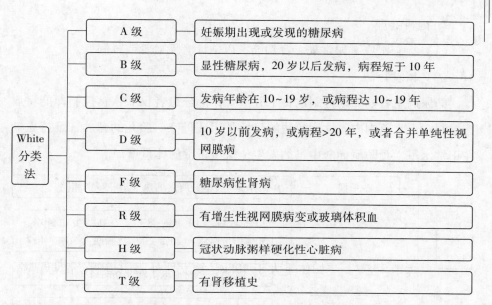

此外，根据母体血糖控制进一步将 GDM 分为 A1 与 A2 两级：

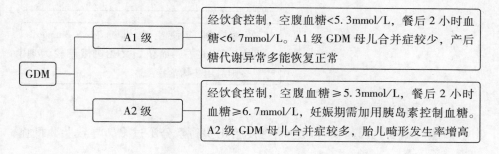

【治疗措施】

1. 治疗原则

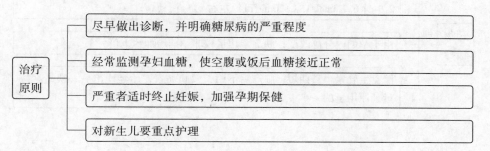

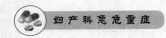

2. 内科处理

（1）检查眼底、尿常规、肾功能，以估计有无血管或肾病变。

（2）饮食疗法

糖尿病患者妊娠期控制饮食十分重要，部分患者仅需饮食控制即能将血糖控制在正常范围内。饮食疗法的目标是保证母亲与胎儿的营养，维持血糖在正常水平，预防酮症酸中毒的发生，保持正常的体重增加。

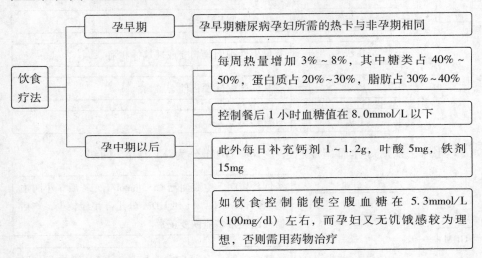

饮食疗法
- 孕早期 —— 孕早期糖尿病孕妇所需的热卡与非孕期相同
- 孕中期以后 ——
  - 每周热量增加 3%～8%，其中糖类占 40%～50%，蛋白质占 20%～30%，脂肪占 30%～40%
  - 控制餐后 1 小时血糖值在 8.0mmol/L 以下
  - 此外每日补充钙剂 1～1.2g，叶酸 5mg，铁剂 15mg
  - 如饮食控制能使空腹血糖在 5.3mmol/L（100mg/dl）左右，而孕妇又无饥饿感较为理想，否则需用药物治疗

（3）药物治疗

口服降糖药，因药物可通过胎盘使胎儿胰岛素分泌过多，导致胎儿低血糖而死亡，亦有导致畸形的报道，所以孕妇禁用。

妊娠期用胰岛素治疗糖尿病有以下几个特点。

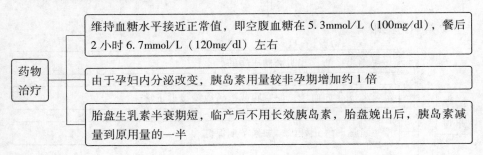

药物治疗
- 维持血糖水平接近正常值，即空腹血糖在 5.3mmol/L（100mg/dl），餐后 2 小时 6.7mmol/L（120mg/dl）左右
- 由于孕妇内分泌改变，胰岛素用量较非孕期增加约 1 倍
- 胎盘生乳素半衰期短，临产后不用长效胰岛素，胎盘娩出后，胰岛素减量到原用量的一半

3. 产科处理

（1）糖尿病患者可否妊娠的指标

糖尿病患者可否妊娠的指标

- 糖尿病患者孕前应确定糖尿病的严重程度。已有严重心血管病史、肾功能减退或眼底有增生性视网膜炎者即前述 D、R、F 级应避孕；若已妊娠，宜早日终止

- 器质性病变轻，如 A 或 B 级或控制较好的可继续妊娠，孕期加强保健管理，积极控制糖尿病

- 从孕前开始，在内科医师协助下严格控制血糖值。确保受孕前、妊娠期及分娩期血糖值在正常范围内

（2）妊娠期对胎儿的监护

妊娠期对胎儿的监护

- 妊娠早期因妊娠反应的影响，给血糖的控制带来困难，应密切监测血糖的变化，及时调整胰岛素用量以防出现低血糖。每周检查 1 次至妊娠第 10 周

- 妊娠中期应每 2 周检查血糖 1 次，一般自妊娠第 20 周始胰岛素的用量开始增加，注意及时调整。同时应做 B 超检查胎儿情况，排除胎儿畸形

- 每月测定肾功能及糖化血红蛋白含量，同时进行眼底检查

- 孕妇自我胎动计数监测，从妊娠 32 周开始，每日 3 次，每次 1 小时。若 12 小时内胎动数<10 次，提示胎儿宫内缺氧

- 每周测尿雌三醇（E_3），若尿 E_3<10mg/24h 提示胎盘功能不良，则测血清胎盘生乳素（HPL），孕 35 周以后 HPL<6μg/ml 属胎盘功能减退

- 定期 B 超监测胎头双顶径、羊水量和胎盘成熟度。对有可能提前终止妊娠者应评价胎肺成熟度后再做决定

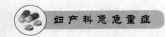

（3）分娩时间的选择

分娩时间的选择

原则上应在加强母儿监护、控制血糖的同时，尽量推迟终止妊娠的时间

若血糖控制良好，孕晚期无合并症，胎儿宫内状态良好，应等待至近预产期也就是 38~39 周终止妊娠

若血糖控制不满意，伴有血管病变、合并重度子痫前期、严重感染、胎儿生长受限胎儿窘迫时，应该及早抽取羊水，了解胎肺成熟情况并向羊膜腔内注入地塞米松促胎肺成熟，待胎肺成熟后尽快终止妊娠。应注意糖尿病孕妇经静脉应用地塞米松后会使血糖明显升高，应及时调整胰岛素用量

（4）分娩方式选择

分娩方式选择

糖尿病本身不是剖宫产指征。疑巨大儿、胎盘功能不良、糖尿病病情转重或并发妊娠期高血压疾病、胎位不正或有其他产科指征，均应行择期剖宫产

剖宫产前 3 小时，停止应用胰岛素，以免新生儿发生低血糖。糖尿病并发血管病变者多需提前终止妊娠，常选用剖宫产

若经阴道分娩，也应及时监测血糖、尿糖和尿酮体，使血糖不低于 5.6mmol/L（100mg/dl），以防发生低血糖。也可按照 4g 糖加 1U 胰岛素的比例输液。产程中密切监测宫缩、胎心变化，避免产程延长，应在 12 小时以内结束分娩，产程超过 16 小时者易于发生酮症酸中毒

（5）新生儿的处理

新生儿的处理

不论孕周及体重，均应按高危儿护理

出生后及时取脐血检查血糖。足月新生儿血糖低于 2.2mmol/L 可诊断为新生儿低血糖

为防新生儿低血糖，产后 30 分钟开始滴注或喂食 25% 葡萄糖液，多数患儿的血糖能在产后 6 小时之内恢复正常

注意保温、吸氧，早开奶，应混合喂养，提早喂糖水。注意防止低血糖、低血钙、高胆红素血症及呼吸窘迫综合征的发生

接受胰岛素治疗的母亲，哺乳不会对新生儿产生不利影响

（6）产后处理

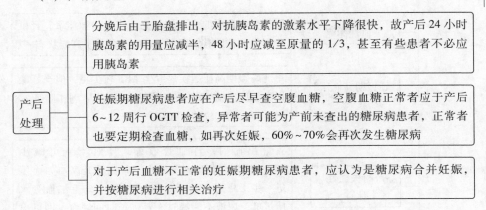

产后处理

分娩后由于胎盘排出，对抗胰岛素的激素水平下降很快，故产后 24 小时胰岛素的用量应减半，48 小时应减至原量的 1/3，甚至有些患者不必应用胰岛素

妊娠期糖尿病患者应在产后尽早查空腹血糖，空腹血糖正常者应于产后 6~12 周行 OGTT 检查，异常者可能为产前未查出的糖尿病患者，正常者也要定期检查血糖，如再次妊娠，60%~70% 会再次发生糖尿病

对于产后血糖不正常的妊娠期糖尿病患者，应认为是糖尿病合并妊娠，并按糖尿病进行相关治疗

第四节　妊娠合并急性肾衰竭

急性肾衰竭（简称急性肾衰，ARF）在产科较少见，但妊娠期发生 ARF 则发展成双侧肾皮质坏死及慢性肾衰，是产科极严重的并发症。

【病因与发病机制】

1. 妊娠期发生 ARF，有其特殊性和诱因

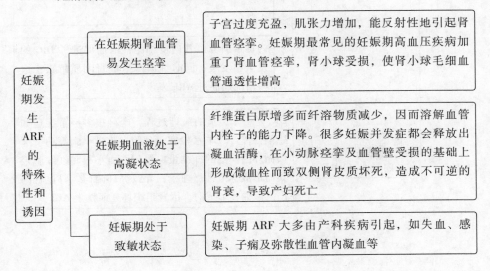

妊娠期发生 ARF 的特殊性和诱因

在妊娠期肾血管易发生痉挛

子宫过度充盈，肌张力增加，能反射性地引起肾血管痉挛。妊娠期最常见的妊娠期高血压疾病加重了肾血管痉挛，肾小球受损，使肾小球毛细血管通透性增高

妊娠期血液处于高凝状态

纤维蛋白原增多而纤溶物质减少，因而溶解血管内栓子的能力下降。很多妊娠并发症都会释放出凝血活酶，在小动脉痉挛及血管壁受损的基础上形成微血栓而致双侧肾皮质坏死，造成不可逆的肾衰，导致产妇死亡

妊娠期处于致敏状态

妊娠期 ARF 大多由产科疾病引起，如失血、感染、子痫及弥散性血管内凝血等

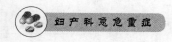

2. 产科常见的发病原因

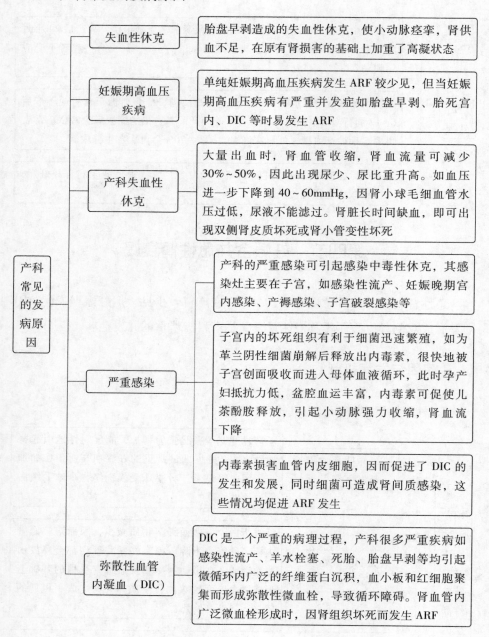

```
产科常见的发病原因
├── 失血性休克 —— 胎盘早剥造成的失血性休克，使小动脉痉挛，肾供血不足，在原有肾损害的基础上加重了高凝状态
├── 妊娠期高血压疾病 —— 单纯妊娠期高血压疾病发生 ARF 较少见，但当妊娠期高血压疾病有严重并发症如胎盘早剥、胎死宫内、DIC 等时易发生 ARF
├── 产科失血性休克 —— 大量出血时，肾血管收缩，肾血流量可减少 30%~50%，因此出现尿少、尿比重升高。如血压进一步下降到 40~60mmHg，因肾小球毛细血管水压过低，尿液不能滤过。肾脏长时间缺血，即可出现双侧肾皮质坏死或肾小管变性坏死
├── 严重感染
│   ├── 产科的严重感染可引起感染中毒性休克，其感染灶主要在子宫，如感染性流产、妊娠晚期宫内感染、产褥感染、子宫破裂感染等
│   ├── 子宫内的坏死组织有利于细菌迅速繁殖，如为革兰阴性细菌崩解后释放出内毒素，很快地被子宫创面吸收而进入母体血液循环，此时孕产妇抵抗力低，盆腔血运丰富，内毒素可促使儿茶酚胺释放，引起小动脉强力收缩，肾血流下降
│   └── 内毒素损害血管内皮细胞，因而促进了 DIC 的发生和发展，同时细菌可造成肾间质感染，这些情况均促进 ARF 发生
└── 弥散性血管内凝血（DIC） —— DIC 是一个严重的病理过程，产科很多严重疾病如感染性流产、羊水栓塞、死胎、胎盘早剥等均引起微循环内广泛的纤维蛋白沉积，血小板和红细胞聚集而形成弥散性微血栓，导致循环障碍。肾血管内广泛微血栓形成时，因肾组织坏死而发生 ARF
```

【临床表现】

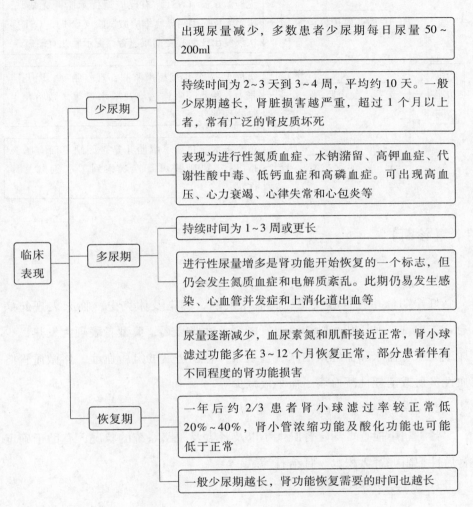

临床表现
- 少尿期
  - 出现尿量减少，多数患者少尿期每日尿量 50~200ml
  - 持续时间为 2~3 天到 3~4 周，平均约 10 天。一般少尿期越长，肾脏损害越严重，超过 1 个月以上者，常有广泛的肾皮质坏死
  - 表现为进行性氮质血症、水钠潴留、高钾血症、代谢性酸中毒、低钙血症和高磷血症。可出现高血压、心力衰竭、心律失常和心包炎等
- 多尿期
  - 持续时间为 1~3 周或更长
  - 进行性尿量增多是肾功能开始恢复的一个标志，但仍会发生氮质血症和电解质紊乱。此期仍易发生感染、心血管并发症和上消化道出血等
- 恢复期
  - 尿量逐渐减少，血尿素氮和肌酐接近正常，肾小球滤过功能多在 3~12 个月恢复正常，部分患者伴有不同程度的肾功能损害
  - 一年后约 2/3 患者肾小球滤过率较正常低 20%~40%，肾小管浓缩功能及酸化功能也可能低于正常
  - 一般少尿期越长，肾功能恢复需要的时间也越长

【胎盘功能监测】

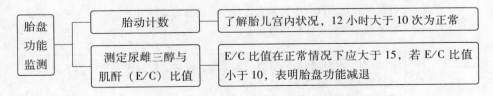

胎盘功能监测
- 胎动计数　了解胎儿宫内状况，12 小时大于 10 次为正常
- 测定尿雌三醇与肌酐（E/C）比值　E/C 比值在正常情况下应大于 15，若 E/C 比值小于 10，表明胎盘功能减退

续流程

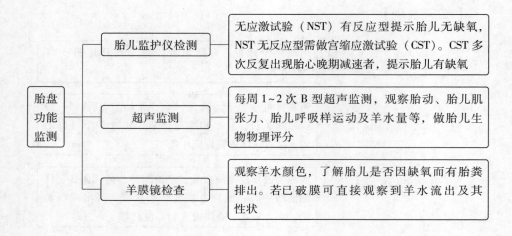

胎盘功能监测

- 胎儿监护仪检测 — 无应激试验（NST）有反应型提示胎儿无缺氧，NST 无反应型需做宫缩应激试验（CST）。CST 多次反复出现胎心晚期减速者，提示胎儿有缺氧
- 超声监测 — 每周 1~2 次 B 型超声监测，观察胎动、胎儿肌张力、胎儿呼吸样运动及羊水量等，做胎儿生物物理评分
- 羊膜镜检查 — 观察羊水颜色，了解胎儿是否因缺氧而有胎粪排出。若已破膜可直接观察到羊水流出及其性状

【诊断】

1. 病史

妊娠期合并有肾脏疾患、高血压疾病、感染及休克史，临床表现起病急，先出现高血压和水肿，迅速发展至急性肾衰竭，典型者表现为发热、少尿或无尿、血尿和血红蛋白尿、管型尿，急剧进展的氮质血症，伴微血管溶血性贫血或消耗性凝血病、血小板减少等。

2. 超声检查

肾脏超声检查可测定肾脏大小以及肾盂及尿路系统的状况，有助于确定肾后性梗阻如肾盂积水、肾结石等。

3. 实验室检查

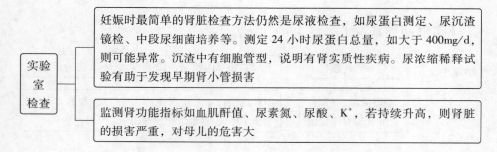

实验室检查

- 妊娠时最简单的肾脏检查方法仍然是尿液检查，如尿蛋白测定、尿沉渣镜检、中段尿细菌培养等。测定 24 小时尿蛋白总量，如大于 400mg/d，则可能异常。沉渣中有细胞管型，说明有肾实质性疾病。尿浓缩稀释试验有助于发现早期肾小管损害
- 监测肾功能指标如血肌酐值、尿素氮、尿酸、K^+，若持续升高，则肾脏的损害严重，对母儿的危害大

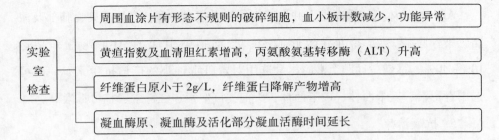

实验室检查

周围血涂片有形态不规则的破碎细胞，血小板计数减少，功能异常

黄疸指数及血清胆红素增高，丙氨酸氨基转移酶（ALT）升高

纤维蛋白原小于 2g/L，纤维蛋白降解产物增高

凝血酶原、凝血酶及活化部分凝血活酶时间延长

4. 肾活检

肾小球毛细血管及小动脉内有广泛纤维蛋白微血栓，肾小动脉内皮细胞增生，肾小管上皮细胞坏死。

【治疗措施】

1. 治疗妊娠并发症

妊娠合并 ARF 的治疗主要针对产科原发疾病及早进行治疗。对严重的妊娠期高血压病、胎盘早剥、产后出血等并发症要及时处理，增加有效循环血量，减少肾缺血，积极控制感染，停止使用肾毒性药物。纠正贫血及低蛋白血症，定期复查血气、肾功能和电解质，密切观察尿量。

2. 严格控制水分

严格控制水、钠摄入，保持水、电解质、酸碱平衡，准确计算出入量，防止水分过多摄入导致急性心衰和脑水肿、肺水肿。每天补液量＝显性失液量+非显性失液量（800~900ml）一内生水液量（300~400ml），并结合临床观察，及时予以增减。

3. 纠正水、电解质紊乱

予以低蛋白、高热量、限制钾盐的饮食。控制含钾多的药物进入，纠正酸中毒，防止低钠、低钙产生。当血容量纠正后，外周血压恢复而肾血管痉挛仍存在，应给予利尿药，如 20%甘露醇 250ml 静脉滴入，每小时尿量少于400ml，可以重复 1 次，呋塞米（速尿）60~100mg 静脉缓推。

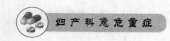

4. 预防感染

ARF 时机体抵抗力减退，并发感染的机会很大，包括产褥感染、肺部及尿路感染，腹膜透析者可导致腹膜炎，严重感染引起的 ARF 死亡率高达 10%~40%。感染一旦发生，应尽量选用对肾脏毒性小的广谱抗生素，一般可选用青霉素、氨苄西林、羧苄西林、头孢类抗生素、红霉素、林可霉素等。

5. 抗凝治疗

妊娠期血液处于高凝状态，而血管内溶栓能力下降造成肾小球毛细血管广泛微血栓形成，肾小球与肾小管祥血栓形成是导致急性肾皮质坏死的主要原因。近来采用肝素治疗 ARF，尤其在严重感染时有保护肾脏的作用。

6. 透析疗法

对合并有多器官功能衰竭的患者应尽快行透析治疗。首选血液透析，因血透时使用的肝素对溶血性尿毒症及合并早期 DIC 的患者，更有利于改善高凝状态而减少微血栓形成。对出现下列情况者应尽早进行血液透析。

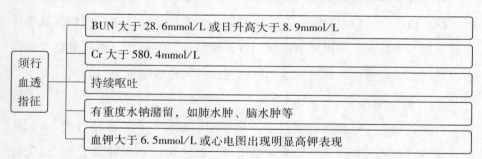

须行血透指征：
- BUN 大于 28.6mmol/L 或日升高大于 8.9mmol/L
- Cr 大于 580.4mmol/L
- 持续呕吐
- 有重度水钠潴留，如肺水肿、脑水肿等
- 血钾大于 6.5mmol/L 或心电图出现明显高钾表现

临床上可根据患者情况和设备条件进行选择。由于尿毒症积聚的尿素、肌酐及其他代谢产物可通过胎盘影响胎儿，故应早做透析，尽量使血 BUN 维持在 10.7mmol/L 左右，透析中注意水的平衡，以免影响子宫胎盘灌注。

7. 适时终止妊娠

血清尿素氮及肌酐值是判定妊娠合并慢性肾炎的预后和指导处理的重要指标。若血清肌酐小于 132.6μmol/L 在妊娠期不继续升高，可继续妊娠。若出现下列情况不宜妊娠。

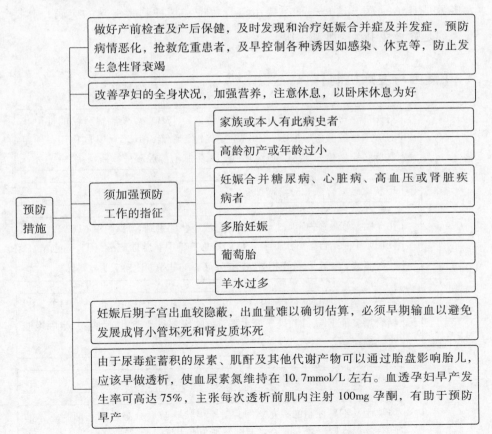

不宜妊娠的情况
- 妊娠前已有蛋白尿和高血压，血压大于 150/100mmHg
- 妊娠前肌酐值大于 265.2μmol/L 或尿素氮值大于 10.7mmol/L。若已妊娠，在妊娠 12 周前应行人工流产
- 对胎盘功能明显减退，出现胎儿窘迫，估计胎儿已能存活者，挽救胎儿应考虑终止妊娠
- 既往有死胎、死产史，经促胎儿肺成熟，在妊娠 36 周后终止妊娠。终止妊娠方式以剖宫产为宜，同时行绝育术。肾衰竭发生后，不论妊娠月份大小，均应于 48 小时内终止妊娠，分娩方式以剖宫产为宜

【预防措施】

预防措施
- 做好产前检查及产后保健，及时发现和治疗妊娠合并症及并发症，预防病情恶化，抢救危重患者，及早控制各种诱因如感染、休克等，防止发生急性肾衰竭
- 改善孕妇的全身状况，加强营养，注意休息，以卧床休息为好
- 须加强预防工作的指征
  - 家族或本人有此病史者
  - 高龄初产或年龄过小
  - 妊娠合并糖尿病、心脏病、高血压或肾脏疾病者
  - 多胎妊娠
  - 葡萄胎
  - 羊水过多
- 妊娠后期子宫出血较隐蔽，出血量难以确切估算，必须早期输血以避免发展成肾小管坏死和肾皮质坏死
- 由于尿毒症蓄积的尿素、肌酐及其他代谢产物可以通过胎盘影响胎儿，应该早做透析，使血尿素氮维持在 10.7mmol/L 左右。血透孕妇早产发生率可高达 75%，主张每次透析前肌内注射 100mg 孕酮，有助于预防早产

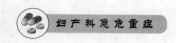

第五节　妊娠合并甲状腺功能亢进症

甲状腺功能亢进症（简称甲亢）是一种常见的内分泌疾病，系甲状腺激素分泌过多所致。甲亢妇女常表现为月经紊乱、经量减少或闭经，不易妊娠，一旦妊娠，流产、早产、死胎率高于正常人，妊娠期由于垂体激素与胎盘激素的共同作用以及甲状腺组织对 FSH 的敏感性增加，使甲状腺素的生成与分泌均有增加，可加重甲亢患者的心血管负担，尤其在分娩、手术、感染时甚至发生甲亢危象时。妊娠期高血压疾病的发生也有所增加。妊娠期甲亢大多数是 Graves 病，这是一种主要由自身免疫和精神刺激引起的疾病，其特征表现是弥漫性甲状腺肿和突眼。

【病因与发病机制】

病因与发病机制	妊娠后，母体脑垂体前叶促甲状腺激素（TSH）以及胎盘分泌的促甲状腺激素释放激素（TRH）和绒毛膜促性腺激素（HCG）共同作用，使甲状腺组织增生、肥大，血运增加，新生腺泡腺腔胶样物质增多
	甲状腺激素合成和分泌增加
	由于胎盘雌激素的影响，母体肝脏合成甲状腺素结合球蛋白（TBG）增加，使血浆中总结合态甲状腺素（T_4）及总三碘甲状腺原氨酸（TT_3）也增高，但游离的 T_3、T_4 保持在相对稳定的水平，与非孕期比较无明显差异
	在第一孕期末 T_3、T_4 达到高峰，第二、三孕期由于 TBG 的增加与 T_3、T_4 结合增多而 FT_3、FT_4 处于低水平，故临床上早孕期甲亢加重，孕中晚期可稍微缓解
	轻症和经过治疗后能够控制的甲亢患者，一般不影响妊娠
	但重症及不易控制的甲亢病例，由于甲状腺激素分泌过多，抑制垂体前叶分泌促性腺激素，常合并月经异常和无排卵，故不易妊娠

续流程

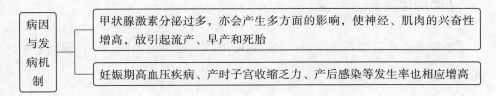

病因与发病机制	甲状腺激素分泌过多，亦会产生多方面的影响，使神经、肌肉的兴奋性增高，故引起流产、早产和死胎
	妊娠期高血压疾病、产时子宫收缩乏力、产后感染等发生率也相应增高

【临床表现】

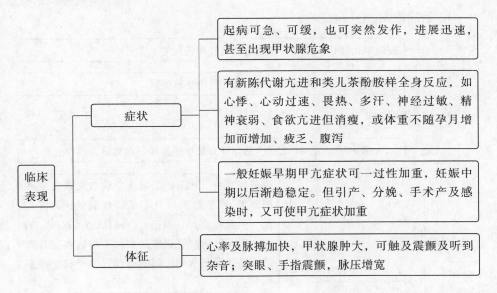

临床表现	症状	起病可急、可缓，也可突然发作，进展迅速，甚至出现甲状腺危象
		有新陈代谢亢进和类儿茶酚胺样全身反应，如心悸、心动过速、畏热、多汗、神经过敏、精神衰弱、食欲亢进但消瘦，或体重不随孕月增加而增加、疲乏、腹泻
		一般妊娠早期甲亢症状可一过性加重，妊娠中期以后渐趋稳定。但引产、分娩、手术产及感染时，又可使甲亢症状加重
	体征	心率及脉搏加快，甲状腺肿大，可触及震颤及听到杂音；突眼、手指震颤，脉压增宽

【诊断】

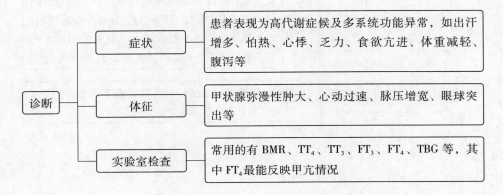

诊断	症状	患者表现为高代谢症候及多系统功能异常，如出汗增多、怕热、心悸、乏力、食欲亢进、体重减轻、腹泻等
	体征	甲状腺弥漫性肿大、心动过速、脉压增宽、眼球突出等
	实验室检查	常用的有 BMR、TT_4、TT_3、FT_3、FT_4、TBG 等，其中 FT_4 最能反映甲亢情况

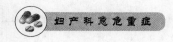

【鉴别诊断】

心肌炎或心脏器质性疾病：可通过心电图、超声心动图、甲状腺功能测定等鉴别。

【治疗措施】

1. 治疗原则

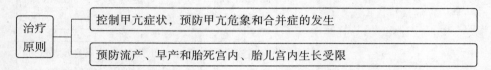

治疗原则
- 控制甲亢症状，预防甲亢危象和合并症的发生
- 预防流产、早产和胎死宫内、胎儿宫内生长受限

2. 妊娠期管理

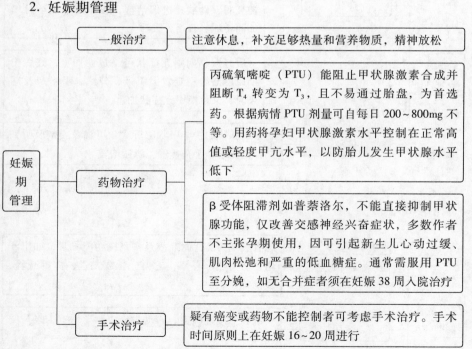

妊娠期管理
- 一般治疗：注意休息，补充足够热量和营养物质，精神放松
- 药物治疗：
  - 丙硫氧嘧啶（PTU）能阻止甲状腺激素合成并阻断 T_4 转变为 T_3，且不易通过胎盘，为首选药。根据病情 PTU 剂量可自每日 200~800mg 不等。用药将孕妇甲状腺激素水平控制在正常高值或轻度甲亢水平，以防胎儿发生甲状腺水平低下
  - β 受体阻滞剂如普萘洛尔，不能直接抑制甲状腺功能，仅改善交感神经兴奋症状，多数作者不主张孕期使用，因可引起新生儿心动过缓、肌肉松弛和严重的低血糖症。通常需服用 PTU 至分娩，如无合并症者须在妊娠 38 周入院治疗
- 手术治疗：疑有癌变或药物不能控制者可考虑手术治疗。手术时间原则上在妊娠 16~20 周进行

3. 分娩期管理

分娩期管理
- 甲亢本身并非剖宫产指征，应尽量经阴道分娩
- 产程中注意能量补充、氧气吸入、定时测血压、脉率。进行精神安慰和鼓励，使产妇减少精神负担，配合分娩
- 缩短第二产程，病情重者行手术助产，若有产科指征，应行剖宫产
- 不论阴道产或手术产，均应预防感染，监测和预防甲亢危象的发生
- 分娩时做好新生儿复苏准备
- 留脐带血进行甲状腺功能检测及抗甲状腺抗体检查

4. 产褥期管理

产褥期管理
- 甲亢产妇产后病情有加重及复发倾向，应积极预防感染，防治产后出血及甲亢危象
- 产后应根据甲状腺功能测定调整抗甲状腺药物用量。产后需继续服用抗甲亢药物者可以哺乳
- 出院后应继续产科及内分泌科随诊。如能定期监测婴儿内科疾病、甲状腺功能则更理想

5. 甲状腺危象的治疗

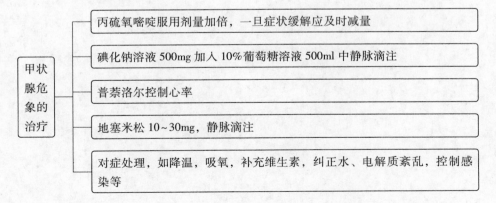

甲状腺危象的治疗
- 丙硫氧嘧啶服用剂量加倍，一旦症状缓解应及时减量
- 碘化钠溶液 500mg 加入 10% 葡萄糖溶液 500ml 中静脉滴注
- 普萘洛尔控制心率
- 地塞米松 10~30mg，静脉滴注
- 对症处理，如降温，吸氧，补充维生素，纠正水、电解质紊乱，控制感染等

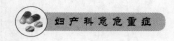

【预防措施】

精神刺激、手术、高热等都可使甲亢加重，严重时发生甲亢危象。因此临产后给予精神安慰，减轻疼痛，补充能量，缩短产程都是至关重要的。对有甲状腺疾病家族史的妇女，妊娠期应特别注意甲亢的发生。

第八章 妊娠期黄疸

第一节 妊娠合并病毒性肝炎

孕妇并发的最常见的肝脏疾病是病毒性肝炎，妊娠期感染可严重地危害孕妇及胎儿，发病率为非妊娠期妇女的 6~9 倍，急性重型肝炎发生率为非孕期妇女的 65.5 倍。常见的病原体有甲型肝炎病毒（HAV）、乙型肝炎病毒（HBV）、丙型肝炎病毒（HCV）、丁型肝炎病毒（HDV）和戊型肝炎病毒（HEV）五种病毒。这些病毒在一定条件下都可造成严重的肝功能损害甚至肝衰竭。

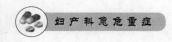

【病因与分类】

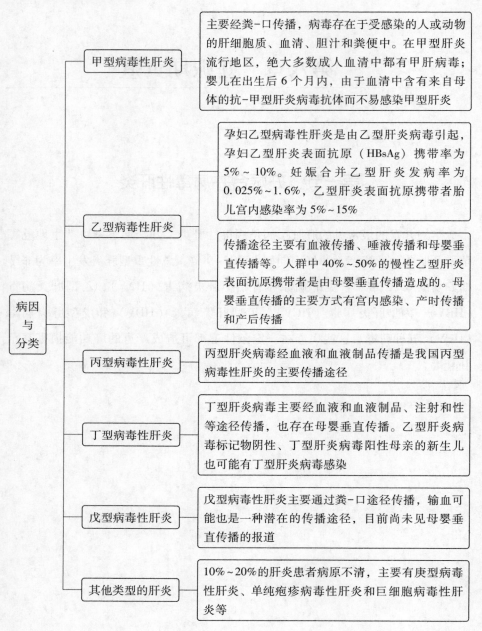

病因
与
分类

甲型病毒性肝炎 ── 主要经粪-口传播，病毒存在于受感染的人或动物的肝细胞质、血清、胆汁和粪便中。在甲型肝炎流行地区，绝大多数成人血清中都有甲肝病毒；婴儿在出生后 6 个月内，由于血清中含有来自母体的抗-甲型肝炎病毒抗体而不易感染甲型肝炎

乙型病毒性肝炎 ── 孕妇乙型病毒性肝炎是由乙型肝炎病毒引起，孕妇乙型肝炎表面抗原（HBsAg）携带率为 5%～10%。妊娠合并乙型肝炎发病率为 0.025%～1.6%，乙型肝炎表面抗原携带者胎儿宫内感染率为 5%～15%

传播途径主要有血液传播、唾液传播和母婴垂直传播等。人群中 40%～50% 的慢性乙型肝炎表面抗原携带者是由母婴垂直传播造成的。母婴垂直传播的主要方式有宫内感染、产时传播和产后传播

丙型病毒性肝炎 ── 丙型肝炎病毒经血液和血液制品传播是我国丙型病毒性肝炎的主要传播途径

丁型病毒性肝炎 ── 丁型肝炎病毒主要经血液和血液制品、注射和性等途径传播，也存在母婴垂直传播。乙型肝炎病毒标记物阴性、丁型肝炎病毒阳性母亲的新生儿也可能有丁型肝炎病毒感染

戊型病毒性肝炎 ── 戊型病毒性肝炎主要通过粪-口途径传播，输血可能也是一种潜在的传播途径，目前尚未见母婴垂直传播的报道

其他类型的肝炎 ── 10%～20% 的肝炎患者病原不清，主要有庚型病毒性肝炎、单纯疱疹病毒性肝炎和巨细胞病毒性肝炎等

【肝炎与妊娠的相互影响】

1. 病毒性肝炎对妊娠的影响

（1）对母体的影响

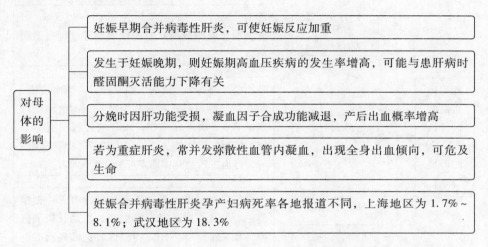

对母体的影响
- 妊娠早期合并病毒性肝炎，可使妊娠反应加重
- 发生于妊娠晚期，则妊娠期高血压疾病的发生率增高，可能与患肝病时醛固酮灭活能力下降有关
- 分娩时因肝功能受损，凝血因子合成功能减退，产后出血概率增高
- 若为重症肝炎，常并发弥散性血管内凝血，出现全身出血倾向，可危及生命
- 妊娠合并病毒性肝炎孕产妇病死率各地报道不同，上海地区为 1.7%~8.1%；武汉地区为 18.3%

（2）对胎儿的影响

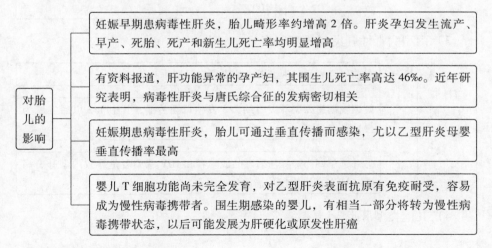

对胎儿的影响
- 妊娠早期患病毒性肝炎，胎儿畸形率约增高 2 倍。肝炎孕妇发生流产、早产、死胎、死产和新生儿死亡率均明显增高
- 有资料报道，肝功能异常的孕产妇，其围生儿死亡率高达 46‰。近年研究表明，病毒性肝炎与唐氏综合征的发病密切相关
- 妊娠期患病毒性肝炎，胎儿可通过垂直传播而感染，尤以乙型肝炎母婴垂直传播率最高
- 婴儿 T 细胞功能尚未完全发育，对乙型肝炎表面抗原有免疫耐受，容易成为慢性病毒携带者。围生期感染的婴儿，有相当一部分将转为慢性病毒携带状态，以后可能发展为肝硬化或原发性肝癌

（3）母婴垂直传播

1）甲型病毒性肝炎（甲型肝炎）：甲型肝炎病毒不能通过胎盘传给胎儿，故孕妇患病不必人工流产或引产。但妊娠晚期患甲型肝炎，分娩过程中

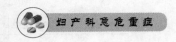

接触母体血液或受粪便污染可使新生儿感染。

2）乙型病毒性肝炎（乙型肝炎）：母婴传播是乙型肝炎病毒传播的主要途径之一。母婴传播引起的乙型肝炎病毒感染在我国约占婴幼儿感染的 1/3。母婴传播途径如下。

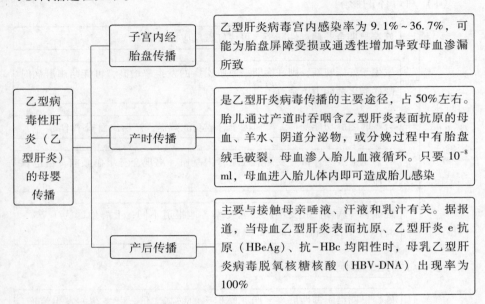

乙型病毒性肝炎（乙型肝炎）的母婴传播	子宫内经胎盘传播	乙型肝炎病毒宫内感染率为 9.1%～36.7%，可能为胎盘屏障受损或通透性增加导致母血渗漏所致
	产时传播	是乙型肝炎病毒传播的主要途径，占 50% 左右。胎儿通过产道时吞咽含乙型肝炎表面抗原的母血、羊水、阴道分泌物，或分娩过程中有胎盘绒毛破裂，母血渗入胎儿血液循环。只要 10^{-8} ml，母血进入胎儿体内即可造成胎儿感染
	产后传播	主要与接触母亲唾液、汗液和乳汁有关。据报道，当母血乙型肝炎表面抗原、乙型肝炎 e 抗原（HBeAg）、抗－HBc 均阳性时，母乳乙型肝炎病毒脱氧核糖核酸（HBV-DNA）出现率为 100%

3）丙型病毒性肝炎（丙型肝炎）

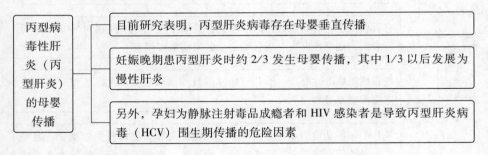

丙型病毒性肝炎（丙型肝炎）的母婴传播	目前研究表明，丙型肝炎病毒存在母婴垂直传播
	妊娠晚期患丙型肝炎时约 2/3 发生母婴传播，其中 1/3 以后发展为慢性肝炎
	另外，孕妇为静脉注射毒品成瘾者和 HIV 感染者是导致丙型肝炎病毒（HCV）围生期传播的危险因素

4）其他类型肝炎

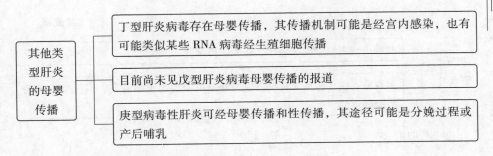

其他类型肝炎的母婴传播

- 丁型肝炎病毒存在母婴传播，其传播机制可能是经宫内感染，也有可能类似某些 RNA 病毒经生殖细胞传播
- 目前尚未见戊型肝炎病毒母婴传播的报道
- 庚型病毒性肝炎可经母婴传播和性传播，其途径可能是分娩过程或产后哺乳

2. 妊娠对病毒性肝炎的影响

妊娠期易患病毒性肝炎，或促使已有的肝病变化。以下这些因素均可加重肝脏的负担。

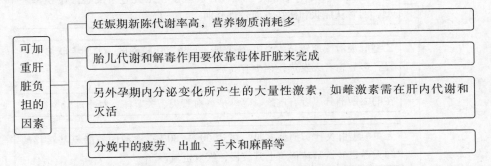

可加重肝脏负担的因素

- 妊娠期新陈代谢率高，营养物质消耗多
- 胎儿代谢和解毒作用要依靠母体肝脏来完成
- 另外孕期内分泌变化所产生的大量性激素，如雌激素需在肝内代谢和灭活
- 分娩中的疲劳、出血、手术和麻醉等

孕妇患肝炎时病情较非孕时为重，且妊娠越晚，越易发生重症肝炎。欧美国家报道，妊娠对病毒性肝炎无特殊影响，但发展中国家资料显示，妊娠时患肝炎预后差，特别是妊娠晚期患急性肝炎，重症肝炎及病死的机会远比非妊娠期肝炎患者为多。如孕晚期患戊型病毒性肝炎，孕妇病死率可达 $10\% \sim 20\%$。

【临床表现】

1. 甲型肝炎

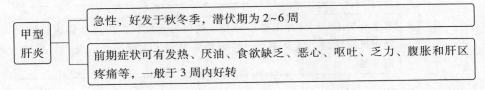

甲型肝炎

- 急性，好发于秋冬季，潜伏期为 2~6 周
- 前期症状可有发热、厌油、食欲缺乏、恶心、呕吐、乏力、腹胀和肝区疼痛等，一般于 3 周内好转

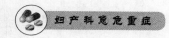

甲型肝炎	此后出现黄疸、皮肤瘙痒、肝大，持续 2~6 周或更长
	多数患者症状轻且无黄疸。甲型肝炎可演变为重型肝炎，但发生率远较乙型肝炎低

2. 乙型肝炎

乙型肝炎分为急性乙型肝炎、慢性乙型肝炎、重症乙型肝炎和乙型肝炎表面抗原（HBsAg）病毒携带者。

乙型肝炎	急性乙型肝炎与甲型肝炎相似，有黄疸型、无黄疸型及胆汁淤积型三型，两者从症状和体征方面较难鉴别
	乙型肝炎潜伏期较长，为 1~6 个月。起病常比较隐匿，前驱症状多不明显，多数患者无发热，很少有高热
	在前驱期部分患者有皮疹、荨麻疹、血管炎、关节痛、肾小球肾炎等
	无黄疸型肝炎比黄疸型多见，可达 60%~80%。血清丙氨酸氨基转移酶和天冬氨酸氨基转移酶上升较慢，恢复也较慢
	胆汁淤积型以梗阻性黄疸为主要表现，有乏力、皮肤瘙痒、肝大、大便呈灰白色，消化道症状较轻。肝功能检查示直接胆红素、碱性磷酸酶（AKP）、胆固醇增高，血清转氨酶接近于正常。黄疸可持续数月至 1 年以上，大多数患者能恢复，仅少数发展为胆汁型肝硬化
	我国的慢性乙型肝炎是在新生儿或婴幼儿期感染，在成年期出现症状或肝功能异常而被发现。临床上有乏力、食欲缺乏、腹胀、肝区痛等症状。也可无症状，仅偶然发现肝功能异常。肝脏可有轻度增大
	乙型慢性活动型肝炎患者可有面色灰黑、皮肤痤疮、肝大质地偏硬、脾大、皮肤黏膜出血倾向、蜘蛛痣、肝掌等
	乙型肝炎 1%~5% 并发重型肝炎，黄疸迅速加深，出现肝昏迷症状、凝血机制障碍，危及生命。妊娠期更易发生重症肝炎，尤以妊娠晚期多见

3. 其他类型肝炎

其他类型肝炎的临床表现与乙型肝炎类似，症状或轻或重。

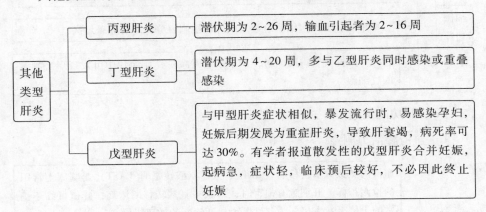

其他类型肝炎
- 丙型肝炎 —— 潜伏期为 2~26 周，输血引起者为 2~16 周
- 丁型肝炎 —— 潜伏期为 4~20 周，多与乙型肝炎同时感染或重叠感染
- 戊型肝炎 —— 与甲型肝炎症状相似，暴发流行时，易感染孕妇，妊娠后期发展为重症肝炎，导致肝衰竭，病死率可达 30%。有学者报道散发性的戊型肝炎合并妊娠，起病急，症状轻，临床预后较好，不必因此终止妊娠

【诊断】

妊娠期病毒性肝炎的诊断比非孕期困难，应详细询问病史，结合临床症状、体征及实验室检查进行综合判断。

1. 病史

有与肝炎患者密切接触史；有接受输血、血液制品、凝血因子等治疗史；有吸毒史。

2. 症状和体征

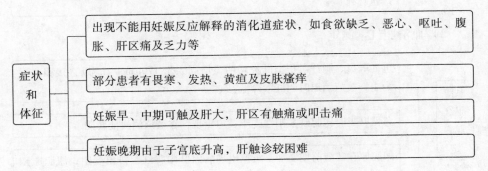

症状和体征
- 出现不能用妊娠反应解释的消化道症状，如食欲缺乏、恶心、呕吐、腹胀、肝区痛及乏力等
- 部分患者有畏寒、发热、黄疸及皮肤瘙痒
- 妊娠早、中期可触及肝大，肝区有触痛或叩击痛
- 妊娠晚期由于子宫底升高，肝触诊较困难

3. 实验室检查

（1）周围血象

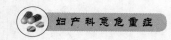

周围血象	急性期白细胞常稍低或正常，淋巴细胞相对增多，偶可有异常淋巴细胞，但一般不超过 10%，慢性肝炎者白细胞常减少
	急性重症肝炎则白细胞总数及中性粒细胞百分比均可显著增高
	合并弥散性血管内凝血时，血小板急骤减少，血涂片中可发现形态异常的红细胞

（2）肝功能检查

1）血清酶活力测定

血清酶活力测定	血清丙氨酸氨基转移酶（ALT）、天冬氨酸转氨酶（AST）是临床上常用的检测指标。肝细胞有损害时，丙氨酸氨基转移酶增高，其值可高于正常的十倍至数十倍，为急性肝炎早期诊断的敏感指标之一
	丙氨酸氨基转移酶一般于 3~4 周降至正常，若丙氨酸氨基转移酶持续数月不降，可能发展为慢性肝炎
	急性重症肝炎丙氨酸氨基转移酶轻度增高，但血清胆红素明显上升，为酶胆分离现象，提示有大量肝细胞坏死。当肝细胞损害时天冬氨酸氨基转移酶易增高，急性肝炎增高显著，慢性肝炎及肝硬化中等增高。急性黄疸出现后很快下降，持续时间不超过 3 周，乙型肝炎则持续较长
	天冬氨酸氨基转移酶/丙氨酸氨基转移酶比值对判断肝细胞损伤有较重要意义。天冬氨酸氨基转移酶/丙氨酸氨基转移酶小于 1，提示肝细胞有严重坏死

2）血清胆红素测定

血清胆红素测定	重症肝炎、胆汁淤积型肝炎均明显增高大于 $170\mu mol/L$，以直接胆红素为主，黄疸消退时胆红素降低
	急性肝炎时尿胆红素阳性先于黄疸出现，在黄疸消失前转阴
	尿胆原在黄疸前期增加，黄疸出现后因肝内胆红素排出受阻，尿胆原则减少

4. 血清病原学检测

（1）甲型肝炎

甲型肝炎	潜伏期为 2~7 周，放射免疫分析法（RIA）或酶免疫分析（EIA）检测血清中抗甲型肝炎病毒抗体较为常用
	急性期患者血清中抗 HAV-IgM 在发病第 1 周即可阳性，1~2 个月抗体滴度和阳性率下降，于 3~6 个月后消失，对早期诊断十分重要，特异性高
	抗 HAV-IgG 在急性后期和恢复期早期出现，持续数年甚至终生，属保护性抗体，有助于了解既往感染情况及人群免疫水平
	免疫电镜检测粪便中甲型肝炎病毒颗粒，或用 cDNA-RNA 分子杂交技术和聚合酶链反应（PCR）技术检测血清或粪便中 HAV-RNA，较为复杂

（2）乙型肝炎

潜伏期为 1.5~5 个月，人体感染乙型肝炎病毒后血液中可出现一系列有关的血清学标志物。

乙型肝炎	乙型肝炎表面抗原阳性是乙型肝炎病毒感染的特异性标志，其滴度随病情恢复而下降，见于乙型肝炎患者或病毒携带者
	血清中抗-HBs 抗体阳性，提示曾有过乙型肝炎病毒感染，表示机体有免疫力
	乙型肝炎预防接种后，检测抗-HBs 抗体是评价疫苗效果的标志之一
	乙型肝炎 e 抗原是核心抗原的成分，其阳性和滴度反映乙型肝炎病毒的复制及传染性的强弱
	急性乙型肝炎时乙型肝炎 e 抗原短暂阳性，如持续阳性提示转为慢性
	在慢性乙型肝炎病毒感染时乙型肝炎 e 抗原阳性常表示肝细胞内有乙型肝炎病毒活动性复制
	当乙型肝炎 e 抗原转阴伴有抗-HBe 出现时，常表示乙型肝炎病毒复制停止

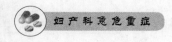

抗-HBe 抗体见于急性肝炎恢复期，意味着血清中病毒颗粒减少或消失，传染性减低

乙型肝炎核心抗原为乙肝病毒的核性抗原，相应抗体为抗-HBc 抗体

乙型肝炎核心抗原阳性表示乙型肝炎病毒在体内复制

抗 HBc-IgG 出现于急性乙型肝炎的急性期，恢复后可持续数年或更长，慢性乙型肝炎病毒感染者抗-HBc 抗体持续阳性

急性乙肝患者血清中可检测到高滴度的抗 HBc-IgM，特别对乙型肝炎表面抗原已转阴的患者，抗 HBc-IgM 阳性可确诊为急性乙肝

应用 DNA 分子杂交和聚合酶链式反应技术检测到 HBV-DNA 和 DNA 多聚酶，表示病毒在体内复制

乙型肝炎

（3）丙型肝炎

潜伏期为 2~26 周

血清中出现丙型肝炎病毒抗体可诊断为丙型肝炎病毒感染

聚合酶链式反应技术检测 HCV-RNA，阳性是病毒血症的直接证据

丙型肝炎

（4）丁型肝炎

潜伏期为 4~20 周

血清中抗-HDV 或抗 HDV-IgM 阳性，或 HDVAg 阳性，一般出现在肝炎潜伏期后期和急性期早期

亦可测 HDV-RNA，均为丁型肝炎病毒感染的标志

丁型肝炎

（5）戊型肝炎

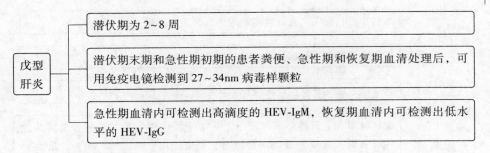

戊型肝炎	潜伏期为 2~8 周
	潜伏期末期和急性期初期的患者粪便、急性期和恢复期血清处理后，可用免疫电镜检测到 27~34nm 病毒样颗粒
	急性期血清内可检测出高滴度的 HEV-IgM，恢复期血清内可检测出低水平的 HEV-IgG

5. 其他检测方法

B 型超声诊断对判断肝硬化、胆管异常、肝内外占位性病变有参考价值。肝活检对确定弥漫性肝病变及区别慢性肝炎临床类型有重要意义。

【鉴别诊断】

1. 妊娠剧吐引起的肝损害

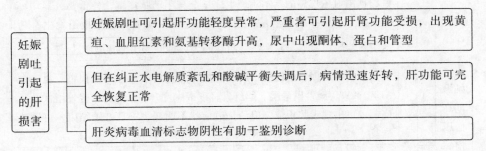

妊娠剧吐引起的肝损害	妊娠剧吐可引起肝功能轻度异常，严重者可引起肝肾功能受损，出现黄疸、血胆红素和氨基转移酶升高，尿中出现酮体、蛋白和管型
	但在纠正水电解质紊乱和酸碱平衡失调后，病情迅速好转，肝功能可完全恢复正常
	肝炎病毒血清标志物阴性有助于鉴别诊断

2. 妊娠期肝内胆汁淤积症（ICP）

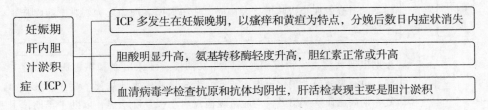

妊娠期肝内胆汁淤积症（ICP）	ICP 多发生在妊娠晚期，以瘙痒和黄疸为特点，分娩后数日内症状消失
	胆酸明显升高，氨基转移酶轻度升高，胆红素正常或升高
	血清病毒学检查抗原和抗体均阴性，肝活检表现主要是胆汁淤积

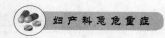

3. 妊娠期急性脂肪肝

妊娠期急性脂肪肝

- 本病少见，是发生在妊娠晚期的严重肝功能障碍
- 多见于妊娠 35 周以后的初产妇
- 其临床表现与暴发性肝炎极相似，起病急，病情重，病死率高
- 起病时常有上腹部疼痛、恶心、呕吐等消化道症状，进一步发展为急性肝衰竭，表现为凝血功能障碍、出血倾向、低血糖、黄疸、肝性脑病等
- 肝功能检查氨基转移酶升高，直接胆红素和间接胆红素均升高，但尿胆红素常阴性。可出现急性肾衰竭
- 肝活检提示肝细胞严重脂肪变性为确诊依据

4. 妊娠期高血压疾病引起的肝损害

妊娠期高血压疾病引起的肝损害

- 妊娠期高血压疾病的基本病理生理是全身小动脉痉挛，各重要脏器均可累及。当动脉痉挛致肝脏供血障碍可引起肝损害，文献报道发生率为 3%~4.6%
- 此类患者在肝损害前已有水肿、高血压、蛋白尿和肾功能损害。血清中 ALT、AST、碱性磷酸酶、胆红素轻度或中度升高，肝脏可轻度增大及压痛，也可出现腹腔积液，但消化道症状不明显，一旦妊娠结束，可迅速恢复
- HELLP 综合征是妊娠期高血压疾病肝损害的一种严重并发症，有溶血、转氨酶升高及血小板减少三大特征。临床典型表现为乏力、右上腹疼痛不适
- 近期出现黄疸、视物模糊。有时并发抽搐、牙龈出血和右上腹严重疼痛，也有呕吐或上消化道出血或便血者。母儿围生期病死率高。故凡是妊娠期高血压疾病患者，均应常规检查血小板及肝功能，以助于早期诊断与治疗

5. 药物导致的肝损害

药物导致的肝损害	孕妇因服药发生肝损害和（或）黄疸的概率较非孕期多，可能与雌激素影响胆红素排泄有关
	对肝有损害的药物有氯丙嗪、异丙嗪、巴比妥类镇静药、甲巯咪唑、异烟肼、利福平、四环素等
	药物性肝损害患者均有用药史而无病毒性肝炎接触史，用药后很快出现黄疸和氨基转移酶升高，常伴有皮疹、皮肤瘙痒、蛋白尿、关节痛、嗜酸性粒细胞增多，消化道症状较轻，停药后多可恢复

【治疗措施】

1. 妊娠期轻型肝炎

注意休息，加强营养，进食高维生素、高蛋白、高糖、低脂肪饮食；有胆汁淤积或肝昏迷者应限制脂肪和蛋白质；积极进行保肝治疗；避免应用可能损害肝脏的药物。其处理按重症肝炎处理。

2. 妊娠期重症肝炎

（1）保护肝脏

保护肝脏	高血糖素（胰高血糖素）-胰岛素联合治疗，能改善氨基酸和氨的异常代谢，肝血流量增加 24%，有防止肝细胞坏死和促进肝细胞新生的作用。常用的剂量为每日高血糖素（胰高血糖素）1~2mg，正规胰岛素 6~12U 加入 10% 葡萄糖 500ml 中静脉滴注，2~3 周为 1 个疗程
	人血清蛋白有促进肝细胞再生的作用，每周 2~3 次，每次 5g，溶于 10% 葡萄糖液内静脉滴注。新鲜血浆有促进肝细胞再生的作用，还可补充多种凝血因子及某些免疫因子，每次 200~400ml 静脉滴注，每周 2~4 次
	门冬氨酸钾镁注射液可促进肝细胞再生，降低高胆红素血症，使黄疸消退，每日 400ml 溶于 10% 葡萄糖溶液中缓慢静脉滴注

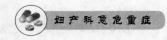
（2）肝昏迷防治

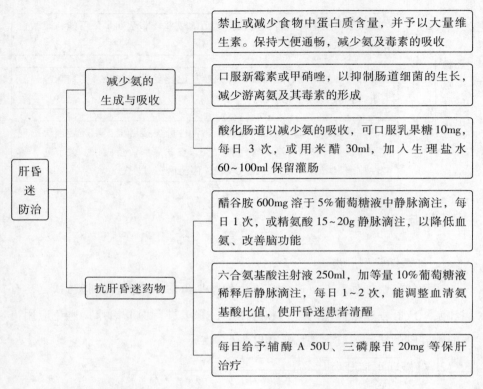

肝昏迷防治 — 减少氨的生成与吸收
- 禁止或减少食物中蛋白质含量，并予以大量维生素。保持大便通畅，减少氨及毒素的吸收
- 口服新霉素或甲硝唑，以抑制肠道细菌的生长，减少游离氨及其毒素的形成
- 酸化肠道以减少氨的吸收，可口服乳果糖 10mg，每日 3 次，或用米醋 30ml，加入生理盐水 60～100ml 保留灌肠

肝昏迷防治 — 抗肝昏迷药物
- 醋谷胺 600mg 溶于 5% 葡萄糖液中静脉滴注，每日 1 次，或精氨酸 15～20g 静脉滴注，以降低血氨、改善脑功能
- 六合氨基酸注射液 250ml，加等量 10% 葡萄糖液稀释后静脉滴注，每日 1～2 次，能调整血清氨基酸比值，使肝昏迷患者清醒
- 每日给予辅酶 A 50U、三磷腺苷 20mg 等保肝治疗

（3）弥散性血管内凝血

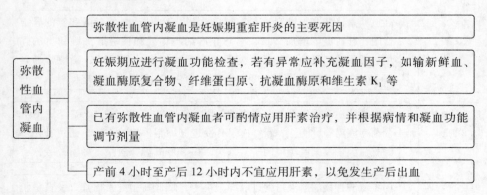

弥散性血管内凝血
- 弥散性血管内凝血是妊娠期重症肝炎的主要死因
- 妊娠期应进行凝血功能检查，若有异常应补充凝血因子，如输新鲜血、凝血酶原复合物、纤维蛋白原、抗凝血酶原和维生素 K_1 等
- 已有弥散性血管内凝血者可酌情应用肝素治疗，并根据病情和凝血功能调节剂量
- 产前 4 小时至产后 12 小时内不宜应用肝素，以免发生产后出血

（4）肾衰竭防治

晚期重症肝炎易并发急性肾衰竭，亦称肝肾综合征。

肾衰竭防治

主要表现为少尿、无尿、低血钠、腹腔积液及尿毒症酸中毒，出现少尿后大约在 7 日内死亡

严格限制液体入量，一般每日入液量为 500ml 加前一日尿量

呋塞米 60~80mg 静脉注射，必要时 2~4 小时重复给药一次，2~3 次无效后停用

多巴胺 20~80mg 或山莨菪碱（654-2）40~60mg 静脉滴注，扩张肾血管，改善肾血流

防止高血钾；避免应用损害肾脏的药物

3. 产科处理

（1）妊娠期

妊娠期

妊娠早期合并急性肝炎，如症状轻，经保肝治疗后可继续妊娠

慢性活动性肝炎患者妊娠可使肝脏负担加重，应积极治疗，病情好转后行人工流产

中、晚期妊娠合并肝炎则不主张终止妊娠，因终止妊娠时创伤、出血等可加重肝脏负担，使病情恶化。可加强孕期监护，行胎动计数、无应激试验等检查。积极防止妊娠期高血压疾病，不使其达到延期或过期妊娠

（2）分娩期及产褥期

分娩期及产褥期

重点是防止出血和感染。可于妊娠近预产期前 1 周左右，每日肌内注射维生素 K₁ 20~40mg，临产后再加用 20mg 静脉注射

产前应配好新鲜血液，做好抢救休克及新生儿窒息的准备，如可经阴道分娩，应尽量缩短第二产程，必要时可行产钳或胎头吸引助产

产后要防止胎盘剥离面严重出血，及时使用宫缩药，必要时给予补液和输血

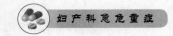

续流程

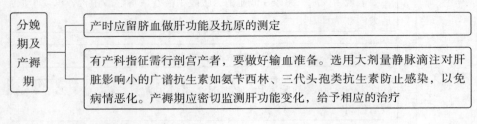

分娩期及产褥期	产时应留脐血做肝功能及抗原的测定
	有产科指征需行剖宫产者，要做好输血准备。选用大剂量静脉滴注对肝脏影响小的广谱抗生素如氨苄西林、三代头孢类抗生素防止感染，以免病情恶化。产褥期应密切监测肝功能变化，给予相应的治疗

（3）新生儿的处理

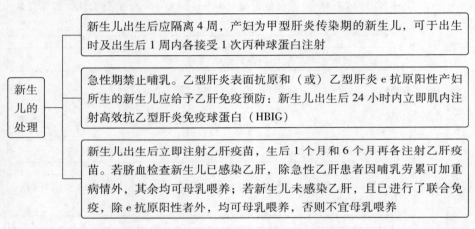

新生儿的处理	新生儿出生后应隔离 4 周，产妇为甲型肝炎传染期的新生儿，可于出生时及出生后 1 周内各接受 1 次丙种球蛋白注射
	急性期禁止哺乳。乙型肝炎表面抗原和（或）乙型肝炎 e 抗原阳性产妇所生的新生儿应给予乙肝免疫预防：新生儿出生后 24 小时内立即肌内注射高效抗乙型肝炎免疫球蛋白（HBIG）
	新生儿出生后立即注射乙肝疫苗，生后 1 个月和 6 个月再各注射乙肝疫苗。若脐血检查新生儿已感染乙肝，除急性乙肝患者因哺乳劳累可加重病情外，其余均可母乳喂养；若新生儿未感染乙肝，且已进行了联合免疫，除 e 抗原阳性者外，均可母乳喂养，否则不宜母乳喂养

【预防措施】

1. 加强宣教和围生期保健

急性期患者应隔离治疗。应特别重视防止医源性传播及医院内感染。肝炎流行区孕妇应加强营养，增强抵抗力，预防肝炎的发生。患肝炎妇女应避孕半年以上，最好 2 年后怀孕。产前常规检查肝功能及肝炎病毒血清标志物。

2. 免疫预防

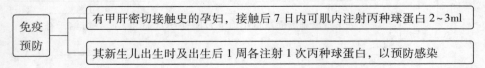

免疫预防	有甲肝密切接触史的孕妇，接触后 7 日内可肌内注射丙种球蛋白 2~3ml
	其新生儿出生时及出生后 1 周各注射 1 次丙种球蛋白，以预防感染

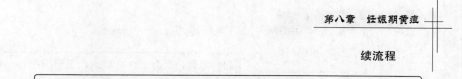

	甲肝急性期禁止哺乳。乙肝病毒阳性的孕妇，产前3个月每月肌内注射乙型肝炎免疫球蛋白，直至分娩，有较好的宫内阻断作用
免疫预防	新生儿应进行免疫预防。丙肝易感人群可用丙种球蛋白进行被动免疫
	抗丙型肝炎病毒抗体阳性者所生婴儿，1岁前注射免疫球蛋白，对婴儿有保护作用

第二节 妊娠期急性脂肪肝

妊娠急性脂肪肝（AFLP）为一种少见的、原因未明的急性肝脏脂肪变性，为妊娠期特发，多出现于妊娠晚期，常伴有肾脏等多脏器损害。

【病因与发病机制】

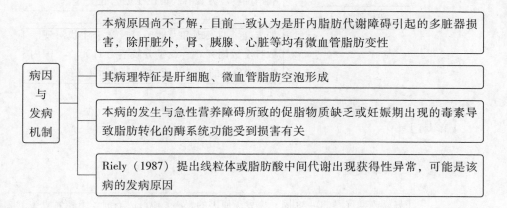

	本病原因尚不了解，目前一致认为是肝内脂肪代谢障碍引起的多脏器损害，除肝脏外，肾、胰腺、心脏等均有微血管脂肪变性
病因与发病机制	其病理特征是肝细胞、微血管脂肪空泡形成
	本病的发生与急性营养障碍所致的促脂物质缺乏或妊娠期出现的毒素导致脂肪转化的酶系统功能受到损害有关
	Riely（1987）提出线粒体或脂肪酸中间代谢出现获得性异常，可能是该病的发病原因

【临床表现】

本病绝大多数发生于初产妇，多于妊娠晚期、足月前数周（孕34~40周）发病，亦可见于经产妇。其表现如下所述。

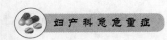

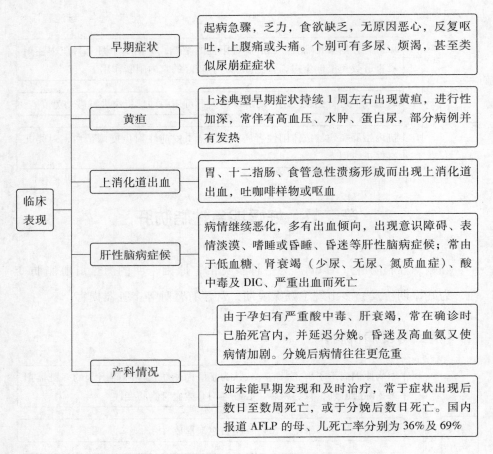

	早期症状	起病急骤，乏力，食欲缺乏，无原因恶心，反复呕吐，上腹痛或头痛。个别可有多尿、烦渴，甚至类似尿崩症症状
	黄疸	上述典型早期症状持续 1 周左右出现黄疸，进行性加深，常伴有高血压、水肿、蛋白尿，部分病例并有发热
临床表现	上消化道出血	胃、十二指肠、食管急性溃疡形成而出现上消化道出血，吐咖啡样物或呕血
	肝性脑病症候	病情继续恶化，多有出血倾向，出现意识障碍、表情淡漠、嗜睡或昏睡、昏迷等肝性脑病症候；常由于低血糖、肾衰竭（少尿、无尿、氮质血症）、酸中毒及 DIC、严重出血而死亡
	产科情况	由于孕妇有严重酸中毒、肝衰竭，常在确诊时已胎死宫内，并延迟分娩。昏迷及高血氨又使病情加剧。分娩后病情往往更危重
		如未能早期发现和及时治疗，常于症状出现后数日至数周死亡，或于分娩后数日死亡。国内报道 AFLP 的母、儿死亡率分别为 36% 及 69%

【诊断】

1. 病史及临床表现

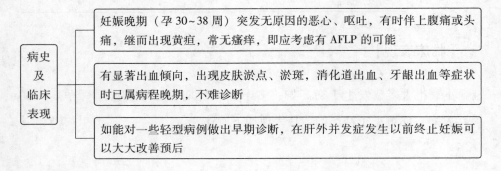

	妊娠晚期（孕 30~38 周）突发无原因的恶心、呕吐，有时伴上腹痛或头痛，继而出现黄疸，常无瘙痒，即应考虑有 AFLP 的可能
病史及临床表现	有显著出血倾向，出现皮肤淤点、淤斑、消化道出血、牙龈出血等症状时已属病程晚期，不难诊断
	如能对一些轻型病例做出早期诊断，在肝外并发症发生以前终止妊娠可以大大改善预后

2. 实验室检查

（1）血常规检查

白细胞计数均明显增高，常在 $20 \times 10^9/L$ 以上，白细胞分类以中性粒细胞为主，合并感染则更明显，并出现幼红细胞，血小板下降，小于 $100 \times 10^9/L$。

（2）血生化检查

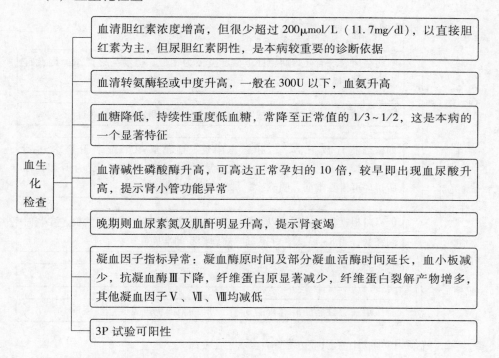

血生化检查

血清胆红素浓度增高，但很少超过 200μmol/L（11.7mg/dl），以直接胆红素为主，但尿胆红素阴性，是本病较重要的诊断依据

血清转氨酶轻或中度升高，一般在 300U 以下，血氨升高

血糖降低，持续性重度低血糖，常降至正常值的 1/3～1/2，这是本病的一个显著特征

血清碱性磷酸酶升高，可高达正常孕妇的 10 倍，较早即出现血尿酸升高，提示肾小管功能异常

晚期则血尿素氮及肌酐明显升高，提示肾衰竭

凝血因子指标异常：凝血酶原时间及部分凝血活酶时间延长，血小板减少，抗凝血酶Ⅲ下降，纤维蛋白原显著减少，纤维蛋白裂解产物增多，其他凝血因子Ⅴ、Ⅶ、Ⅷ均减低

3P 试验可阳性

3. 超声及 CT 扫描

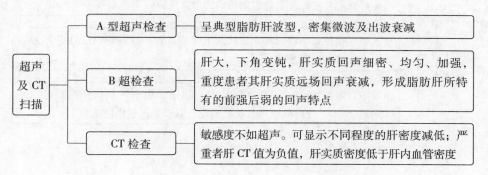

超声及 CT 扫描

A 型超声检查 —— 呈典型脂肪肝波型，密集微波及出波衰减

B 超检查 —— 肝大，下角变钝，肝实质回声细密、均匀、加强，重度患者其肝实质远场回声衰减，形成脂肪肝所特有的前强后弱的回声特点

CT 检查 —— 敏感度不如超声。可显示不同程度的肝密度减低；严重者肝 CT 值为负值，肝实质密度低于肝内血管密度

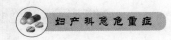

总之，由于对本病认识的提高，早期轻型病例日渐增多。如何及早预测能否出现严重脂肪肝极为重要，超声及 CT 对及早检出脂肪肝很有意义，必要时可进行肝穿刺活检。AFLP 的确诊需病理组织学检查，但由于 AFLP 与先兆子痫、HELLP 综合征有共同的病理改变，确诊还需结合临床。

【鉴别诊断】

1. 急性重型肝炎

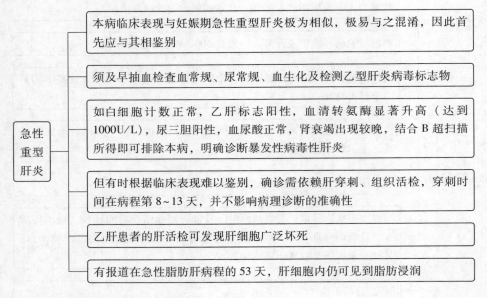

急性重型肝炎

- 本病临床表现与妊娠期急性重型肝炎极为相似，极易与之混淆，因此首先应与其相鉴别
- 须及早抽血检查血常规、尿常规、血生化及检测乙型肝炎病毒标志物
- 如白细胞计数正常，乙肝标志阳性，血清转氨酶显著升高（达到1000U/L），尿三胆阳性，血尿酸正常，肾衰竭出现较晚，结合 B 超扫描所得即可排除本病，明确诊断暴发性病毒性肝炎
- 但有时根据临床表现难以鉴别，确诊需依赖肝穿刺、组织活检，穿刺时间在病程第 8~13 天，并不影响病理诊断的准确性
- 乙肝患者的肝活检可发现肝细胞广泛坏死
- 有报道在急性脂肪肝病程的 53 天，肝细胞内仍可见到脂肪浸润

2. 妊娠肝内胆汁淤积症

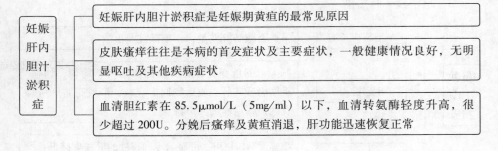

妊娠肝内胆汁淤积症

- 妊娠肝内胆汁淤积症是妊娠期黄疸的最常见原因
- 皮肤瘙痒往往是本病的首发症状及主要症状，一般健康情况良好，无明显呕吐及其他疾病症状
- 血清胆红素在 85.5μmol/L（5mg/ml）以下，血清转氨酶轻度升高，很少超过 200U。分娩后瘙痒及黄疸消退，肝功能迅速恢复正常

【治疗措施】

1. 尽早明确诊断

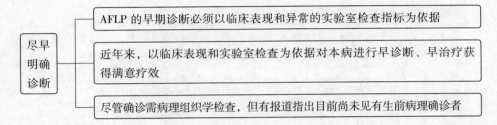

尽早
明确
诊断
├── AFLP 的早期诊断必须以临床表现和异常的实验室检查指标为依据
├── 近年来，以临床表现和实验室检查为依据对本病进行早诊断、早治疗获得满意疗效
└── 尽管确诊需病理组织学检查，但有报道指出目前尚未见有生前病理确诊者

2. 综合治疗

目前尚无特效药物，一般按急性肝衰竭处理。

（1）一般治疗

卧床休息，专人护理，给予低脂肪、低蛋白、高碳水化合物饮食，保证足够的热量。

（2）营养支持

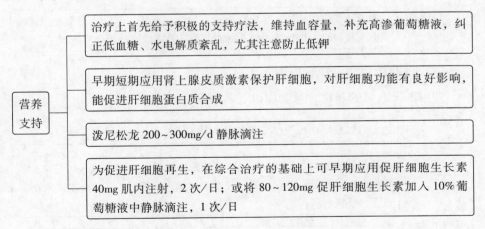

营养
支持
├── 治疗上首先给予积极的支持疗法，维持血容量，补充高渗葡萄糖液，纠正低血糖、水电解质紊乱，尤其注意防止低钾
├── 早期短期应用肾上腺皮质激素保护肝细胞，对肝细胞功能有良好影响，能促进肝细胞蛋白质合成
├── 泼尼松龙 200～300mg/d 静脉滴注
└── 为促进肝细胞再生，在综合治疗的基础上可早期应用促肝细胞生长素 40mg 肌内注射，2 次/日；或将 80～120mg 促肝细胞生长素加入 10%葡萄糖液中静脉滴注，1 次/日

（3）补充凝血因子

采用大量含凝血因子的新鲜冷冻血浆，纠正凝血因子（纤维蛋白原、凝血因子Ⅷ、Ⅹ）消耗，尤其抗凝血酶Ⅲ含量多，对解除血小板聚集、减少凝血因子消耗有特效。

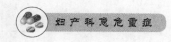

（4）纠正低蛋白血症

给予清蛋白静脉滴注，25g/d；或用生理盐水或5%葡萄糖液稀释至5%溶液滴注，纠正低蛋白血症，有助于减轻黄疸，降低脑水肿发生率。

（5）应用保肝药物

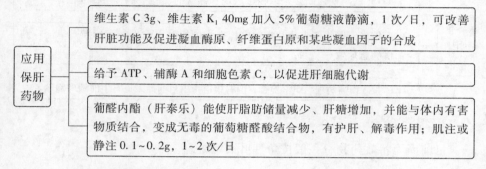

应用保肝药物
- 维生素 C 3g、维生素 K₁ 40mg 加入 5%葡萄糖液静滴，1 次/日，可改善肝脏功能及促进凝血酶原、纤维蛋白原和某些凝血因子的合成
- 给予 ATP、辅酶 A 和细胞色素 C，以促进肝细胞代谢
- 葡醛内酯（肝泰乐）能使肝脂肪储量减少、肝糖增加，并能与体内有害物质结合，变成无毒的葡萄糖醛酸结合物，有护肝、解毒作用；肌注或静注 0.1~0.2g，1~2 次/日

（6）换血或血浆置换疗法

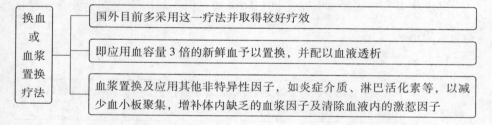

换血或血浆置换疗法
- 国外目前多采用这一疗法并取得较好疗效
- 即应用血容量 3 倍的新鲜血予以置换，并配以血液透析
- 血浆置换及应用其他非特异性因子，如炎症介质、淋巴活化素等，以减少血小板聚集，增补体内缺乏的血浆因子及清除血液内的激惹因子

（7）注意防止和治疗肝昏迷

常用来降血氨的药物，可选用以下几种：

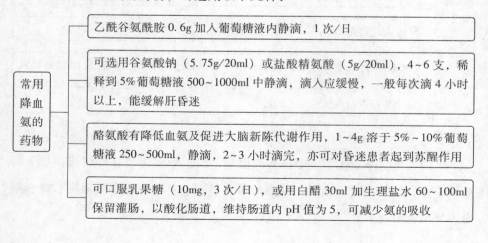

常用降血氨的药物
- 乙酰谷氨酰胺 0.6g 加入葡萄糖液内静滴，1 次/日
- 可选用谷氨酸钠（5.75g/20ml）或盐酸精氨酸（5g/20ml），4~6 支，稀释到 5%葡萄糖液 500~1000ml 中静滴，滴入应缓慢，一般每次滴 4 小时以上，能缓解肝昏迷
- 酪氨酸有降低血氨及促进大脑新陈代谢作用，1~4g 溶于 5%~10%葡萄糖液 250~500ml，静滴，2~3 小时滴完，亦可对昏迷患者起到苏醒作用
- 可口服乳果糖（10mg，3 次/日），或用白醋 30ml 加生理盐水 60~100ml 保留灌肠，以酸化肠道，维持肠道内 pH 值为 5，可减少氨的吸收

（8）纠正并发症

```
          ┌─ 纠正休克，改善微循环障碍
          │
          ├─ 伴有显著 DIC 出血倾向时，可快速输注新鲜血液、血小板及凝血酶原复
          │  合物、纤维蛋白原及抗纤溶药物，一般不用肝素
  纠正      │
  并     ──┼─ 应用大剂量对肝脏影响较小的广谱抗生素（如氨苄青霉素 6~8g/d），防
  发        │  止并发感染
  症        │
          ├─ 晚期常出现肾衰竭，发生无尿、少尿（肝肾综合征）或有大量腹腔积液时，
          │  在剖宫产术后腹腔内留置橡皮引流管，以达到腹膜透析或缓解腹胀的作用
          │
          └─ 最后应用血液透析，有可能逆转病情
```

3. 及时终止妊娠

```
          ┌─ 一旦临床诊断 AFLP，不管胎儿是否成熟、能否存活，均应及早终止妊
          │  娠。终止妊娠的方法对本病预后并无多大影响
          │
          ├─ 如宫颈条件好，且病情还不甚危重，未并发凝血功能障碍时，可考虑经
          │  阴道分娩
          │
          ├─ 如通过产道分娩的条件不够成熟，或病情较重，病势较猛，无论宫颈条
          │  件如何，均应在连续硬膜外麻醉或局麻下行剖宫产终止妊娠
  及时      │
  终     ──┼─ 如能在凝血机制发生异常以前得出诊断，进行紧急剖宫产，母婴存活率
  止        │  可显著提高
  妊娠      │
          ├─ 至于剖宫产术中子宫去留问题尚存在争议，应慎重对待，如有凝血机制
          │  异常，并在术中出现血不凝，应行子宫切除为宜
          │
          ├─ 围手术期间须积极进行支持疗法
          │
          └─ 为预防术中出血、渗血过多，在术前，可在应用止血药物的基础上，补
             充一定量的凝血因子，如输新鲜血液、凝血酶原复合物、纤维蛋白原等
```

产后仍需进行支持疗法，要注意防治产后出血，应用广谱抗生素预防感染，不宜哺乳。肝脏损害一般在产后 4 周康复。若出血量多，经常规注射宫缩剂和按压子宫，仍不能控制时，可考虑髂内动脉结扎或行子宫次全切除。

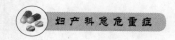

第三节　妊娠期肝内胆汁淤积症

　　妊娠期肝内胆汁淤积症（ICP）是妊娠中、晚期出现的以皮肤瘙痒和黄疸为特征的妊娠特有疾病，是造成围生儿不良结局的重要原因，近年来已引起产科医师的高度重视，被列入高危妊娠范围。妊娠期肝内胆汁淤积症主要危害胎儿，可引起早产、胎膜早破、胎儿窘迫、死胎、胎儿生长受限（FGR）等，使围生儿患病率及死亡率增加。本病在分娩后迅速消失，但具有复发性，再次妊娠或口服雌激素避孕药时常会复发。目前本病病因尚不清楚，可能与雌激素水平高、免疫、遗传与环境等因素有关，有明显地域和种族差异，以智利和瑞典发病率最高，我国重庆、上海等地区的发生率较高。

【发病机制与病理变化】

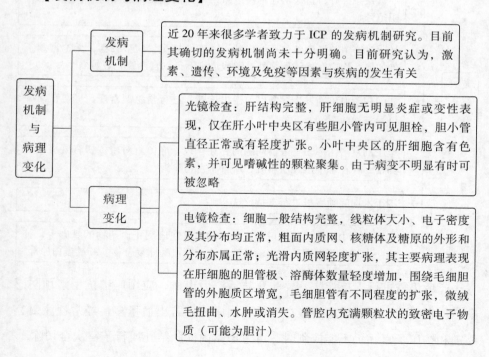

发病机制与病理变化

- 发病机制：近20年来很多学者致力于 ICP 的发病机制研究。目前其确切的发病机制尚未十分明确。目前研究认为，激素、遗传、环境及免疫等因素与疾病的发生有关
- 病理变化：
  - 光镜检查：肝结构完整，肝细胞无明显炎症或变性表现，仅在肝小叶中央区有些胆小管内可见胆栓，胆小管直径正常或有轻度扩张。小叶中央区的肝细胞含有色素，并可见嗜碱性的颗粒聚集。由于病变不明显有时可被忽略
  - 电镜检查：细胞一般结构完整，线粒体大小、电子密度及其分布均正常，粗面内质网、核糖体及糖原的外形和分布亦属正常；光滑内质网轻度扩张，其主要病理表现在肝细胞的胆管极、溶酶体数量轻度增加，围绕毛细胆管的外胞质区增宽，毛细胆管有不同程度的扩张，微绒毛扭曲、水肿或消失。管腔内充满颗粒状的致密电子物质（可能为胆汁）

【临床表现】

1. 病史

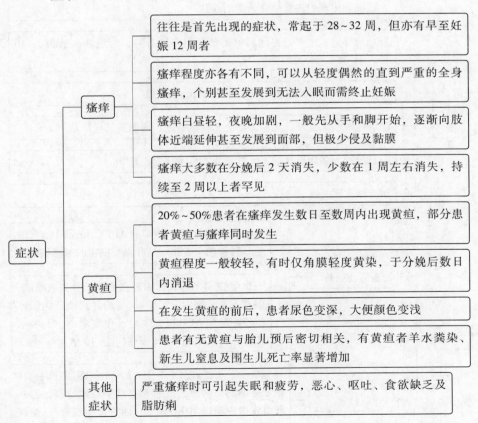

2. 症状

病史
- 妊娠前无肝炎病史，如为经产妇，既往妊娠可有皮肤瘙痒、黄疸、早产、FGR、死胎等病史
- 既往口服避孕药后有皮肤瘙痒、黄疸
- 某些食物或药物过敏史，如鱼类、青霉素、磺胺类药物等
- 家族中曾有同样的患者

症状
- 瘙痒
  - 往往是首先出现的症状，常起于 28~32 周，但亦有早至妊娠 12 周者
  - 瘙痒程度亦各有不同，可以从轻度偶然的直到严重的全身瘙痒，个别甚至发展到无法入眠而需终止妊娠
  - 瘙痒白昼轻，夜晚加剧，一般先从手和脚开始，逐渐向肢体近端延伸甚至发展到面部，但极少侵及黏膜
  - 瘙痒大多数在分娩后 2 天消失，少数在 1 周左右消失，持续至 2 周以上者罕见
- 黄疸
  - 20%~50%患者在瘙痒发生数日至数周内出现黄疸，部分患者黄疸与瘙痒同时发生
  - 黄疸程度一般较轻，有时仅角膜轻度黄染，于分娩后数日内消退
  - 在发生黄疸的前后，患者尿色变深，大便颜色变浅
  - 患者有无黄疸与胎儿预后密切相关，有黄疸者羊水粪染、新生儿窒息及围生儿死亡率显著增加
- 其他症状
  - 严重瘙痒时可引起失眠和疲劳，恶心、呕吐、食欲缺乏及脂肪痢

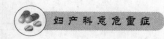

3. 体征

四肢皮肤可见抓痕，可有不同程度的黄疸，无急慢性肝病体征，肝大质软，有轻压痛。

【诊断】

血清肝功能试验指标和胆汁酸的变化是妊娠期肝内胆汁淤积症的重要表现和可靠的诊断依据，对病情评估、产科处理和围产儿预后的预测具有指导意义。

对 ICP 的诊断，具体可按以下标准。

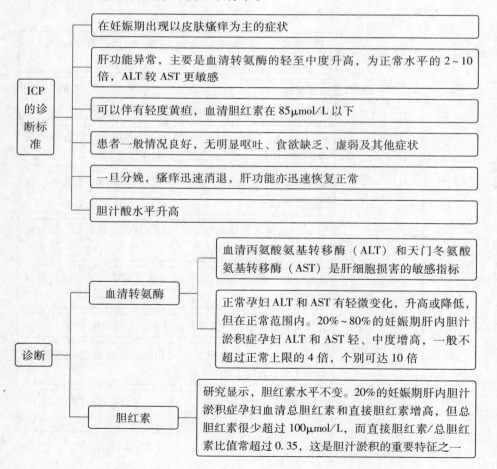

续流程

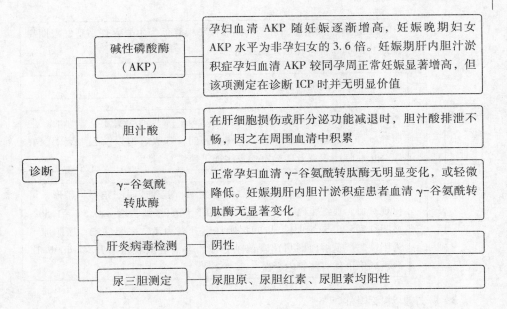

诊断

碱性磷酸酶（AKP）	孕妇血清 AKP 随妊娠逐渐增高，妊娠晚期妇女 AKP 水平为非孕妇女的 3.6 倍。妊娠期肝内胆汁淤积症孕妇血清 AKP 较同孕周正常妊娠显著增高，但该项测定在诊断 ICP 时并无明显价值
胆汁酸	在肝细胞损伤或肝分泌功能减退时，胆汁酸排泄不畅，因之在周围血清中积累
γ-谷氨酰转肽酶	正常孕妇血清 γ-谷氨酰转肽酶无明显变化，或轻微降低。妊娠期肝内胆汁淤积症患者血清 γ-谷氨酰转肽酶无显著变化
肝炎病毒检测	阴性
尿三胆测定	尿胆原、尿胆红素、尿胆素均阳性

【鉴别诊断】

1. 妊娠合并病毒性肝炎

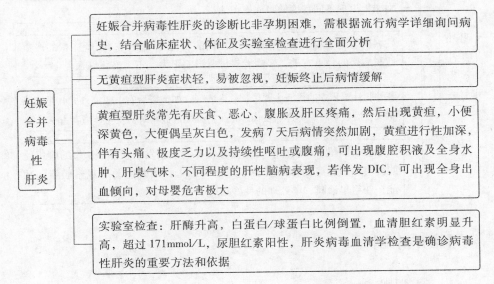

妊娠合并病毒性肝炎

	妊娠合并病毒性肝炎的诊断比非孕期困难，需根据流行病学详细询问病史，结合临床症状、体征及实验室检查进行全面分析
	无黄疸型肝炎症状轻，易被忽视，妊娠终止后病情缓解
	黄疸型肝炎常先有厌食、恶心、腹胀及肝区疼痛，然后出现黄疸，小便深黄色，大便偶呈灰白色，发病 7 天后病情突然加剧，黄疸进行性加深，伴有头痛、极度乏力以及持续性呕吐或腹痛，可出现腹腔积液及全身水肿、肝臭气味、不同程度的肝性脑病表现，若伴发 DIC，可出现全身出血倾向，对母婴危害极大
	实验室检查：肝酶升高，白蛋白/球蛋白比例倒置，血清胆红素明显升高，超过 171mmol/L，尿胆红素阳性，肝炎病毒血清学检查是确诊病毒性肝炎的重要方法和依据

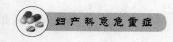

2. HELLP 综合征

HELLP 综合征

> HELLP 综合征以溶血、肝酶升高和血小板降低为主要表现，是妊娠期高血压疾病的一种特殊形式或并发症

> 在重度妊娠期高血压疾病中的并发率约为 10%

> 患者除有妊娠期高血压疾病的典型症状外，常伴有全身不适、恶心、上腹痛、肝大、腹腔积液、黄疸、出血倾向，呼吸窘迫以及心力衰竭，妊娠终止后临床表现及实验室检查多能迅速恢复

> 实验室检查：外周血涂片可见红细胞变形、破碎或呈三角形、棘形，可出现贫血，血红蛋白下降达 60～90g/L，网织红细胞增多 0.5%～1.5%，血胆红素>20.5mmol/L，以间接胆红素升高为主，尿胆红素，尿胆原可为阳性，严重溶血时可出现酱油色尿，血清乳酸脱氢酶升高>600U/L。严重病例可伴有血管内凝血

3. 肝外胆汁淤积症

肝外胆汁淤积症

> 是指肝外胆道系统由于结石、炎症、良性梗阻或肿瘤等引起部分或完全性的机械性梗阻

> 临床上出现不同程度的腹痛或黄疸

> 妊娠期与非妊娠期的肝外胆汁淤积症的表现基本相同，临床症状的严重性与病变的轻重有关，轻症者对母婴影响不大，不需终止妊娠

> 肝外胆汁淤积症的诊断主要依据临床表现，如饱餐后右上腹痛，尤其是高脂肪饮食后数小时突然疼痛发作，很少持续超过数小时，发生黄疸者占 9.6%

> 由于胆盐潴留于皮肤深层而刺激感觉神经末梢发生瘙痒。B 超的应用使胆囊炎及胆石症的诊断正确率达 90% 以上，同时能动态观察胆囊的功能，获得早诊断、早处理的良好结局

【治疗措施】

1. 治疗原则

对妊娠期肝内胆汁淤积症救治关键是在早期诊断、早期治疗的同时，做好胎儿监测，及时终止妊娠，避免胎死宫内。

2. 治疗措施

本病治疗目的是缓解瘙痒症状，恢复肝功能，降低血清胆酸水平，监护胎儿宫内状况，及时发现胎儿窘迫并采取相应措施，改善妊娠结局。

（1）一般处理

适当卧床休息，宜取左侧卧位，自数胎动，给予吸氧、高渗葡萄糖及维生素 C 及能量，既保肝又可提高胎儿对缺氧的耐受性。定期复查肝功能、血清胆酸，了解病情轻重。

（2）药物治疗

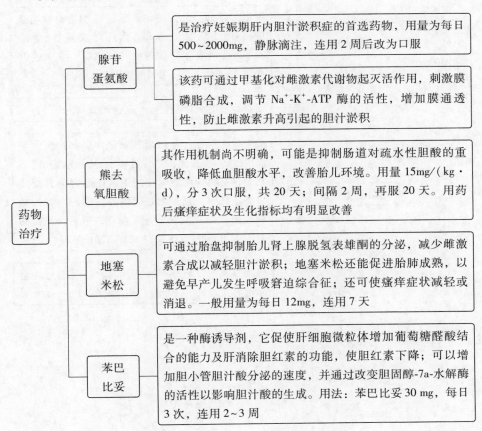

药物治疗

腺苷蛋氨酸
- 是治疗妊娠期肝内胆汁淤积症的首选药物，用量为每日 500～2000mg，静脉滴注，连用 2 周后改为口服
- 该药可通过甲基化对雌激素代谢物起灭活作用，刺激膜磷脂合成，调节 Na^+-K^+-ATP 酶的活性，增加膜通透性，防止雌激素升高引起的胆汁淤积

熊去氧胆酸
- 其作用机制尚不明确，可能是抑制肠道对疏水性胆酸的重吸收，降低血胆酸水平，改善胎儿环境。用量 15mg/（kg·d），分 3 次口服，共 20 天；间隔 2 周，再服 20 天。用药后瘙痒症状及生化指标均有明显改善

地塞米松
- 可通过胎盘抑制胎儿肾上腺脱氢表雄酮的分泌，减少雌激素合成以减轻胆汁淤积；地塞米松还能促进胎肺成熟，以避免早产儿发生呼吸窘迫综合征；还可使瘙痒症状减轻或消退。一般用量为每日 12mg，连用 7 天

苯巴比妥
- 是一种酶诱导剂，它促使肝细胞微粒体增加葡萄糖醛酸结合的能力及肝消除胆红素的功能，使胆红素下降；可以增加胆小管胆汁酸分泌的速度，并通过改变胆固醇-7a-水解酶的活性以影响胆汁酸的生成。用法：苯巴比妥 30 mg，每日 3 次，连用 2~3 周

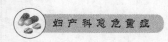

（3）产科处理

```
             ┌─ 重视胎儿监护
产科          │
处理          │
             └─ 适时终止妊娠
```

重视胎儿监护

- 妊娠期肝内胆汁淤积症孕妇的胎儿常在产前突然死亡，因此一定重视产前胎儿监护

- 目前对妊娠期肝内胆汁淤积症胎儿的监护，一般认为胎心监护比较可靠。从妊娠34周开始每周行无应激试验（NST），必要时行胎儿生物物理评分，以便及早发现隐性胎儿缺氧

- NST试验胎心率变异消失可作为预测胎儿缺氧的指标。但即使NST反应型，也有可能在短时间内发生胎死宫内，因为妊娠期肝内胆汁淤积症患者的胎儿在宫内的变化往往十分突然

- 根据多年的经验，瘙痒严重，特别是黄疸明显的患者，胎儿死亡率高，因此对该类患者，应及早给予地塞米松促进胎儿肺成熟，孕周达36周后主动干预，可明显改善围生儿预后

适时终止妊娠

- 选择合适时机终止妊娠，避免胎死宫内

- 终止妊娠指征：孕妇出现黄疸，瘙痒严重，孕周已达36周；无黄疸，妊娠已足月或胎儿已成熟者；有胎盘功能明显减退或胎儿窘迫者应及时终止妊娠；对上次妊娠因妊娠期肝内胆汁淤积症而致胎儿或新生儿死亡者采取更为积极的手段，当妊娠达35周时即考虑终止妊娠

- 分娩方式：以剖宫产为宜，因为经阴道分娩会加重胎儿缺氧，甚至致其死亡

第九章 妊娠期出血

第一节 前置胎盘

正常情况下，胎盘附着于子宫体的后壁、前壁或侧壁。如果妊娠 28 周后，胎盘附着于子宫下段、下缘达到或覆盖子宫颈内口，位置低于胎儿先露部称前置胎盘。其发病率国内报道为 0.24% ~ 1.57%，国外报道为 0.5%，是妊娠晚期出血的常见原因，严重者可危及母儿生命。根据胎盘下缘与宫颈内口的关系，将前置胎盘分为完全性前置胎盘、部分性前置胎盘、边缘性前置胎盘 3 类。

胎盘位于子宫下段，胎盘边缘极为接近但未达到宫颈内口，称为低置胎盘。

妊娠中期（妊娠 28 周前）B 超发现胎盘前置者，称为胎盘前置状态。

【病因】

发病原因尚不清楚，可能与下列因素有关。

病因
- 多次刮宫、分娩损伤子宫内膜，引起炎性或萎缩性病变：剖宫产、子宫肌瘤剜出术后损伤子宫内膜及肌层，致使子宫蜕膜血管生长不多，当受精卵植入时，因血液供给不足，为摄取足够营养而促使胎盘面积过大，伸展至子宫下段
- 子宫下段切口瘢痕也妨碍胎盘在孕晚期时向上迁移而诱发胎盘前置。报道有剖宫产史的胎盘前置发生率是无剖宫产史的 5.95 倍

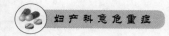

	双胎或多胎妊娠时胎盘面积大，可延伸至子宫下段达到宫颈内口。有报道双胎的前置胎盘发生率较单胎高一倍。此外胎盘形状异常如副胎盘，主胎盘附着于宫体而副胎盘可达子宫下段和子宫颈内口处而形成胎盘前置
病因	吸烟及吸食毒品可以影响子宫胎盘血液供应，胎盘为获得更多的氧供而扩大面积，延伸至子宫下段和子宫颈内口处而形成胎盘前置
	羊膜病变：电镜观察发现羊膜上皮层在羊水过少时变薄，上皮细胞萎缩，微绒毛短粗，尖端肿胀，数目少，有鳞状上皮化生现象，细胞中粗面内质网及高尔基复合体也减少，上皮细胞和基膜之间桥粒和半桥粒减少。认为有些原因不明的羊水过少可能与羊膜本身病变有关

【分类】

以胎盘边缘与宫颈内口的关系，将前置胎盘分为 3 种类型。

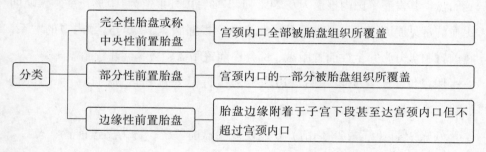

	完全性胎盘或称中央性前置胎盘	宫颈内口全部被胎盘组织所覆盖
分类	部分性前置胎盘	宫颈内口的一部分被胎盘组织所覆盖
	边缘性前置胎盘	胎盘边缘附着于子宫下段甚至达宫颈内口但不超过宫颈内口

【临床表现】

1. 症状

（1）妊娠晚期或临产时症状

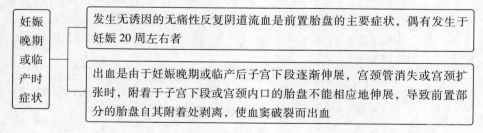

妊娠晚期或临产时症状	发生无诱因的无痛性反复阴道流血是前置胎盘的主要症状，偶有发生于妊娠 20 周左右者
	出血是由于妊娠晚期或临产后子宫下段逐渐伸展，宫颈管消失或宫颈扩张时，附着于子宫下段或宫颈内口的胎盘不能相应地伸展，导致前置部分的胎盘自其附着处剥离，使血窦破裂而出血

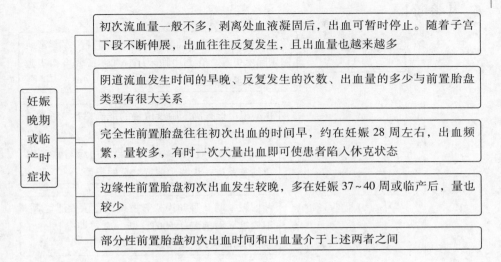

妊娠晚期或临产时症状

- 初次流血量一般不多，剥离处血液凝固后，出血可暂时停止。随着子宫下段不断伸展，出血往往反复发生，且出血量也越来越多
- 阴道流血发生时间的早晚、反复发生的次数、出血量的多少与前置胎盘类型有很大关系
- 完全性前置胎盘往往初次出血的时间早，约在妊娠 28 周左右，出血频繁，量较多，有时一次大量出血即可使患者陷入休克状态
- 边缘性前置胎盘初次出血发生较晚，多在妊娠 37~40 周或临产后，量也较少
- 部分性前置胎盘初次出血时间和出血量介于上述两者之间

（2）贫血、休克

由于反复多次或大量阴道流血，患者可出现贫血，贫血程度与出血量成正比，出血严重者可发生休克，胎儿发生缺氧、窒迫，甚至死亡。需要注意的是，少数完全性前置胎盘合并胎盘植入的患者，反而无阴道出血发生。

2. 体征

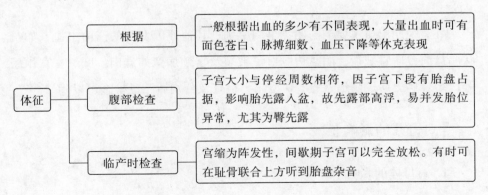

体征

- 根据：一般根据出血的多少有不同表现，大量出血时可有面色苍白、脉搏细数、血压下降等休克表现
- 腹部检查：子宫大小与停经周数相符，因子宫下段有胎盘占据，影响胎先露入盆，故先露部高浮，易并发胎位异常，尤其为臀先露
- 临产时检查：宫缩为阵发性，间歇期子宫可以完全放松。有时可在耻骨联合上方听到胎盘杂音

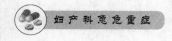

【诊断】

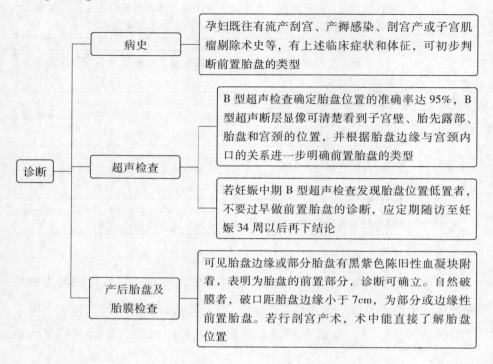

诊断 —— 病史 —— 孕妇既往有流产刮宫、产褥感染、剖宫产或子宫肌瘤剔除术史等，有上述临床症状和体征，可初步判断前置胎盘的类型

超声检查 —— B 型超声检查确定胎盘位置的准确率达 95%，B 型超声断层显像可清楚看到子宫壁、胎先露部、胎盘和宫颈的位置，并根据胎盘边缘与宫颈内口的关系进一步明确前置胎盘的类型

—— 若妊娠中期 B 型超声检查发现胎盘位置低置者，不要过早做前置胎盘的诊断，应定期随访至妊娠 34 周以后再下结论

产后胎盘及胎膜检查 —— 可见胎盘边缘或部分胎盘有黑紫色陈旧性血凝块附着，表明为胎盘的前置部分，诊断可确立。自然破膜者，破口距胎盘边缘小于 7cm，为部分或边缘性前置胎盘。若行剖宫产术，术中能直接了解胎盘位置

【鉴别诊断】

妊娠晚期出血主要应与胎盘早剥鉴别；其他原因发生的产前出血，如帆状胎盘前置血管破裂、胎盘边缘血窦破裂及宫颈病变如息肉、糜烂、宫颈癌等，结合病史通过阴道检查、B 型超声检查及分娩后胎盘检查可以确诊。

【对母儿的影响】

1. 对母体的影响

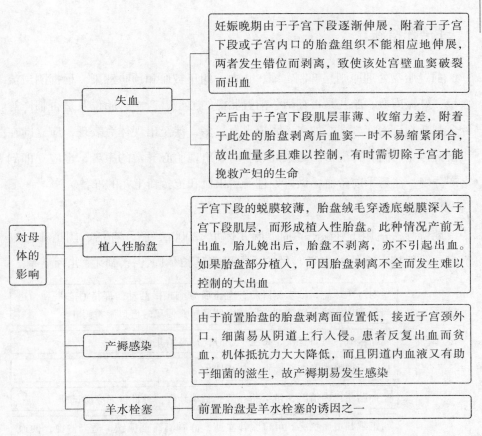

失血 —— 妊娠晚期由于子宫下段逐渐伸展，附着于子宫下段或子宫内口的胎盘组织不能相应地伸展，两者发生错位而剥离，致使该处宫壁血窦破裂而出血

产后由于子宫下段肌层菲薄、收缩力差，附着于此处的胎盘剥离后血窦一时不易缩紧闭合，故出血量多且难以控制，有时需切除子宫才能挽救产妇的生命

对母体的影响

植入性胎盘 —— 子宫下段的蜕膜较薄，胎盘绒毛穿透底蜕膜深入子宫下段肌层，而形成植入性胎盘。此种情况产前无出血，胎儿娩出后，胎盘不剥离，亦不引起出血。如果胎盘部分植入，可因胎盘剥离不全而发生难以控制的大出血

产褥感染 —— 由于前置胎盘的胎盘剥离面位置低，接近子宫颈外口，细菌易从阴道上行入侵。患者反复出血而贫血，机体抵抗力大大降低，而且阴道内血液又有助于细菌的滋生，故产褥期易发生感染

羊水栓塞 —— 前置胎盘是羊水栓塞的诱因之一

2. 对胎儿的影响

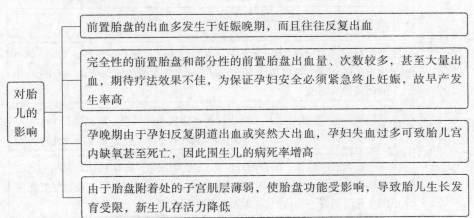

对胎儿的影响

前置胎盘的出血多发生于妊娠晚期，而且往往反复出血

完全性的前置胎盘和部分性的前置胎盘出血量、次数较多，甚至大量出血，期待疗法效果不佳，为保证孕妇安全必须紧急终止妊娠，故早产发生率高

孕晚期由于孕妇反复阴道出血或突然大出血，孕妇失血过多可致胎儿宫内缺氧甚至死亡，因此围生儿的病死率增高

由于胎盘附着处的子宫肌层薄弱，使胎盘功能受影响，导致胎儿生长发育受限，新生儿存活力降低

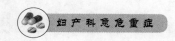

【治疗措施】

前置胎盘处理原则是抑制宫缩、止血、纠正贫血和预防感染。根据阴道流血量、妊娠周数、胎儿是否存活、前置胎盘的类型、产次、胎位及是否临产等综合判断制订治疗方案。如患者阴道出血量多，甚至出现休克表现，应立即在积极抗休克的同时行剖宫产结束妊娠。对于出现胎心异常的患者，也应立即剖宫产分娩。注意术前备血，做好处理产后出血和抢救新生儿的准备。

1. 期待疗法

期待疗法适用于妊娠<34 周、胎儿体重<2000g，胎儿存活、阴道流血量不多，一般情况良好的患者。目的是尽可能延长孕周，提高围生儿存活率。

期待疗法	
	绝对卧床休息，取左侧卧位，血止后方能轻微活动。保持心态平和，适当给予地西泮等镇静剂，保持大便通畅，便秘时可口服番泻叶
	间断吸氧，每日 3 次，每次 1 小时，提高胎儿血氧供应
	禁止阴道检查及直肠检查，禁止性生活
	监护胎儿宫内情况，包括胎心率、胎动计数，每日行无应激试验
	纠正孕妇贫血状况，可口服补血药，静脉滴注蔗糖铁，适当输血，使血红蛋白维持在≥100g/L，血细胞比容>0.30
	给予广谱抗生素预防感染
	抑制宫缩：利托君片 10mg，每 2~6 小时 1 次；或沙丁胺醇 4.8mg，每 6 小时 1 次；或 25%硫酸镁 30~60ml 加入 5%葡萄糖液 500ml，以 1~2g/h 的速度静脉滴注
	若胎龄<34 周，估计近日需终止妊娠，应促胎肺成熟。地塞米松 6mg，每日 2 次，肌内注射，连用 2 天，以减少产后早产儿呼吸窘迫综合征的发生
	终止妊娠时间选择：期待治疗至妊娠 36 周左右，各项指标均说明胎儿已成熟者，可考虑终止妊娠。有证据表明，妊娠 36 周以后主动终止妊娠的围生儿结局好于等待至 36 周以后自然临产者
	密切观察阴道出血量

2. 终止妊娠

（1）终止妊娠指征

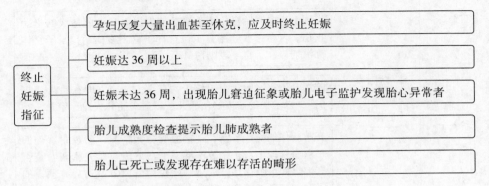

终止妊娠指征
- 孕妇反复大量出血甚至休克，应及时终止妊娠
- 妊娠达 36 周以上
- 妊娠未达 36 周，出现胎儿窘迫征象或胎儿电子监护发现胎心异常者
- 胎儿成熟度检查提示胎儿肺成熟者
- 胎儿已死亡或发现存在难以存活的畸形

（2）阴道分娩

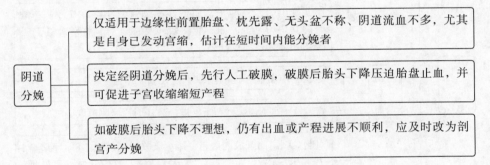

阴道分娩
- 仅适用于边缘性前置胎盘、枕先露、无头盆不称、阴道流血不多，尤其是自身已发动宫缩，估计在短时间内能分娩者
- 决定经阴道分娩后，先行人工破膜，破膜后胎头下降压迫胎盘止血，并可促进子宫收缩缩短产程
- 如破膜后胎头下降不理想，仍有出血或产程进展不顺利，应及时改为剖宫产分娩

（3）剖宫产

目前处理前置胎盘的主要手段，除外以上符合阴道分娩指征的患者，均采用剖宫产分娩，对母儿相对安全。

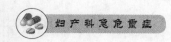

剖宫产

术前准备 —— 备足血源，做好处理产后出血和抢救新生儿的准备

子宫切口选择
- 原则上应避开胎盘，防止取胎前大出血和由此造成的母胎损伤。可参考 B 超胎盘定位选择子宫下段横切口、子宫体部纵切口、子宫下段纵切口等
- 若切开子宫，胎盘组织位于切口下方，应立即在胎盘"打洞"，以最快的速度娩出胎儿，以避免胎儿失血、窒息
- 开腹后仔细检查子宫，观察血管分布情况，胎盘附着处的子宫血管较丰富、充盈，触摸子宫下段与胎先露间看是否有海绵样组织存在，以辨别胎盘附着位置及边界，预设的子宫切口能否达到顺利取出胎儿的要求

防治产后出血
- 胎儿娩出后，立即子宫肌壁注射缩宫素 10~20U，或麦角新碱 0.2~0.4mg，如不能奏效，及时给予卡前列素氨丁三醇 250μg 子宫肌壁注射
- 尽快手取胎盘，配以按摩子宫，减少出血
- 宫腔及子宫下段填纱布条压迫，24 小时后经阴道取出
- 对胎盘剥离面开放的血窦，用可吸收线局部行"8"字缝合；上述方法无效，可结扎双侧子宫动脉、髂内动脉。经处理，仍出血不止，经患者家属同意后，行子宫次全或全切术

胎盘植入处理
- 剖宫产开腹后，若见子宫局限性怒张血管，应高度怀疑胎盘植入。若前置胎盘着床在前次剖宫产切口处，胎盘植入的可能性更大
- 此时不要急于切开子宫，应备好足够血源，做好一切抢救产妇和新生儿的准备，注意再次向患者家属交代病情
- 采取子宫体部纵切口迅速娩出胎儿，检查是否有胎盘植入。若部分植入可梭形切除部分子宫肌组织；若大部分植入、活动性出血无法纠正，应切除子宫

特别注意 —— 术前及术后应积极抢救出血及休克，补足血容量，纠正酸中毒，防治心力衰竭并给予抗生素预防感染

【预防措施】

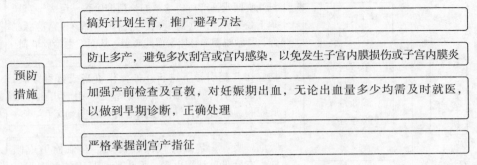

预防措施
- 搞好计划生育,推广避孕方法
- 防止多产,避免多次刮宫或宫内感染,以免发生子宫内膜损伤或子宫内膜炎
- 加强产前检查及宣教,对妊娠期出血,无论出血量多少均需及时就医,以做到早期诊断,正确处理
- 严格掌握剖宫产指征

第二节 胎盘早剥

  胎盘早剥是指妊娠 20 周后或分娩期,正常位置的胎盘在胎儿娩出前部分或全部从子宫壁剥离。胎盘早剥起病急,进展快,若处理不当,可危及母儿生命。

【病因与发病机制】

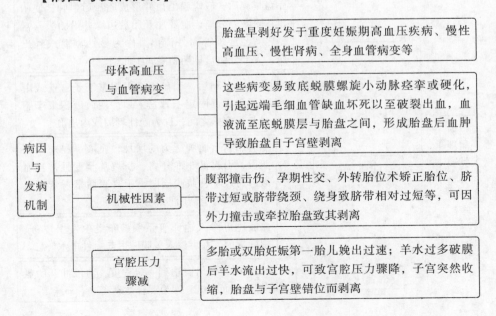

病因与发病机制
- 母体高血压与血管病变
  - 胎盘早剥好发于重度妊娠期高血压疾病、慢性高血压、慢性肾病、全身血管病变等
  - 这些病变易致底蜕膜螺旋小动脉痉挛或硬化,引起远端毛细血管缺血坏死以至破裂出血,血液流至底蜕膜层与胎盘之间,形成胎盘后血肿导致胎盘自子宫壁剥离
- 机械性因素
  - 腹部撞击伤、孕期性交、外转胎位术矫正胎位、脐带过短或脐带绕颈、绕身致脐带相对过短等,可因外力撞击或牵拉胎盘致其剥离
- 宫腔压力骤减
  - 多胎或双胎妊娠第一胎儿娩出过速;羊水过多破膜后羊水流出过快,可致宫腔压力骤降,子宫突然收缩,胎盘与子宫壁错位而剥离

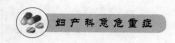
续流程

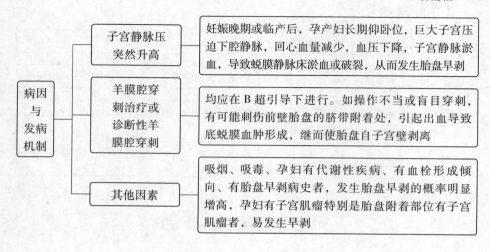

病因与发病机制	子宫静脉压突然升高	妊娠晚期或临产后，孕产妇长期仰卧位，巨大子宫压迫下腔静脉，回心血量减少，血压下降，子宫静脉淤血，导致蜕膜静脉床淤血或破裂，从而发生胎盘早剥
	羊膜腔穿刺治疗或诊断性羊膜腔穿刺	均应在 B 超引导下进行。如操作不当或盲目穿刺，有可能刺伤前壁胎盘的脐带附着处，引起出血导致底蜕膜血肿形成，继而使胎盘自子宫壁剥离
	其他因素	吸烟、吸毒、孕妇有代谢性疾病、有血栓形成倾向、有胎盘早剥病史者，发生胎盘早剥的概率明显增高，孕妇有子宫肌瘤特别是胎盘附着部位有子宫肌瘤者，易发生早剥

【临床表现与分类】

1. 根据病理类型分类

根据病理类型，可将胎盘早剥分为显性、隐性及混合性 3 种。

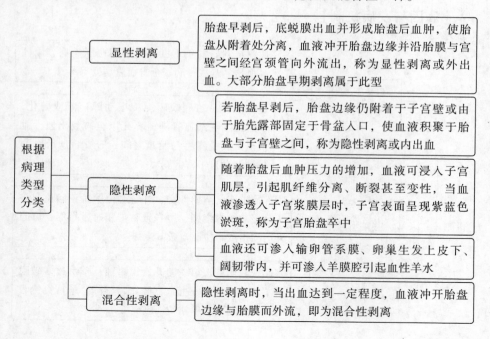

根据病理类型分类	显性剥离	胎盘早剥后，底蜕膜出血并形成胎盘后血肿，使胎盘从附着处分离，血液冲开胎盘边缘并沿胎膜与宫壁之间经宫颈管向外流出，称为显性剥离或外出血。大部分胎盘早期剥离属于此型
	隐性剥离	若胎盘早剥后，胎盘边缘仍附着于子宫壁或由于胎先露部固定于骨盆入口，使血液积聚于胎盘与子宫壁之间，称为隐性剥离或内出血
		随着胎盘后血肿压力的增加，血液可浸入子宫肌层，引起肌纤维分离、断裂甚至变性，当血液渗透入子宫浆膜层时，子宫表面呈现紫蓝色淤斑，称为子宫胎盘卒中
		血液还可渗入输卵管系膜、卵巢生发上皮下、阔韧带内，并可渗入羊膜腔引起血性羊水
	混合性剥离	隐性剥离时，当出血达到一定程度，血液冲开胎盘边缘与胎膜而外流，即为混合性剥离

2. 根据病情严重程度分类

根据病情严重程度，Sher 将胎盘早剥分为三度。

```
                    ┌─────────────────────────────────────────────────────┐
                    │ 以外出血为主，胎盘剥离面小，通常不超过胎盘的 1/3，     │
                    │ 多见于分娩期。主要症状为阴道流血，出血量一般较多，     │
                    │ 色暗红，可伴有轻度腹痛或腹痛不明显，贫血体征不显著     │
                    └─────────────────────────────────────────────────────┘
         I 度 ─────┤
                    ┌─────────────────────────────────────────────────────┐
                    │ 腹部检查：子宫软，宫缩有间歇，子宫大小与妊娠周数相     │
                    │ 符，胎位清楚，胎心率多正常，若出血量多则胎心率可有     │
                    │ 改变，压痛不明显或仅有轻度局部（胎盘早剥处）压痛。     │
                    │ 产后检查胎盘，可见胎盘母体面上有凝血块及压迹。有时     │
                    │ 症状与体征均不明显，只有在产后检查胎盘时，胎盘母体     │
                    │ 面有凝血块及压迹，才发现胎盘早剥                       │
                    └─────────────────────────────────────────────────────┘
```

根据病情严重程度分类

```
                    ┌─────────────────────────────────────────────────────┐
                    │ 胎盘剥离面为胎盘面积的 1/3 左右。主要症状为突然发生     │
                    │ 持续性腹痛、腰酸或腰背痛，疼痛程度与胎盘后积血量成     │
                    │ 正比                                                   │
                    └─────────────────────────────────────────────────────┘
         II 度 ────┤
                    ┌─────────────────────────────────────────────────────┐
                    │ 患者阴道流血不多或无阴道流血，贫血程度与阴道流血量     │
                    │ 不符                                                   │
                    └─────────────────────────────────────────────────────┘
                    ┌─────────────────────────────────────────────────────┐
                    │ 腹部检查见子宫大于妊娠周数，子宫底随胎盘后血肿增大     │
                    │ 而上升。胎盘附着处压痛明显（尤其当胎盘位于前壁时），   │
                    │ 宫缩有间歇，胎位可扪清，胎儿存活                       │
                    └─────────────────────────────────────────────────────┘
```

```
                    ┌─────────────────────────────────────────────────────┐
                    │ 胎盘剥离面超过胎盘面积的 1/2。临床表现较 II 度更重，    │
                    │ 患者可出现恶心、呕吐，甚至有面色苍白、四肢湿冷、脉     │
                    │ 搏细数及血压下降等休克征象。贫血及休克程度与外出血     │
                    │ 量不相符                                               │
                    └─────────────────────────────────────────────────────┘
         III 度 ───┤
                    ┌─────────────────────────────────────────────────────┐
                    │ 腹部检查：触诊子宫硬如板状、有压痛，尤以胎盘附着处     │
                    │ 最明显。子宫比妊娠周数大，且随胎盘后血肿的不断增大，   │
                    │ 宫底随之升高，压痛也更明显。子宫处于高张状态，于宫     │
                    │ 缩间歇期不能很好放松，因此胎位触不清楚。胎儿多因严     │
                    │ 重缺氧而死亡，胎心消失。若无凝血功能障碍属 III A，有   │
                    │ 凝血功能障碍属 III B                                   │
                    └─────────────────────────────────────────────────────┘
```

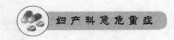

【辅助检查】

1. B型超声检查

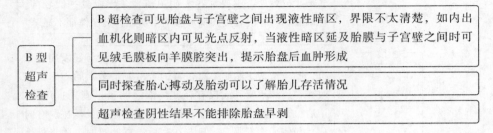

B型超声检查	B超检查可见胎盘与子宫壁之间出现液性暗区，界限不太清楚，如内出血机化则暗区内可见光点反射，当液性暗区延及胎膜与子宫壁之间时可见绒毛膜板向羊膜腔突出，提示胎盘后血肿形成
	同时探查胎心搏动及胎动可以了解胎儿存活情况
	超声检查阴性结果不能排除胎盘早剥

2. 实验室检查

实验室检查主要了解贫血程度与凝血功能。应进行血常规、血小板、凝血功能及纤维蛋白原等检查，以便及早明确是否并发凝血功能障碍。对急症患者或无化验检查条件的情况下，可采取简便凝血功能检测方法即全血凝块观察及溶解试验。血液超过30分钟仍不凝固者，体内纤维蛋白原含量通常小于1g/L。

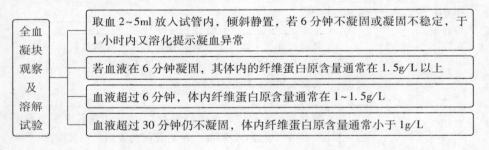

全血凝块观察及溶解试验	取血2~5ml放入试管内，倾斜静置，若6分钟不凝固或凝固不稳定，于1小时内又溶化提示凝血异常
	若血液在6分钟凝固，其体内的纤维蛋白原含量通常在1.5g/L以上
	血液超过6分钟，体内纤维蛋白原含量通常在1~1.5g/L
	血液超过30分钟仍不凝固，体内纤维蛋白原含量通常小于1g/L

【诊断与鉴别诊断】

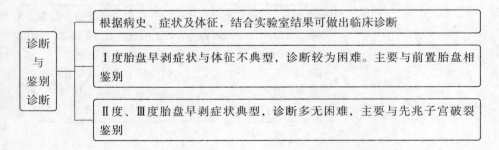

诊断与鉴别诊断	根据病史、症状及体征，结合实验室结果可做出临床诊断
	Ⅰ度胎盘早剥症状与体征不典型，诊断较为困难。主要与前置胎盘相鉴别
	Ⅱ度、Ⅲ度胎盘早剥症状典型，诊断多无困难，主要与先兆子宫破裂鉴别

【并发症】

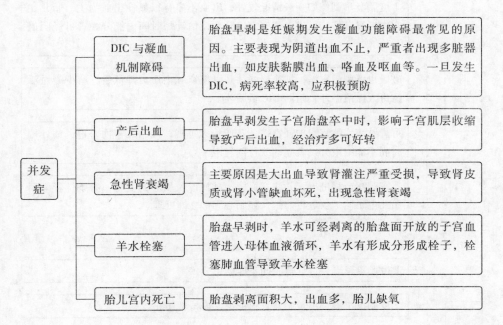

并发症	DIC 与凝血机制障碍	胎盘早剥是妊娠期发生凝血功能障碍最常见的原因。主要表现为阴道出血不止，严重者出现多脏器出血，如皮肤黏膜出血、咯血及呕血等。一旦发生 DIC，病死率较高，应积极预防
	产后出血	胎盘早剥发生子宫胎盘卒中时，影响子宫肌层收缩导致产后出血，经治疗多可好转
	急性肾衰竭	主要原因是大出血导致肾灌注严重受损，导致肾皮质或肾小管缺血坏死，出现急性肾衰竭
	羊水栓塞	胎盘早剥时，羊水可经剥离的胎盘面开放的子宫血管进入母体血液循环，羊水有形成分形成栓子，栓塞肺血管导致羊水栓塞
	胎儿宫内死亡	胎盘剥离面积大，出血多，胎儿缺氧

【治疗措施】

胎盘早剥处理不及时，严重危及母儿生命，应及时诊断，积极治疗。

1. 纠正休克

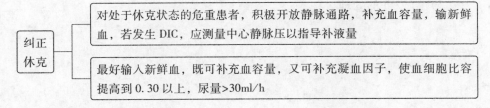

| 纠正休克 | 对处于休克状态的危重患者，积极开放静脉通路，补充血容量，输新鲜血，若发生 DIC，应测量中心静脉压以指导补液量 |
| | 最好输入新鲜血，既可补充血容量，又可补充凝血因子，使血细胞比容提高到 0.30 以上，尿量>30ml/h |

2. 及时终止妊娠

胎盘早剥危及母儿生命，其预后与处理的及时性密切相关。胎儿娩出前胎盘剥离可能继续加重，难以控制出血者，时间越长，病情越重，因此一旦确诊重型胎盘早剥，必须及时终止妊娠。

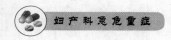

（1）阴道分娩

阴道
分娩

Ⅰ度胎盘早剥产妇一般情况较好，出血不多且以显性出血为主，胎儿在宫内情况良好，已进入临产宫口开大，估计短时间内能分娩者可经阴道分娩

破膜也可刺激宫缩，加速分娩，并可使宫腔内压力降低后，减少凝血活酶进入血液循环，阻断 DIC 的发生

可静脉滴注缩宫素加强宫缩。若产程无进展，或胎儿宫内窘迫，估计短时间不能结束分娩者立即改行剖宫产

严密观察产程进展，并注意血压、脉搏以及胎心的变化，有条件者应用胎儿电子监护仪进行监护，如胎心异常立即处理

（2）剖宫产

剖
宫
产

Ⅱ度胎盘早剥，估计短时间不能结束分娩者

Ⅰ度胎盘早剥，出现胎儿窘迫征象，需抢救胎儿者

Ⅲ度胎盘早剥，胎儿已死，产妇病情继续恶化者

破膜后产程无进展者。剖宫产取出胎儿与胎盘后，应立即给予宫缩药，加强宫缩，减少产后出血。若发生难以控制的大出血，可在输血的同时行子宫次全切除术

（3）并发症的处理

迅速终止妊娠，阻断促凝物质继续进入母体血液循环；及时输新鲜血，补充血容量，有条件可输血小板浓缩液，输纤维蛋白原

如无新鲜血时，可输新鲜冷冻血浆作为应急措施

凝血功能障碍 ——— 抗凝，首选肝素，适用于 DIC 高凝阶段及未去除病因之前。可阻断 DIC 的发展。DIC 的晚期，应用肝素可加重出血，一般不主张此期应用肝素治疗

抗纤溶药物：如氨基己酸 4～6g，氨甲环酸（止血环酸）0.25～0.5g，氨甲苯酸（对羧基苄胺）0.1～0.2g 溶于 5% 葡萄糖液 500ml 内静脉滴注

并发症处理

胎盘早剥出血过多致休克以及发生 DIC 均影响肾脏血流量，严重时可使双肾皮质或肾小管缺血坏死，临床上出现少尿、无尿，如每小时尿量少于 30ml 应补充血容量

急性肾衰竭 ——— 如每小时少于 17ml 或无尿时应考虑肾衰竭，立即静注呋塞米 40～80mg。若以上治疗无效，应控制液体入量，积极采取透析疗法进行抢救

产后出血 ——— 分娩后及时应用宫缩剂，按摩子宫以加强子宫收缩，防止产后出血。剖宫产时发现子宫胎盘卒中，用热盐水纱布热敷及按摩子宫等各种治疗后无效，可行子宫动脉上行支结扎，也可用肠线 "8" 字形缝合卒中部位的浆肌层。若上述处理仍无效，出血不能控制者，应及时行子宫切除术

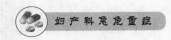

【预防措施】

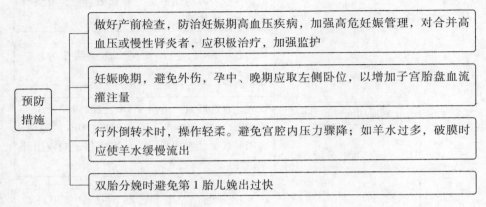

预防
措施

做好产前检查，防治妊娠期高血压疾病，加强高危妊娠管理，对合并高血压或慢性肾炎者，应积极治疗，加强监护

妊娠晚期，避免外伤，孕中、晚期应取左侧卧位，以增加子宫胎盘血流灌注量

行外倒转术时，操作轻柔。避免宫腔内压力骤降；如羊水过多，破膜时应使羊水缓慢流出

双胎分娩时避免第 1 胎儿娩出过快

第三节　前置血管破裂

脐带帆状附着（又称脐带胎膜附着）时，脐带管在羊膜和绒毛之间进入胎盘，此种血管通过子宫下段或跨越子宫颈内口，处于胎先露之下，称为血管前置。

脐带帆状附着较为罕见。多见于双胎妊娠，约 9 倍于单胎者，也常见于流产。

【病因与发病机制】

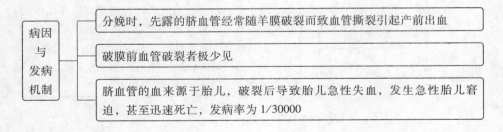

病因
与
发病
机制

分娩时，先露的脐血管经常随羊膜破裂而致血管撕裂引起产前出血

破膜前血管破裂者极少见

脐血管的血来源于胎儿，破裂后导致胎儿急性失血，发生急性胎儿窘迫，甚至迅速死亡，发病率为 1/30000

【临床表现】

临床
表现

> 在分娩前或分娩中，人工或自然破膜后，立即发生阴道流血，伴有急剧的胎儿窘迫，是血管前置的临床特征

> 有的孕妇在破膜时，血管受压，但并不同时发生阴道流血，而待子宫颈扩张到一定程度致血管断裂时，才出现阴道出血

> 阴道流血一般出现突然，量不很多，多在 300ml 以内，随着胎儿先露下降压迫血管或胎盘娩出，多可自然止血，孕妇失血症状多不显著

【诊断】

诊断

> 妊娠期或临产后突然阴道流血，量不多，随即胎心减慢并很快消失。胎儿死亡率达 60% 以上

> 出血量超过 100ml 者，胎儿无一存活。流出的血液涂片检查可见胎儿血红蛋白及有核红细胞及幼红细胞。产后检查胎盘可见脐带帆状附着于胎膜，胎膜破口处有断裂的血管

> 此病产前诊断率很低。产前出血者，均应想到血管前置破裂的可能，迅速检查出血样本以明确是否为胎儿血

> B 超检查有时在宫颈内口上方、胎先露下方见到低回声区，并有与脐血管一致的搏动

> 在人工破膜前常规仔细内诊检查或使用羊膜镜检查，可及时发现前置血管

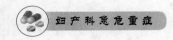

【鉴别诊断】

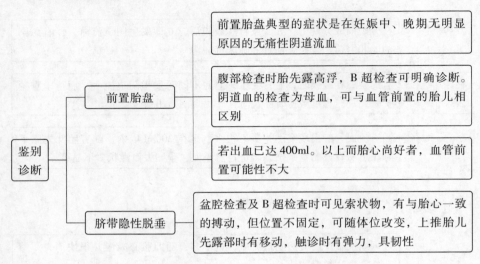

鉴别诊断
├─ 前置胎盘
│   ├─ 前置胎盘典型的症状是在妊娠中、晚期无明显原因的无痛性阴道流血
│   ├─ 腹部检查时胎先露高浮，B超检查可明确诊断。阴道血的检查为母血，可与血管前置的胎儿相区别
│   └─ 若出血已达400ml。以上而胎心尚好者，血管前置可能性不大
└─ 脐带隐性脱垂
    └─ 盆腔检查及B超检查时可见索状物，有与胎心一致的搏动，但位置不固定，可随体位改变，上推胎儿先露部时有移动，触诊时有弹力，具韧性

【治疗措施】

血管前置一般对母体危险不大，救治措施主要针对胎儿及新生儿，以减少围生儿死亡。

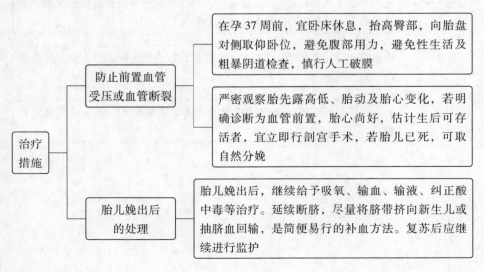

治疗措施
├─ 防止前置血管受压或血管断裂
│   ├─ 在孕37周前，宜卧床休息，抬高臀部，向胎盘对侧取仰卧位，避免腹部用力，避免性生活及粗暴阴道检查，慎行人工破膜
│   └─ 严密观察胎先露高低、胎动及胎心变化，若明确诊断为血管前置，胎心尚好，估计生后可存活者，宜立即行剖宫手术，若胎儿已死，可取自然分娩
└─ 胎儿娩出后的处理
    └─ 胎儿娩出后，继续给予吸氧、输血、输液、纠正酸中毒等治疗。延续断脐，尽量将脐带挤向新生儿或抽脐血回输，是简便易行的补血方法。复苏后应继续进行监护

第十章　异 常 分 娩

第一节　产 力 异 常

产力中以子宫收缩力为主，子宫收缩力贯穿于分娩全过程。在分娩过程中，子宫收缩的节律性、对称性及极性不正常或强度、频率有改变，称子宫收缩力异常，简称产力异常。临床多因产道或胎儿因素异常形成梗阻性难产，使胎儿通过产道阻力增加，导致继发性子宫收缩力异常。

子宫收缩力异常临床上分为子宫收缩乏力（简称宫缩乏力）和子宫收缩过强（简称宫缩过强）两类，每类又分为协调性子宫收缩和不协调性子宫收缩。

一、子宫收缩乏力

【病因与发病机制】

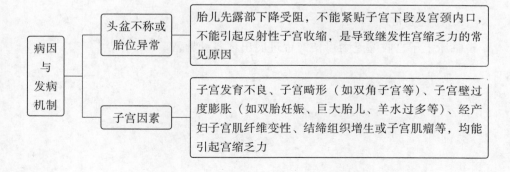

病因与发病机制	头盆不称或胎位异常	胎儿先露部下降受阻，不能紧贴子宫下段及宫颈内口，不能引起反射性子宫收缩，是导致继发性宫缩乏力的常见原因
	子宫因素	子宫发育不良、子宫畸形（如双角子宫等）、子宫壁过度膨胀（如双胎妊娠、巨大胎儿、羊水过多等）、经产妇子宫肌纤维变性、结缔组织增生或子宫肌瘤等，均能引起宫缩乏力

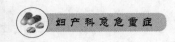
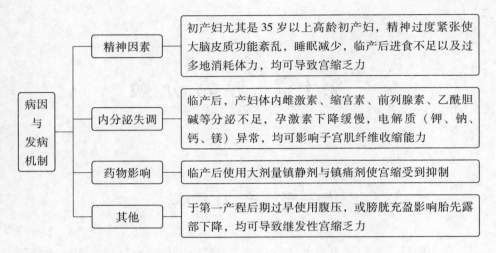

病因与发病机制	精神因素	初产妇尤其是 35 岁以上高龄初产妇，精神过度紧张使大脑皮质功能紊乱，睡眠减少，临产后进食不足以及过多地消耗体力，均可导致宫缩乏力
	内分泌失调	临产后，产妇体内雌激素、缩宫素、前列腺素、乙酰胆碱等分泌不足，孕激素下降缓慢，电解质（钾、钠、钙、镁）异常，均可影响子宫肌纤维收缩能力
	药物影响	临产后使用大剂量镇静剂与镇痛剂使宫缩受到抑制
	其他	于第一产程后期过早使用腹压，或膀胱充盈影响胎先露部下降，均可导致继发性宫缩乏力

【临床表现与诊断】

1. 协调性宫缩乏力（低张性宫缩乏力）

指子宫收缩力虽具有正常的节律性、对称性和极性，但仅收缩力弱、持续时间短、间歇时间长且不规律，致宫口扩张及先露下降缓慢，产程延长。多为继发性宫缩乏力。

2. 不协调性宫缩乏力（高张性子宫收缩乏力）

指子宫收缩力失去正常的节律性、对称性和极性，甚至极性倒置，宫缩时子宫下段较子宫底部收缩力强，宫缩间歇时平滑肌不能完全松弛，使宫口不能扩张、先露不能下降，导致产程延长或停滞。

3. 产程异常

临床上子宫收缩乏力可使产程进展出现各种异常。

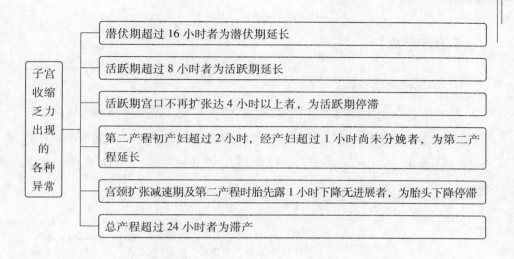

子宫收缩乏力出现的各种异常

- 潜伏期超过 16 小时者为潜伏期延长
- 活跃期超过 8 小时者为活跃期延长
- 活跃期宫口不再扩张达 4 小时以上者,为活跃期停滞
- 第二产程初产妇超过 2 小时,经产妇超过 1 小时尚未分娩者,为第二产程延长
- 宫颈扩张减速期及第二产程时胎先露 1 小时下降无进展者,为胎头下降停滞
- 总产程超过 24 小时者为滞产

【子宫收缩乏力对母儿的影响】

1. 对产妇的影响

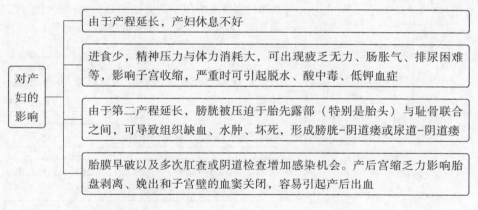

对产妇的影响

- 由于产程延长,产妇休息不好
- 进食少,精神压力与体力消耗大,可出现疲乏无力、肠胀气、排尿困难等,影响子宫收缩,严重时可引起脱水、酸中毒、低钾血症
- 由于第二产程延长,膀胱被压迫于胎先露部(特别是胎头)与耻骨联合之间,可导致组织缺血、水肿、坏死,形成膀胱-阴道瘘或尿道-阴道瘘
- 胎膜早破以及多次肛查或阴道检查增加感染机会。产后宫缩乏力影响胎盘剥离、娩出和子宫壁的血窦关闭,容易引起产后出血

2. 对胎儿的影响

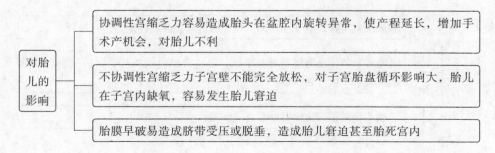

对胎儿的影响

- 协调性宫缩乏力容易造成胎头在盆腔内旋转异常,使产程延长,增加手术产机会,对胎儿不利
- 不协调性宫缩乏力子宫壁不能完全放松,对子宫胎盘循环影响大,胎儿在子宫内缺氧,容易发生胎儿窘迫
- 胎膜早破易造成脐带受压或脱垂,造成胎儿窘迫甚至胎死宫内

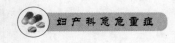

【治疗措施】

1. 协调性宫缩乏力

检查有无头盆不称与胎位异常,阴道检查了解宫颈扩张和胎先露部下降情况。若发现有头盆不称,估计不能经阴道分娩者,应及时行剖宫产术;若判断无头盆不称和胎位异常,估计能经阴道分娩者,应采取加强宫缩的措施。

(1)第一产程

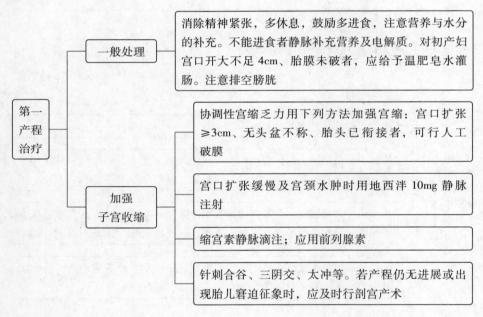

```
                    ┌─────────┐   消除精神紧张,多休息,鼓励多进食,注意营养与水分
                    │ 一般处理 │   的补充。不能进食者静脉补充营养及电解质。对初产妇
                    └─────────┘   宫口开大不足 4cm、胎膜未破者,应给予温肥皂水灌
┌────────┐                        肠。注意排空膀胱
│ 第      │
│ 一      │                        协调性宫缩乏力用下列方法加强宫缩:宫口扩张
│ 产      │                        ≥3cm、无头盆不称、胎头已衔接者,可行人工
│ 程      │        ┌─────────┐     破膜
│ 治      │        │ 加强    │
│ 疗      │        │ 子宫收缩 │     宫口扩张缓慢及宫颈水肿时用地西泮 10mg 静脉
└────────┘        └─────────┘     注射

                                   缩宫素静脉滴注;应用前列腺素

                                   针刺合谷、三阴交、太冲等。若产程仍无进展或出
                                   现胎儿窘迫征象时,应及时行剖宫产术
```

(2)第二产程

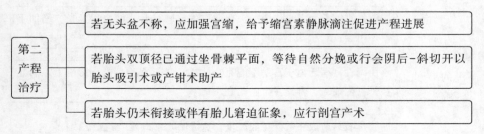

```
┌────────┐     若无头盆不称,应加强宫缩,给予缩宫素静脉滴注促进产程进展
│ 第      │
│ 二      │     若胎头双顶径已通过坐骨棘平面,等待自然分娩或行会阴后-斜切开以
│ 产      │     胎头吸引术或产钳术助产
│ 程      │
│ 治      │     若胎头仍未衔接或伴有胎儿窘迫征象,应行剖宫产术
│ 疗      │
└────────┘
```

（3）第三产程

为预防产后出血，当胎儿前肩娩出时，可给缩宫素，使宫缩增强促使胎盘剥离与娩出及子宫血窦关闭。若产程长、破膜时间长，应给予抗生素预防感染。

2. 不协调性宫缩乏力处理原则

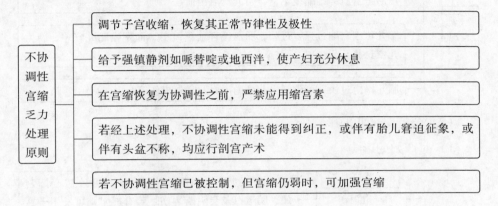

```
            ┌─ 调节子宫收缩，恢复其正常节律性及极性
            │
            ├─ 给予强镇静剂如哌替啶或地西泮，使产妇充分休息
不协调性     │
宫缩乏力 ────┼─ 在宫缩恢复为协调性之前，严禁应用缩宫素
处理原则     │
            ├─ 若经上述处理，不协调性宫缩未能得到纠正，或伴有胎儿窘迫征象，或
            │  伴有头盆不称，均应行剖宫产术
            │
            └─ 若不协调性宫缩已被控制，但宫缩仍弱时，可加强宫缩
```

【预防措施】

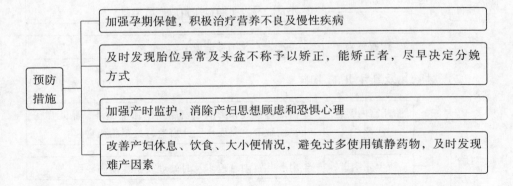

```
         ┌─ 加强孕期保健，积极治疗营养不良及慢性疾病
         │
         ├─ 及时发现胎位异常及头盆不称予以矫正，能矫正者，尽早决定分娩
预防      │  方式
措施 ────┤
         ├─ 加强产时监护，消除产妇思想顾虑和恐惧心理
         │
         └─ 改善产妇休息、饮食、大小便情况，避免过多使用镇静药物，及时发现
            难产因素
```

二、子宫收缩过强

1. 协调性子宫收缩过程

协调性子宫收缩过程指子宫收缩的节律性、对称性和极性均正常，但收

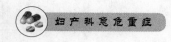

缩力过强、过频。若无胎位异常及头盆不称，分娩可在短时间内结束。总产程不足 3 小时，称急产。多见于经产妇。

（1）临床表现

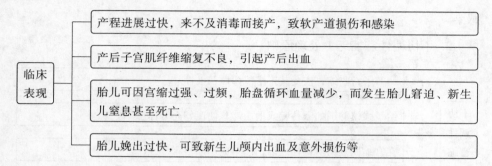

临床表现	产程进展过快，来不及消毒而接产，致软产道损伤和感染
	产后子宫肌纤维缩复不良，引起产后出血
	胎儿可因宫缩过强、过频，胎盘循环血量减少，而发生胎儿窘迫、新生儿窒息甚至死亡
	胎儿娩出过快，可致新生儿颅内出血及意外损伤等

（2）急产对母儿的影响

1）对产妇的影响

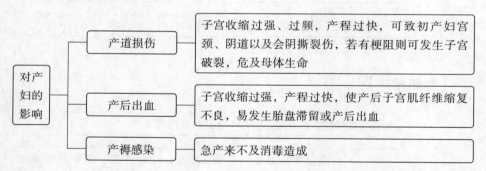

对产妇的影响	产道损伤	子宫收缩过强、过频，产程过快，可致初产妇宫颈、阴道以及会阴撕裂伤，若有梗阻则可发生子宫破裂，危及母体生命
	产后出血	子宫收缩过强，产程过快，使产后子宫肌纤维缩复不良，易发生胎盘滞留或产后出血
	产褥感染	急产来不及消毒造成

2）对胎儿及新生儿的影响

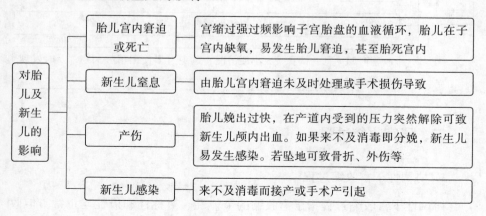

对胎儿及新生儿的影响	胎儿宫内窘迫或死亡	宫缩过强过频影响子宫胎盘的血液循环，胎儿在子宫内缺氧，易发生胎儿窘迫，甚至胎死宫内
	新生儿窒息	由胎儿宫内窘迫未及时处理或手术损伤导致
	产伤	胎儿娩出过快，在产道内受到的压力突然解除可致新生儿颅内出血。如果来不及消毒即分娩，新生儿易发生感染。若坠地可致骨折、外伤等
	新生儿感染	来不及消毒而接产或手术产引起

（3）预防及治疗

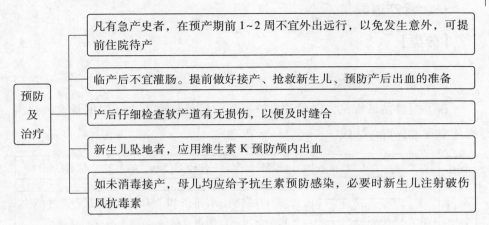

预防及治疗：
- 凡有急产史者，在预产期前1~2周不宜外出远行，以免发生意外，可提前住院待产
- 临产后不宜灌肠。提前做好接产、抢救新生儿、预防产后出血的准备
- 产后仔细检查软产道有无损伤，以便及时缝合
- 新生儿坠地者，应用维生素K预防颅内出血
- 如未消毒接产，母儿均应给予抗生素预防感染，必要时新生儿注射破伤风抗毒素

2. 不协调性子宫收缩过强

因频繁、粗暴的操作、滥用缩宫素等因素，引起子宫壁局部肌肉呈痉挛性不协调性收缩，形成狭窄环，称子宫痉挛性狭窄环，或子宫进一步呈强直性收缩，可引起病理性缩复环、血尿等子宫破裂的征象。

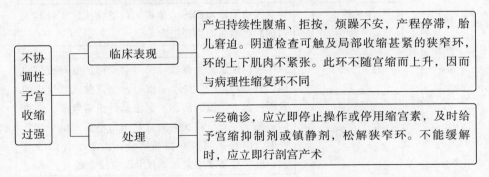

不协调性子宫收缩过强：
- 临床表现：产妇持续性腹痛、拒按，烦躁不安，产程停滞，胎儿窘迫。阴道检查可触及局部收缩甚紧的狭窄环，环的上下肌肉不紧张。此环不随宫缩而上升，因而与病理性缩复环不同
- 处理：一经确诊，应立即停止操作或停用缩宫素，及时给予宫缩抑制剂或镇静剂，松解狭窄环。不能缓解时，应立即行剖宫产术

第二节　产道异常

产道包括骨产道（骨盆腔）与软产道（子宫下段、宫颈、阴道、外阴），是胎儿经阴道娩出的通道。

产道异常可使胎儿娩出受阻，临床上以骨产道异常多见。

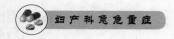
一、骨产道异常

【分类】

1. 骨盆入口平面狭窄

扁平型骨盆最常见，以骨盆入口平面前后径狭窄为主，根据骨盆入口平面狭窄程度，可分 3 级。

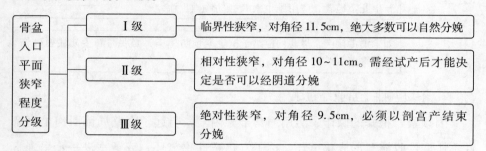

骨盆入口平面狭窄程度分级	Ⅰ级	临界性狭窄，对角径 11.5cm，绝大多数可以自然分娩
	Ⅱ级	相对性狭窄，对角径 10~11cm。需经试产后才能决定是否可以经阴道分娩
	Ⅲ级	绝对性狭窄，对角径 9.5cm，必须以剖宫产结束分娩

扁平骨盆常见以下两种类型：

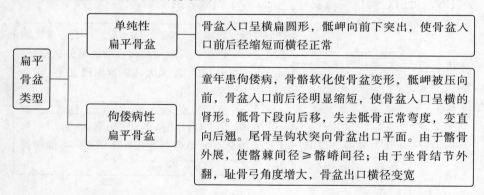

| 扁平骨盆类型 | 单纯性扁平骨盆 | 骨盆入口呈横扁圆形，骶岬向前下突出，使骨盆入口前后径缩短而横径正常 |
| | 佝偻病性扁平骨盆 | 童年患佝偻病，骨骼软化使骨盆变形，骶岬被压向前，骨盆入口前后径明显缩短，使骨盆入口呈横的肾形。骶骨下段向后移，失去骶骨正常弯度，变直向后翘。尾骨呈钩状突向骨盆出口平面。由于髂骨外展，使髂棘间径 ≥ 髂嵴间径；由于坐骨结节外翻，耻骨弓角度增大，骨盆出口横径变宽 |

2. 中骨盆及骨盆出口平面狭窄

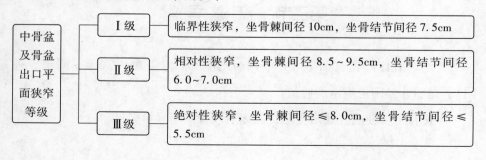

中骨盆及骨盆出口平面狭窄等级	Ⅰ级	临界性狭窄，坐骨棘间径 10cm，坐骨结节间径 7.5cm
	Ⅱ级	相对性狭窄，坐骨棘间径 8.5~9.5cm，坐骨结节间径 6.0~7.0cm
	Ⅲ级	绝对性狭窄，坐骨棘间径 ≤ 8.0cm，坐骨结节间径 ≤ 5.5cm

我国妇女常见以下两种类型骨盆：

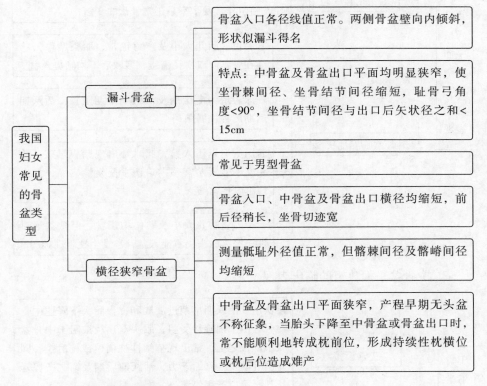

我国妇女常见的骨盆类型

漏斗骨盆
- 骨盆入口各径线值正常。两侧骨盆壁向内倾斜，形状似漏斗得名
- 特点：中骨盆及骨盆出口平面均明显狭窄，使坐骨棘间径、坐骨结节间径缩短，耻骨弓角度<90°，坐骨结节间径与出口后矢状径之和<15cm
- 常见于男型骨盆

横径狭窄骨盆
- 骨盆入口、中骨盆及骨盆出口横径均缩短，前后径稍长，坐骨切迹宽
- 测量骶耻外径值正常，但髂棘间径及髂嵴间径均缩短
- 中骨盆及骨盆出口平面狭窄，产程早期无头盆不称征象，当胎头下降至中骨盆或骨盆出口时，常不能顺利地转成枕前位，形成持续性枕横位或枕后位造成难产

3. 骨盆三个平面狭窄

骨盆外形属女型骨盆，但骨盆入口、中骨盆及骨盆出口平面均狭窄，每个平面径线均小于正常值 2cm 或更多，称均小骨盆，多见于身材矮小、体型匀称的妇女。

4. 畸形骨盆

骨盆失去正常形态称畸形骨盆，如骨软化症骨盆、偏斜骨盆等。

【临床表现】

1. 骨盆入口平面狭窄的临床表现

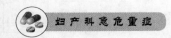

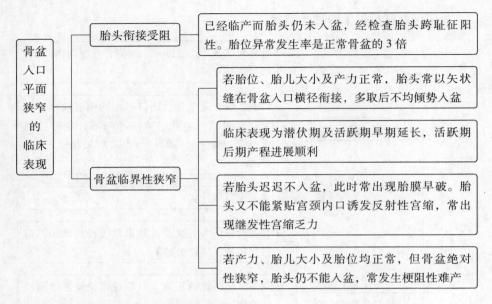

骨盆入口平面狭窄的临床表现
├─ 胎头衔接受阻 ── 已经临产而胎头仍未入盆，经检查胎头跨耻征阳性。胎位异常发生率是正常骨盆的3倍
└─ 骨盆临界性狭窄
    ├─ 若胎位、胎儿大小及产力正常，胎头常以矢状缝在骨盆入口横径衔接，多取后不均倾势入盆
    ├─ 临床表现为潜伏期及活跃期早期延长，活跃期后期产程进展顺利
    ├─ 若胎头迟迟不入盆，此时常出现胎膜早破。胎头又不能紧贴宫颈内口诱发反射性宫缩，常出现继发性宫缩乏力
    └─ 若产力、胎儿大小及胎位均正常，但骨盆绝对性狭窄，胎头仍不能入盆，常发生梗阻性难产

2. 中骨盆平面狭窄的临床表现

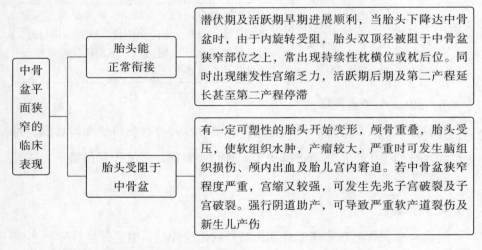

中骨盆平面狭窄的临床表现
├─ 胎头能正常衔接 ── 潜伏期及活跃期早期进展顺利，当胎头下降达中骨盆时，由于内旋转受阻，胎头双顶径被阻于中骨盆狭窄部位之上，常出现持续性枕横位或枕后位。同时出现继发性宫缩乏力，活跃期后期及第二产程延长甚至第二产程停滞
└─ 胎头受阻于中骨盆 ── 有一定可塑性的胎头开始变形，颅骨重叠，胎头受压，使软组织水肿，产瘤较大，严重时可发生脑组织损伤、颅内出血及胎儿宫内窘迫。若中骨盆狭窄程度严重，宫缩又较强，可发生先兆子宫破裂及子宫破裂。强行阴道助产，可导致严重软产道裂伤及新生儿产伤

3. 骨盆出口平面狭窄的临床表现

第一产程进展顺利，胎头达盆底受阻，第二产程停滞，继发性宫缩乏力，胎头双顶径不能通过出口横径，强行阴道助产，可导致软产道、骨盆底肌肉及会阴严重损伤。

【诊断】

在妊娠期间应查清骨盆有无异常，有无头盆不称，及早做出诊断。

1. 病史

询问孕妇幼年有无佝偻病、脊髓灰质炎、脊柱和髋关节结核以及外伤史。若为经产妇，应了解既往有无难产史及其发生原因，新生儿有无产伤等。

2. 一般检查

测量身高，孕妇身高<145cm，应警惕均小骨盆。观察孕妇体型、步态，有无脊柱畸形。

3. 腹部检查

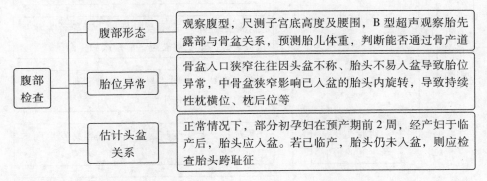

4. 骨盆测量

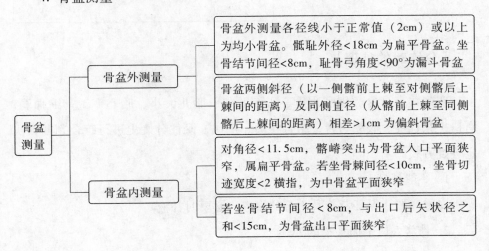

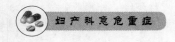

【对母儿的影响】

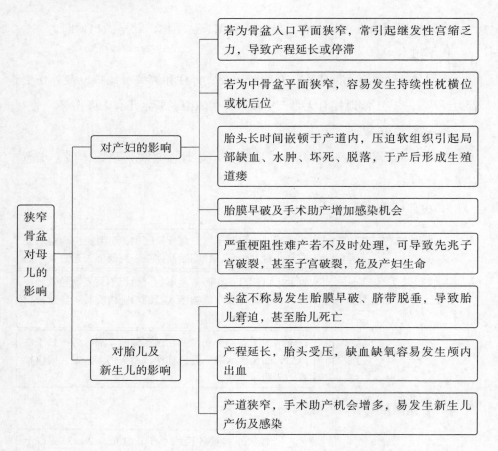

狭窄骨盆对母儿的影响
- 对产妇的影响
  - 若为骨盆入口平面狭窄，常引起继发性宫缩乏力，导致产程延长或停滞
  - 若为中骨盆平面狭窄，容易发生持续性枕横位或枕后位
  - 胎头长时间嵌顿于产道内，压迫软组织引起局部缺血、水肿、坏死、脱落，于产后形成生殖道瘘
  - 胎膜早破及手术助产增加感染机会
  - 严重梗阻性难产若不及时处理，可导致先兆子宫破裂，甚至子宫破裂，危及产妇生命
- 对胎儿及新生儿的影响
  - 头盆不称易发生胎膜早破、脐带脱垂，导致胎儿窘迫，甚至胎儿死亡
  - 产程延长，胎头受压，缺血缺氧容易发生颅内出血
  - 产道狭窄，手术助产机会增多，易发生新生儿产伤及感染

【分娩时的处理】

明确狭窄骨盆类别和程度，了解胎位、胎儿大小、胎心率、宫缩强弱、宫口扩张程度、破膜与否，结合年龄、产次、既往分娩史进行综合判断，决定分娩方式。

1. 一般处理

安慰产妇，保证营养及水分的摄入，必要时补液。

2. 骨盆入口平面狭窄的处理

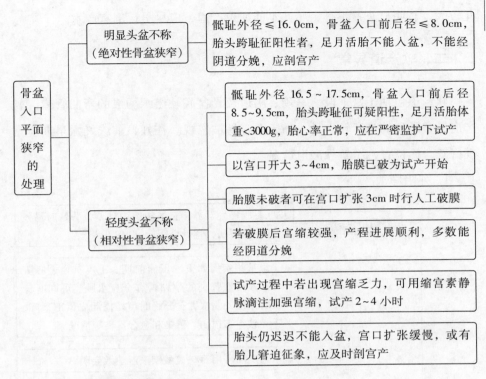

3. 中骨盆平面狭窄的处理

若宫口开全，胎头双顶径达坐骨棘水平或更低，可经阴道助产。若胎头双顶径未达坐骨棘水平，或出现胎儿窘迫征象，应剖宫产。

4. 骨盆出口平面狭窄

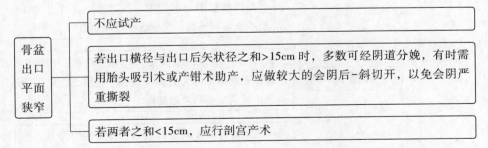

5. 骨盆三个平面狭窄的处理

若估计胎儿不大，胎位正常，头盆相称，宫缩好，可以试产，通常可通过胎头变形和极度俯屈，以胎头最小径线通过骨盆腔，可经阴道分娩。若胎

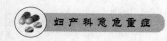

儿较大，有明显头盆不称，胎儿不能通过产道，应尽早行剖宫产术。

二、软产道异常

软产道包括子宫下段、宫颈、阴道及骨盆底软组织构成的弯曲管道。软产道异常所致的难产较少见，临床上容易被忽视。在妊娠前或妊娠早期应常规行双合诊检查，了解软产道情况。

1. 外阴异常

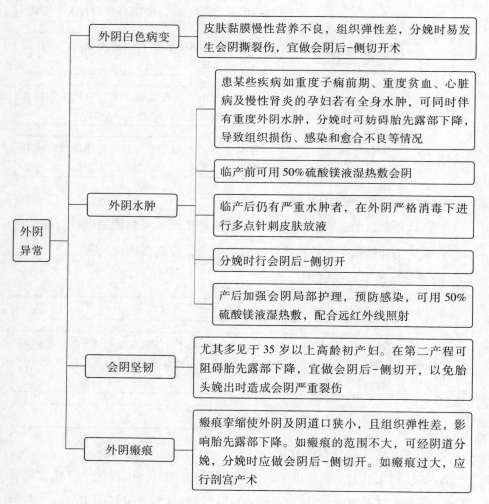

外阴异常
- 外阴白色病变——皮肤黏膜慢性营养不良，组织弹性差，分娩时易发生会阴撕裂伤，宜做会阴后-侧切开术
- 外阴水肿
  - 患某些疾病如重度子痫前期、重度贫血、心脏病及慢性肾炎的孕妇若有全身水肿，可同时伴有重度外阴水肿，分娩时可妨碍胎先露部下降，导致组织损伤、感染和愈合不良等情况
  - 临产前可用50%硫酸镁液湿热敷会阴
  - 临产后仍有严重水肿者，在外阴严格消毒下进行多点针刺皮肤放液
  - 分娩时行会阴后-侧切开
  - 产后加强会阴局部护理，预防感染，可用50%硫酸镁液湿热敷，配合远红外线照射
- 会阴坚韧——尤其多见于35岁以上高龄初产妇。在第二产程可阻碍胎先露部下降，宜做会阴后-侧切开，以免胎头娩出时造成会阴严重裂伤
- 外阴瘢痕——瘢痕挛缩使外阴及阴道口狭小，且组织弹性差，影响胎先露部下降。如瘢痕的范围不大，可经阴道分娩，分娩时应做会阴后-侧切开。如瘢痕过大，应行剖宫产术

2. 阴道异常

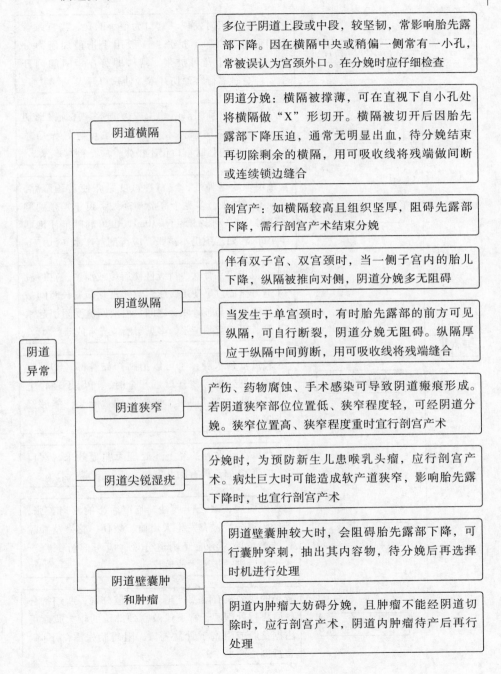

阴道异常

阴道横隔
- 多位于阴道上段或中段，较坚韧，常影响胎先露部下降。因在横隔中央或稍偏一侧常有一小孔，常被误认为宫颈外口。在分娩时应仔细检查
- 阴道分娩：横隔被撑薄，可在直视下自小孔处将横隔做"X"形切开。横隔被切开后因胎先露部下降压迫，通常无明显出血，待分娩结束再切除剩余的横隔，用可吸收线将残端做间断或连续锁边缝合
- 剖宫产：如横隔较高且组织坚厚，阻碍先露部下降，需行剖宫产术结束分娩

阴道纵隔
- 伴有双子宫、双宫颈时，当一侧子宫内的胎儿下降，纵隔被推向对侧，阴道分娩多无阻碍
- 当发生于单宫颈时，有时胎先露部的前方可见纵隔，可自行断裂，阴道分娩无阻碍。纵隔厚应于纵隔中间剪断，用可吸收线将残端缝合

阴道狭窄
- 产伤、药物腐蚀、手术感染可导致阴道瘢痕形成。若阴道狭窄部位位置低、狭窄程度轻，可经阴道分娩。狭窄位置高、狭窄程度重时宜行剖宫产术

阴道尖锐湿疣
- 分娩时，为预防新生儿患喉乳头瘤，应行剖宫产术。病灶巨大时可能造成软产道狭窄，影响胎先露下降时，也宜行剖宫产术

阴道壁囊肿和肿瘤
- 阴道壁囊肿较大时，会阻碍胎先露部下降，可行囊肿穿刺，抽出其内容物，待分娩后再选择时机进行处理
- 阴道内肿瘤大妨碍分娩，且肿瘤不能经阴道切除时，应行剖宫产术，阴道内肿瘤待产后再行处理

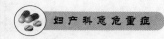
3. 宫颈异常

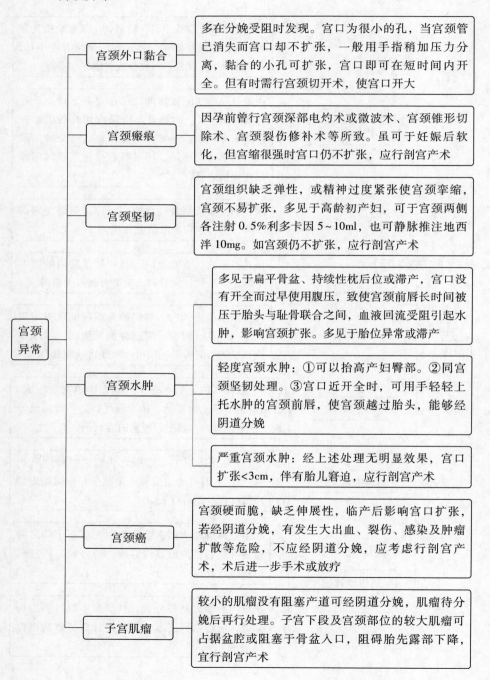

宫颈异常	宫颈外口黏合	多在分娩受阻时发现。宫口为很小的孔，当宫颈管已消失而宫口却不扩张，一般用手指稍加压力分离，黏合的小孔可扩张，宫口即可在短时间内开全。但有时需行宫颈切开术，使宫口开大
	宫颈瘢痕	因孕前曾行宫颈深部电灼术或微波术、宫颈锥形切除术、宫颈裂伤修补术等所致。虽可于妊娠后软化，但宫缩很强时宫口仍不扩张，应行剖宫产术
	宫颈坚韧	宫颈组织缺乏弹性，或精神过度紧张使宫颈挛缩，宫颈不易扩张，多见于高龄初产妇，可于宫颈两侧各注射 0.5%利多卡因 5~10ml，也可静脉推注地西泮 10mg。如宫颈仍不扩张，应行剖宫产术
	宫颈水肿	多见于扁平骨盆、持续性枕后位或滞产，宫口没有开全而过早使用腹压，致使宫颈前唇长时间被压于胎头与耻骨联合之间，血液回流受阻引起水肿，影响宫颈扩张。多见于胎位异常或滞产
		轻度宫颈水肿：①可以抬高产妇臀部。②同宫颈坚韧处理。③宫口近开全时，可用手轻轻上托水肿的宫颈前唇，使宫颈越过胎头，能够经阴道分娩
		严重宫颈水肿：经上述处理无明显效果，宫口扩张<3cm，伴有胎儿窘迫，应行剖宫产术
	宫颈癌	宫颈硬而脆，缺乏伸展性，临产后影响宫口扩张，若经阴道分娩，有发生大出血、裂伤、感染及肿瘤扩散等危险，不应经阴道分娩，应考虑行剖宫产术，术后进一步手术或放疗
	子宫肌瘤	较小的肌瘤没有阻塞产道可经阴道分娩，肌瘤待分娩后再行处理。子宫下段及宫颈部位的较大肌瘤可占据盆腔或阻塞于骨盆入口，阻碍胎先露部下降，宜行剖宫产术

第三节 胎位异常

一、肩先露

胎体横卧于骨盆入口之上，先露部为肩，称肩先露，亦称横产式。根据胎头在母体左（右）侧和胎儿肩胛骨朝向母体前（后）方，构成肩左前、肩左后、肩右前、肩右后 4 种胎位。约占足月分娩总数的 0.25%，是对母儿最不利的胎位。横位发生原因与臀先露相同。

【临床表现】

临床表现

- 胎先露部胎肩不能紧贴子宫下段及宫颈内口，缺乏直接刺激，易发生宫缩乏力
- 胎肩对宫颈压力不均，易发生胎膜早破。破膜后，胎儿上肢和脐带容易脱出，造成胎儿窘迫或死亡
- 随着宫缩不断加强，胎肩及部分胸廓被挤入盆腔内，胎体折叠弯曲，胎颈被拉长，上肢脱出阴道口外，胎头和胎臀仍被阻于骨盆入口上方，形成忽略性（嵌顿性）肩先露
- 子宫收缩继续增强，子宫体部越来越厚，子宫下段被动扩张越来越薄，致使上下段之间形成环状凹陷，并随宫缩逐渐上升，甚至可以高达脐上，形成病理缩复环，是子宫破裂的先兆，若不及时处理，将发生子宫破裂

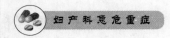

【诊断】

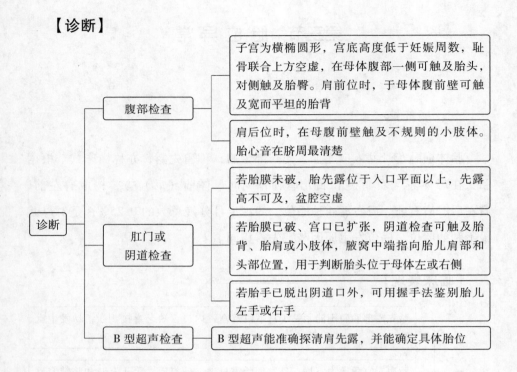

诊断

- 腹部检查
  - 子宫为横椭圆形，宫底高度低于妊娠周数，耻骨联合上方空虚，在母体腹部一侧可触及胎头，对侧触及胎臀。肩前位时，于母体腹前壁可触及宽而平坦的胎背
  - 肩后位时，在母腹前壁触及不规则的小肢体。胎心音在脐周最清楚
- 肛门或阴道检查
  - 若胎膜未破，胎先露位于入口平面以上，先露高不可及，盆腔空虚
  - 若胎膜已破、宫口已扩张，阴道检查可触及胎背、胎肩或小肢体，腋窝中端指向胎儿肩部和头部位置，用于判断胎头位于母体左或右侧
  - 若胎手已脱出阴道口外，可用握手法鉴别胎儿左手或右手
- B 型超声检查
  - B 型超声能准确探清肩先露，并能确定具体胎位

【治疗措施】

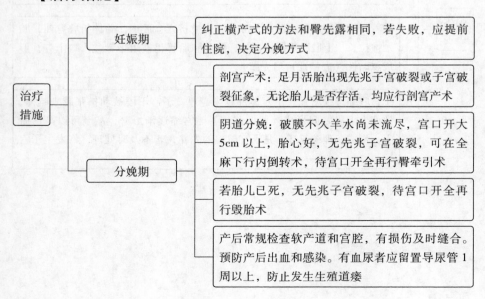

治疗措施

- 妊娠期
  - 纠正横产式的方法和臀先露相同，若失败，应提前住院，决定分娩方式
- 分娩期
  - 剖宫产术：足月活胎出现先兆子宫破裂或子宫破裂征象，无论胎儿是否存活，均应行剖宫产术
  - 阴道分娩：破膜不久羊水尚未流尽，宫口开大 5cm 以上，胎心好，无先兆子宫破裂，可在全麻下行内倒转术，待宫口开全再行臀牵引术
  - 若胎儿已死，无先兆子宫破裂，待宫口开全再行毁胎术
  - 产后常规检查软产道和宫腔，有损伤及时缝合。预防产后出血和感染。有血尿者应留置导尿管 1 周以上，防止发生生殖道瘘

二、持续性枕后位、枕横位

在分娩过程中，胎头枕骨持续位于母体骨盆后方或侧方，达中骨盆后至分娩后期仍然不能转向前方，致使分娩发生困难者，称持续性枕后位或持续性枕横位。

【原因】

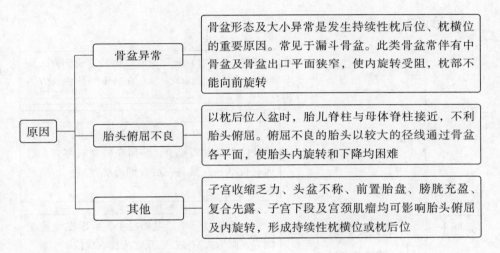

原因
- 骨盆异常：骨盆形态及大小异常是发生持续性枕后位、枕横位的重要原因。常见于漏斗骨盆。此类骨盆常伴有中骨盆及骨盆出口平面狭窄，使内旋转受阻，枕部不能向前旋转
- 胎头俯屈不良：以枕后位入盆时，胎儿脊柱与母体脊柱接近，不利胎头俯屈。俯屈不良的胎头以较大的径线通过骨盆各平面，使胎头内旋转和下降均困难
- 其他：子宫收缩乏力、头盆不称、前置胎盘、膀胱充盈、复合先露、子宫下段及宫颈肌瘤均可影响胎头俯屈及内旋转，形成持续性枕横位或枕后位

【临床表现】

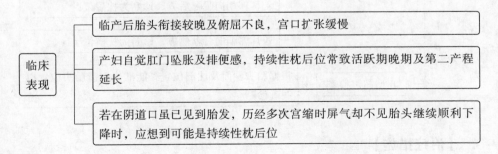

临床表现
- 临产后胎头衔接较晚及俯屈不良，宫口扩张缓慢
- 产妇自觉肛门坠胀及排便感，持续性枕后位常致活跃期晚期及第二产程延长
- 若在阴道口虽已见到胎发，历经多次宫缩时屏气却不见胎头继续顺利下降时，应想到可能是持续性枕后位

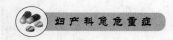

【对母儿的影响】

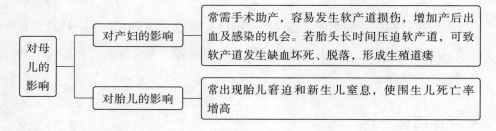

对母儿的影响 —— 对产妇的影响 —— 常需手术助产，容易发生软产道损伤，增加产后出血及感染的机会。若胎头长时间压迫软产道，可致软产道发生缺血坏死、脱落，形成生殖道瘘

—— 对胎儿的影响 —— 常出现胎儿窘迫和新生儿窒息，使围生儿死亡率增高

【诊断】

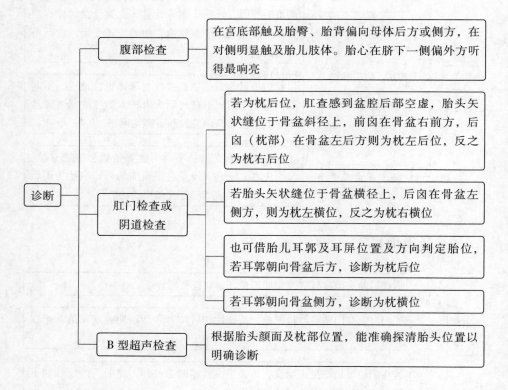

诊断 —— 腹部检查 —— 在宫底部触及胎臀、胎背偏向母体后方或侧方，在对侧明显触及胎儿肢体。胎心在脐下一侧偏外方听得最响亮

—— 肛门检查或阴道检查 —— 若为枕后位，肛查感到盆腔后部空虚，胎头矢状缝位于骨盆斜径上，前囟在骨盆右前方，后囟（枕部）在骨盆左后方则为枕左后位，反之为枕右后位

—— 若胎头矢状缝位于骨盆横径上，后囟在骨盆左侧方，则为枕左横位，反之为枕右横位

—— 也可借胎儿耳郭及耳屏位置及方向判定胎位，若耳郭朝向骨盆后方，诊断为枕后位

—— 若耳郭朝向骨盆侧方，诊断为枕横位

—— B型超声检查 —— 根据胎头颜面及枕部位置，能准确探清胎头位置以明确诊断

【治疗措施】

骨盆无异常、胎儿不大时，可以试产。

1. 第一产程

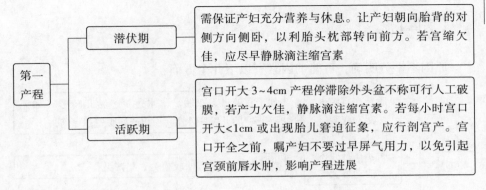

第一产程

潜伏期 —— 需保证产妇充分营养与休息。让产妇朝向胎背的对侧方向侧卧，以利胎头枕部转向前方。若宫缩欠佳，应尽早静脉滴注缩宫素

活跃期 —— 宫口开大 3~4cm 产程停滞除外头盆不称可行人工破膜，若产力欠佳，静脉滴注缩宫素。若每小时宫口开大<1cm 或出现胎儿窘迫征象，应行剖宫产。宫口开全之前，嘱产妇不要过早屏气用力，以免引起宫颈前唇水肿，影响产程进展

2. 第二产程

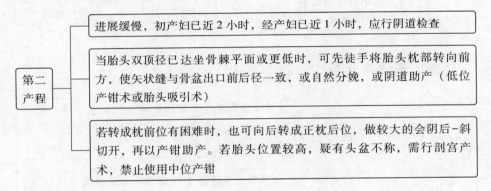

第二产程

进展缓慢，初产妇已近 2 小时，经产妇已近 1 小时，应行阴道检查

当胎头双顶径已达坐骨棘平面或更低时，可先徒手将胎头枕部转向前方，使矢状缝与骨盆出口前后径一致，或自然分娩，或阴道助产（低位产钳术或胎头吸引术）

若转成枕前位有困难时，也可向后转成正枕后位，做较大的会阴后-斜切开，再以产钳助产。若胎头位置较高，疑有头盆不称，需行剖宫产术，禁止使用中位产钳

3. 第三产程

胎盘娩出后应立即静脉或肌内注射子宫收缩剂，以防发生产后出血。有软产道裂伤者，应及时修补。新生儿应重点监护。凡行手术助产及有软产道裂伤者，产后应给予抗生素预防感染。

三、臀先露

臀先露是异常胎位中最常见的一种。因胎臀比胎头小，分娩时胎头未经变形或因过度仰伸往往后出头娩出困难，脐带脱垂也多见，故围产儿死亡率较头位分娩明显增高。臀先露以骶骨为指示点，有骶左（右）前、骶左（右）横、骶左（右）后6种胎位。

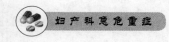

【病因】

原因不十分明确，可能的因素有以下几个方面：

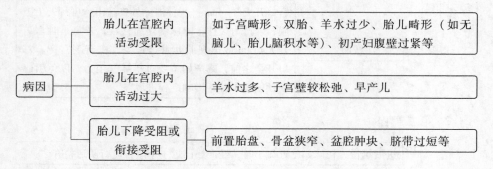

病因 ┬ 胎儿在宫腔内活动受限 —— 如子宫畸形、双胎、羊水过少、胎儿畸形（如无脑儿、胎儿脑积水等）、初产妇腹壁过紧等
├ 胎儿在宫腔内活动过大 —— 羊水过多、子宫壁较松弛、早产儿
└ 胎儿下降受阻或衔接受阻 —— 前置胎盘、骨盆狭窄、盆腔肿块、脐带过短等

【临床表现与分类】

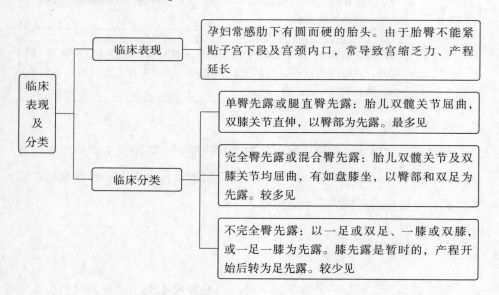

临床表现及分类 ┬ 临床表现 —— 孕妇常感肋下有圆而硬的胎头。由于胎臀不能紧贴子宫下段及宫颈内口，常导致宫缩乏力、产程延长
└ 临床分类 ┬ 单臀先露或腿直臀先露：胎儿双髋关节屈曲，双膝关节直伸，以臀部为先露。最多见
├ 完全臀先露或混合臀先露：胎儿双髋关节及双膝关节均屈曲，有如盘膝坐，以臀部和双足为先露。较多见
└ 不完全臀先露：以一足或双足、一膝或双膝，或一足一膝为先露。膝先露是暂时的，产程开始后转为足先露。较少见

【诊断】

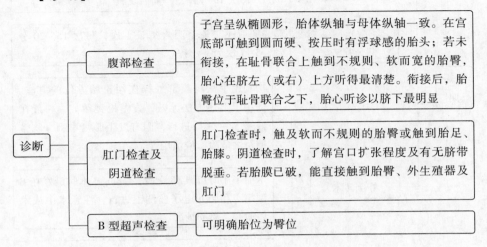

诊断
- 腹部检查 —— 子宫呈纵椭圆形，胎体纵轴与母体纵轴一致。在宫底部可触到圆而硬、按压时有浮球感的胎头；若未衔接，在耻骨联合上触到不规则、软而宽的胎臀，胎心在脐左（或右）上方听得最清楚。衔接后，胎臀位于耻骨联合之下，胎心听诊以脐下最明显
- 肛门检查及阴道检查 —— 肛门检查时，触及软而不规则的胎臀或触到胎足、胎膝。阴道检查时，了解宫口扩张程度及有无脐带脱垂。若胎膜已破，能直接触到胎臀、外生殖器及肛门
- B 型超声检查 —— 可明确胎位为臀位

【对母儿的影响】

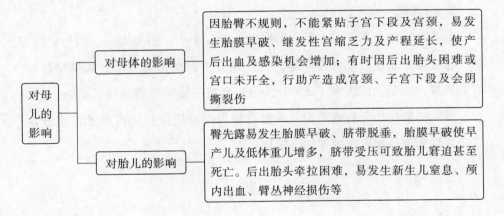

对母儿的影响
- 对母体的影响 —— 因胎臀不规则，不能紧贴子宫下段及宫颈，易发生胎膜早破、继发性宫缩乏力及产程延长，使产后出血及感染机会增加；有时因后出胎头困难或宫口未开全，行助产造成宫颈、子宫下段及会阴撕裂伤
- 对胎儿的影响 —— 臀先露易发生胎膜早破、脐带脱垂，胎膜早破使早产儿及低体重儿增多，脐带受压可致胎儿窘迫甚至死亡。后出胎头牵拉困难，易发生新生儿窒息、颅内出血、臀丛神经损伤等

【处理措施】

1. 妊娠期

妊娠 30 周以前，多能自行转为头位，发现臀位不必急于纠正。若妊娠 30 周后仍为臀位者应给予纠正，方法如下。

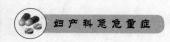

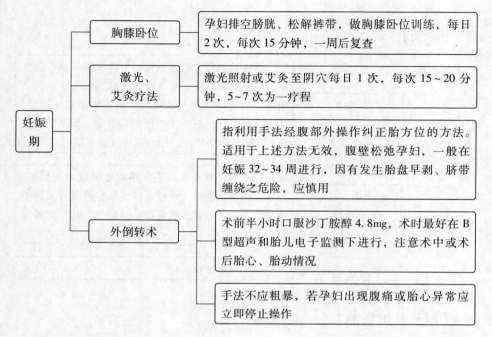

妊娠期
├─ 胸膝卧位 → 孕妇排空膀胱、松解裤带，做胸膝卧位训练，每日 2 次，每次 15 分钟，一周后复查
├─ 激光、艾灸疗法 → 激光照射或艾灸至阴穴每日 1 次，每次 15~20 分钟，5~7 次为一疗程
└─ 外倒转术
　　├─ 指利用手法经腹部外操作纠正胎方位的方法。适用于上述方法无效，腹壁松弛孕妇，一般在妊娠 32~34 周进行，因有发生胎盘早剥、脐带缠绕之危险，应慎用
　　├─ 术前半小时口服沙丁胺醇 4.8mg，术时最好在 B 型超声和胎儿电子监测下进行，注意术中或术后胎心、胎动情况
　　└─ 手法不应粗暴，若孕妇出现腹痛或胎心异常应立即停止操作

2. 分娩期

临产初期应根据产妇年龄、胎次数、骨盆类型、胎儿大小、胎儿是否存活、臀先露类型及有无合并症等，对分娩方式做出正确判断。如狭窄骨盆、软产道异常、胎儿体重大于 3500g、胎儿窘迫、胎膜早破、脐带脱垂、妊娠合并症、高龄初产、有难产史、不完全臀先露等均应行剖宫产术结束分娩。若决定经阴道分娩者，则作如下处理。

第一产程 ── 侧卧位，不宜站立行走，少做肛查，禁止灌肠，防止胎膜早破

├── 一旦破膜，立即听胎心并检查有无脐带脱垂，如出现脐带脱垂，宫口未开全，胎心尚好，立即行剖宫手术；若无脐带脱垂，继续观察胎心和产程进展

└── 若在阴道口见到胎足，应消毒外阴后，每当宫缩时用无菌巾以手掌堵住阴道口，避免胎足脱出，并使胎臀下降，直到宫口开全。在此过程中，应每隔 10~15 分钟听胎心一次，并注意宫口是否开全，已开全再堵容易发生胎儿宫内窘迫或子宫破裂

分娩期

第二产程 ── 经导尿排空膀胱后，初产妇做会阴侧切。有 3 种分娩方式

├── 自然分娩：接产人员不行任何牵拉，胎儿自然娩出，极少见，仅见于经产妇、胎儿小、宫缩强、产道正常者

├── 臀位助产术：胎臀自然娩出至脐部后，胎肩及胎头由接产者协助娩出，注意在脐部娩出后，一般应在 2~3 分钟内娩出胎头，最长不超过 8 分钟，以免新生儿窒息或死亡。后出胎头有困难者可用单叶产钳助产

└── 臀牵引术：胎儿全部由接产者牵引娩出，对胎儿损伤大，不宜采用

第三产程 ── 检查软产道有无损伤，若有裂伤应及时缝合，积极预防产后出血和感染

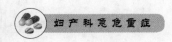

第十一章　分娩期并发症

第一节　羊水栓塞

羊水栓塞（AFE）是指在分娩过程中羊水进入母体血液循环引起急性肺栓塞、过敏性休克、DIC、肾衰竭等一系列严重分娩并发症的综合征。羊水栓塞可发生在足月分娩和妊娠 10~14 周行钳刮术时，死亡率高达 60% 以上，是孕产妇死亡的主要原因之一。

【病因】

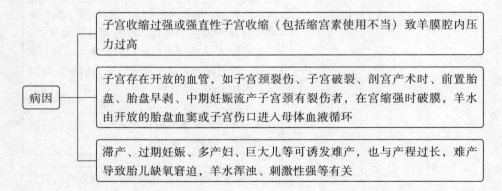

病因

- 子宫收缩过强或强直性子宫收缩（包括缩宫素使用不当）致羊膜腔内压力过高
- 子宫存在开放的血管，如子宫颈裂伤、子宫破裂、剖宫产术时、前置胎盘、胎盘早剥、中期妊娠流产子宫颈有裂伤者，在宫缩强时破膜，羊水由开放的胎盘血窦或子宫伤口进入母体血液循环
- 滞产、过期妊娠、多产妇、巨大儿等可诱发难产，也与产程过长，难产导致胎儿缺氧窘迫，羊水浑浊、刺激性强等有关

【临床表现】

羊水栓塞的发病特点是起病急骤、来势凶险，多发生于分娩过程中。

临床表现

发病时期
羊水栓塞通常发生在自然破膜或人工破膜过程中（70%）及剖宫产（19%）和产后48小时内（11%）。宫缩过强、滥用缩宫素引产或催产为本病发生的主要诱因

前驱症状
多数病例在发病时常首先出现突发寒战、烦躁不安、咳嗽、气急、发绀、呕吐等前驱症状，这些症状往往被误认为是感冒、宫缩过强、产妇紧张，而未引起助产者注意

呼吸、循环衰竭
羊水栓塞根据病情缓急可分为暴发型和缓慢型两类

暴发型呼吸、循环系统症状明显，继前驱症状后即出现呼吸困难、发绀、心率增快且进行性加重、面色苍白、四肢厥冷、血压下降，也可出现昏迷和抽搐，肺部听诊可出现湿啰音。严重者发病急骤，仅惊叫一声或打一个哈欠，血压即消失，呼吸、心搏骤停

缓慢型呼吸、循环系统症状较轻，甚至无明显症状，待至产后出现流血不止、血液不凝时始被发现

全身出血倾向
部分羊水栓塞患者经抢救度过了呼吸循环衰竭的休克期，继而出现DIC。呈现以子宫大出血为主的全身出血倾向，且血液不凝

部分羊水栓塞病例，缺少呼吸、循环系统的症状，以产后不易控制的大出血为主要表现

多脏器损伤
本病全身脏器均受损害，除心脏外，肾脏是最常受损害的器官。当两个或两个以上重要器官同时或相继发生衰竭时，则称为多器官功能衰竭（MOF）。其病死率与衰竭器官数目相关，1个器官衰竭持续大于1天，其病死率为40%，2个器官衰竭时病死率上升为60%，3个或3个以上器官衰竭时则病死率高达98%

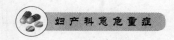

【诊断】

1. 诊断依据

主要靠临床表现，在血中找到胎儿有形物质可支持诊断。在胎膜破裂、胎儿娩出或手术中产妇突然出现寒战、烦躁不安、气急、尖叫、呛咳、呼吸困难、大出血、凝血功能障碍及不明原因休克、出血量与休克不成比例，应首先考虑为羊水栓塞，并在积极抢救的同时做进一步检查，以明确诊断。

2. 辅助检查

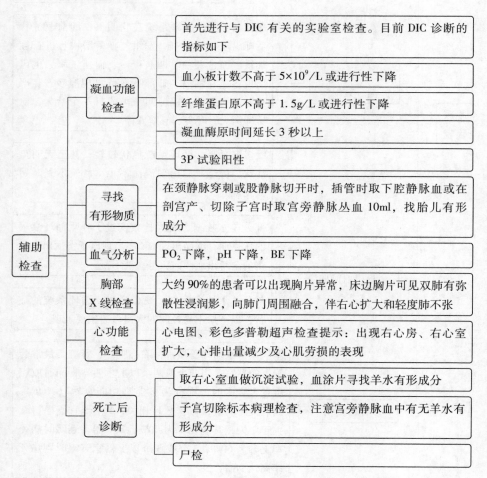

辅助检查
- 凝血功能检查
  - 首先进行与 DIC 有关的实验室检查。目前 DIC 诊断的指标如下
  - 血小板计数不高于 5×10^9/L 或进行性下降
  - 纤维蛋白原不高于 1.5g/L 或进行性下降
  - 凝血酶原时间延长 3 秒以上
  - 3P 试验阳性
- 寻找有形物质
  - 在颈静脉穿刺或股静脉切开时，插管时取下腔静脉血或在剖宫产、切除子宫时取宫旁静脉丛血 10ml，找胎儿有形成分
- 血气分析
  - PO_2 下降，pH 下降，BE 下降
- 胸部 X 线检查
  - 大约 90% 的患者可以出现胸片异常，床边胸片可见双肺有弥散性浸润影，向肺门周围融合，伴右心扩大和轻度肺不张
- 心功能检查
  - 心电图、彩色多普勒超声检查提示：出现右心房、右心室扩大，心排出量减少及心肌劳损的表现
- 死亡后诊断
  - 取右心室血做沉淀试验，血涂片寻找羊水有形成分
  - 子宫切除标本病理检查，注意宫旁静脉血中有无羊水有形成分
  - 尸检

3. 特殊检查

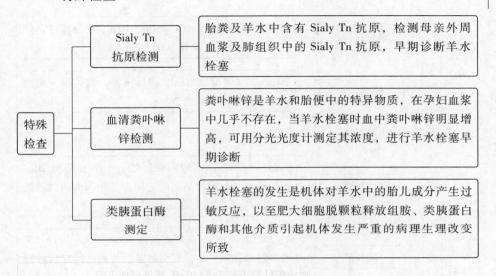

特殊检查	Sialy Tn 抗原检测	胎粪及羊水中含有 Sialy Tn 抗原，检测母亲外周血浆及肺组织中的 Sialy Tn 抗原，早期诊断羊水栓塞
	血清粪卟啉锌检测	粪卟啉锌是羊水和胎便中的特异物质，在孕妇血浆中几乎不存在，当羊水栓塞时血中粪卟啉锌明显增高，可用分光光度计测定其浓度，进行羊水栓塞早期诊断
	类胰蛋白酶测定	羊水栓塞的发生是机体对羊水中的胎儿成分产生过敏反应，以至肥大细胞脱颗粒释放组胺、类胰蛋白酶和其他介质引起机体发生严重的病理生理改变所致

【治疗措施】

早诊断，早治疗是成功救治的关键。当患者出现寒战、呛咳、呼吸困难、休克与出血量不成比例、多部位出血、血液不凝时应首先考虑羊水栓塞，应边组织抢救，边进行实验室检查，决不可等待有检验结果后再予急救。

1. 紧急处理

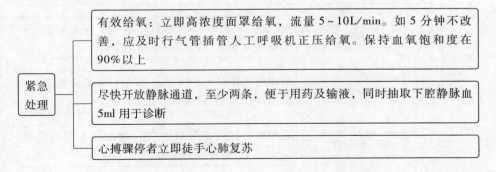

紧急处理	有效给氧：立即高浓度面罩给氧，流量 5~10L/min。如 5 分钟不改善，应及时行气管插管人工呼吸机正压给氧。保持血氧饱和度在 90% 以上
	尽快开放静脉通道，至少两条，便于用药及输液，同时抽取下腔静脉血 5ml 用于诊断
	心搏骤停者立即徒手心肺复苏

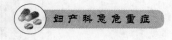

2. 抗过敏

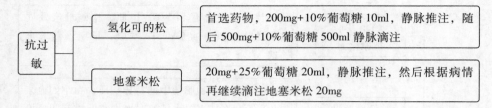

抗过敏
- 氢化可的松：首选药物，200mg+10%葡萄糖10ml，静脉推注，随后500mg+10%葡萄糖500ml静脉滴注
- 地塞米松：20mg+25%葡萄糖20ml，静脉推注，然后根据病情再继续滴注地塞米松20mg

3. 解除肺动脉高压

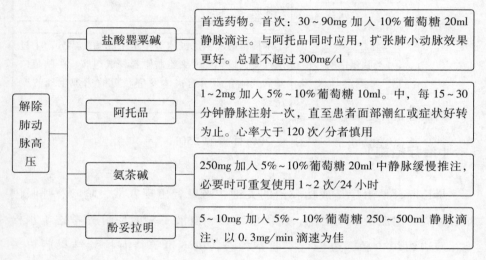

解除肺动脉高压
- 盐酸罂粟碱：首选药物。首次：30～90mg加入10%葡萄糖20ml静脉滴注。与阿托品同时应用，扩张肺小动脉效果更好。总量不超过300mg/d
- 阿托品：1～2mg加入5%～10%葡萄糖10ml。中，每15～30分钟静脉注射一次，直至患者面部潮红或症状好转为止。心率大于120次/分者慎用
- 氨茶碱：250mg加入5%～10%葡萄糖20ml中静脉缓慢推注，必要时可重复使用1～2次/24小时
- 酚妥拉明：5～10mg加入5%～10%葡萄糖250～500ml静脉滴注，以0.3mg/min滴速为佳

4. 抗休克

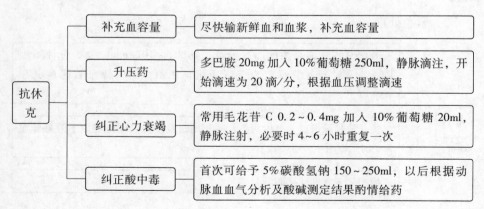

抗休克
- 补充血容量：尽快输新鲜血和血浆，补充血容量
- 升压药：多巴胺20mg加入10%葡萄糖250ml，静脉滴注，开始滴速为20滴/分，根据血压调整滴速
- 纠正心力衰竭：常用毛花苷C 0.2～0.4mg加入10%葡萄糖20ml，静脉注射，必要时4～6小时重复一次
- 纠正酸中毒：首次可给予5%碳酸氢钠150～250ml，以后根据动脉血血气分析及酸碱测定结果酌情给药

5. 防治 DIC

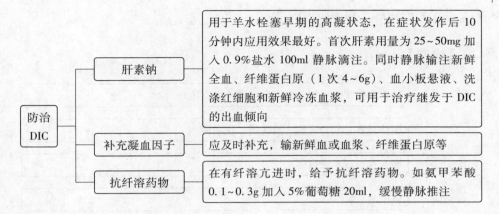

6. 预防肾衰竭

当血容量补足后，血压回升而每小时尿量仍少于 17ml 时，应给予呋塞米（速尿）20～40mg 静脉注射或 20%甘露醇 250ml，静脉滴注治疗。

7. 预防感染

选用对肾脏毒性小的广谱抗生素。

8. 产科处理

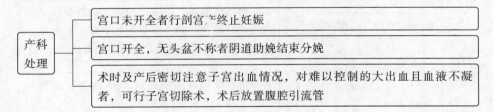

第二节 脐带异常

一、脐带先露与脐带脱垂

胎膜未破时脐带位于胎先露前方或一侧，称为脐带先露，也称隐性脐带

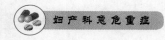

脱垂。若胎膜已破，脐带进一步脱出于胎儿先露的下方，经宫颈进入阴道内，甚至到外阴部，称为脐带脱垂。

【病因】

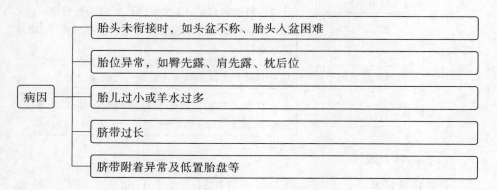

病因
- 胎头未衔接时，如头盆不称、胎头入盆困难
- 胎位异常，如臀先露、肩先露、枕后位
- 胎儿过小或羊水过多
- 脐带过长
- 脐带附着异常及低置胎盘等

【对母儿的影响】

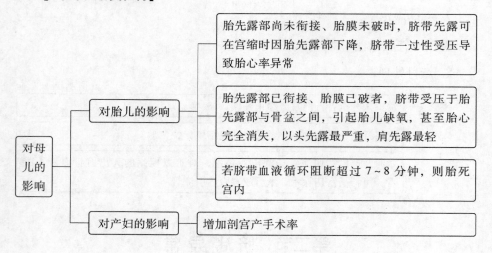

对母儿的影响
- 对胎儿的影响
  - 胎先露部尚未衔接、胎膜未破时，脐带先露可在宫缩时因胎先露部下降，脐带一过性受压导致胎心率异常
  - 胎先露部已衔接、胎膜已破者，脐带受压于胎先露部与骨盆之间，引起胎儿缺氧，甚至胎心完全消失，以头先露最严重，肩先露最轻
  - 若脐带血液循环阻断超过 7~8 分钟，则胎死宫内
- 对产妇的影响
  - 增加剖宫产手术率

【诊断】

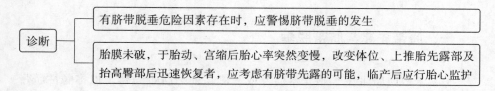

诊断
- 有脐带脱垂危险因素存在时，应警惕脐带脱垂的发生
- 胎膜未破，于胎动、宫缩后胎心率突然变慢，改变体位、上推胎先露部及抬高臀部后迅速恢复者，应考虑有脐带先露的可能，临产后应行胎心监护

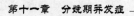

续流程

诊断	胎膜已破出现胎心率异常，应立即行阴道检查，了解有无脐带脱垂和脐带血管有无搏动
	在胎先露部旁或其前方以及阴道内触及脐带者，或脐带脱出于外阴者，即可确诊。B 型超声及彩色多普勒超声等检查有助于明确诊断

【处理措施】

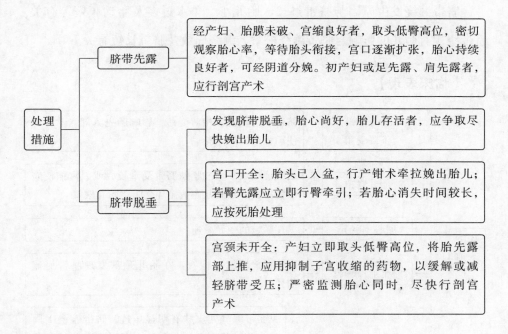

处理措施	脐带先露	经产妇、胎膜未破、宫缩良好者，取头低臀高位，密切观察胎心率，等待胎头衔接，宫口逐渐扩张，胎心持续良好者，可经阴道分娩。初产妇或足先露、肩先露者，应行剖宫产术
	脐带脱垂	发现脐带脱垂，胎心尚好，胎儿存活者，应争取尽快娩出胎儿
		宫口开全：胎头已入盆，行产钳术牵拉娩出胎儿；若臀先露应立即行臀牵引；若胎心消失时间较长，应按死胎处理
		宫颈未开全：产妇立即取头低臀高位，将胎先露部上推，应用抑制子宫收缩的药物，以缓解或减轻脐带受压；严密监测胎心同时，尽快行剖宫产术

【预防措施】

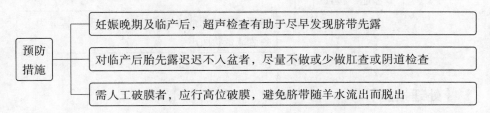

预防措施	妊娠晚期及临产后，超声检查有助于尽早发现脐带先露
	对临产后胎先露迟迟不入盆者，尽量不做或少做肛查或阴道检查
	需人工破膜者，应行高位破膜，避免脐带随羊水流出而脱出

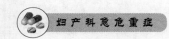

二、脐带缠绕

脐带围绕胎儿颈部、四肢或躯干者，称为脐带缠绕。90%为脐带绕颈，以绕颈1周者居多，占总数的20%左右。

【病因】

脐带缠绕发生原因与脐带过长、胎儿小、羊水过多及胎动频繁等有关。脐带绕颈对胎儿的影响与脐带缠绕松紧、缠绕周数及脐带长短有关。

【临床表现】

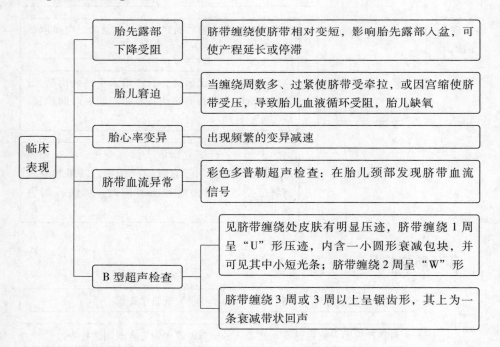

临床表现
- 胎先露部下降受阻 —— 脐带缠绕使脐带相对变短，影响胎先露部入盆，可使产程延长或停滞
- 胎儿窘迫 —— 当缠绕周数多、过紧使脐带受牵拉，或因宫缩使脐带受压，导致胎儿血液循环受阻，胎儿缺氧
- 胎心率变异 —— 出现频繁的变异减速
- 脐带血流异常 —— 彩色多普勒超声检查：在胎儿颈部发现脐带血流信号
- B型超声检查 ——
  - 见脐带缠绕处皮肤有明显压迹，脐带缠绕1周呈"U"形压迹，内含一小圆形衰减包块，并可见其中小短光条；脐带缠绕2周呈"W"形
  - 脐带缠绕3周或3周以上呈锯齿形，其上为一条衰减带状回声

【处理措施】

出现上述情况应高度警惕脐带缠绕，特别是胎心监护出现频繁的变异减

速，经吸氧、改变体位不能缓解时，应及时终止妊娠。

三、脐带长度异常

脐带正常长度为 30~100cm，平均长度为 55cm。

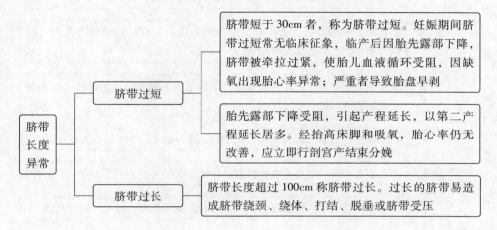

脐带长度异常
- 脐带过短
  - 脐带短于 30cm 者，称为脐带过短。妊娠期间脐带过短常无临床征象，临产后因胎先露部下降，脐带被牵拉过紧，使胎儿血液循环受阻，因缺氧出现胎心率异常；严重者导致胎盘早剥
  - 胎先露部下降受阻，引起产程延长，以第二产程延长居多。经抬高床脚和吸氧，胎心率仍无改善，应立即行剖宫产结束分娩
- 脐带过长
  - 脐带长度超过 100cm 称脐带过长。过长的脐带易造成脐带绕颈、绕体、打结、脱垂或脐带受压

四、脐带打结

脐带打结有假结和真结两种。

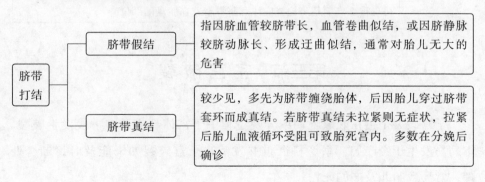

脐带打结
- 脐带假结
  - 指因脐血管较脐带长，血管卷曲似结，或因脐静脉较脐动脉长、形成迂曲似结，通常对胎儿无大的危害
- 脐带真结
  - 较少见，多先为脐带缠绕胎体，后因胎儿穿过脐带套环而成真结。若脐带真结未拉紧则无症状，拉紧后胎儿血液循环受阻可致胎死宫内。多数在分娩后确诊

五、脐带扭转

脐带扭转少见，是指胎儿活动使脐带顺其纵轴扭转呈螺旋状，生理性扭转可达 6~11 周。脐带过分扭转在近胎儿脐轮部变细、呈索状坏死，引起血

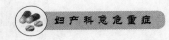

管闭塞或伴血栓形成，胎儿可因血运中断而致死亡。

六、脐带附着异常

脐带附着异常	正常情况下，脐带附着于胎盘胎儿面的近中央处
	脐带附着于胎盘边缘者，称为球拍状胎盘，分娩过程中对母儿无大影响，多在产后检查胎盘时发现
	脐带附着于胎膜上，脐带血管通过羊膜与绒毛膜间进入胎盘者，称为脐带帆状附着
	若胎膜上的血管跨过宫颈内口位于胎先露部前方，称为前置血管
	当胎膜破裂时，伴前置血管破裂出血达 200～300ml 时可导致胎儿死亡
	若前置血管受胎先露部压迫，可导致脐血循环受阻，胎儿窘迫或死亡
	临床表现为胎膜破裂时发生无痛性阴道流血，伴胎心率异常或消失，胎儿死亡
	取流出血涂片检查，查到有核红细胞或幼红细胞并有胎儿血红蛋白，即可确诊。产前超声检查应注意脐带附着在胎盘的部位

第三节　子宫破裂

　　子宫破裂是指在妊娠晚期或分娩过程中子宫体部或子宫下段发生破裂。本病易发生于经产妇，系产科严重并发症，子宫破裂如未能及时诊断、处理，常导致胎儿及产妇死亡。

【病因与发病机制】

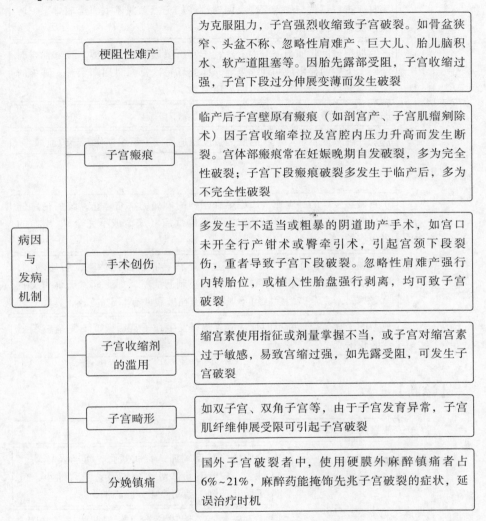

病因与发病机制
- 梗阻性难产：为克服阻力，子宫强烈收缩致子宫破裂。如骨盆狭窄、头盆不称、忽略性肩难产、巨大儿、胎儿脑积水、软产道阻塞等。因胎先露部受阻，子宫收缩过强，子宫下段过分伸展变薄而发生破裂
- 子宫瘢痕：临产后子宫壁原有瘢痕（如剖宫产、子宫肌瘤剜除术）因子宫收缩牵拉及宫腔内压力升高而发生断裂。宫体部瘢痕常在妊娠晚期自发破裂，多为完全性破裂；子宫下段瘢痕破裂多发生于临产后，多为不完全性破裂
- 手术创伤：多发生于不适当或粗暴的阴道助产手术，如宫口未开全行产钳术或臀牵引术，引起宫颈下段裂伤，重者导致子宫下段破裂。忽略性肩难产强行内转胎位，或植入性胎盘强行剥离，均可致子宫破裂
- 子宫收缩剂的滥用：缩宫素使用指征或剂量掌握不当，或子宫对缩宫素过于敏感，易致宫缩过强，如先露受阻，可发生子宫破裂
- 子宫畸形：如双子宫、双角子宫等，由于子宫发育异常，子宫肌纤维伸展受限可引起子宫破裂
- 分娩镇痛：国外子宫破裂者中，使用硬膜外麻醉镇痛者占6%~21%，麻醉药能掩饰先兆子宫破裂的症状，延误治疗时机

【临床表现】

根据子宫破裂的发展过程，可分为先兆子宫破裂与子宫破裂两种。先兆破裂为时短暂，若无严密观察产程往往被忽略，发展为破裂。尤其为前次剖宫产史，常见于瘢痕破裂，有时在手术时才发现子宫肌层裂开。

313

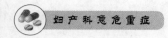

1. 先兆破裂

```
          ┌─ 多见于产程延长与先露下降受阻时，产妇突然烦躁不安，疼痛难忍，呼
          │   吸急促，脉搏细速
          │
          │   子宫肌层过度收缩与缩复而变厚，子宫下段逐渐变长变薄。腹部检查时
 先兆 ─────┤   子宫上段明显出现病理缩复环，即此环每次宫缩时逐渐上升，阵缩时
 破裂      │   子宫呈葫芦形，子宫下段有明显压痛
          │
          ├─ 胎动活跃，胎心变慢或增快，提示胎儿宫内窘迫
          │
          └─ 产妇往往不能自解小便，膀胱因过度压迫而发生组织损伤，导致血尿
```

2. 破裂

```
        ┌─ 子宫破裂发生的一刹那，产妇感到剧烈的疼痛，宫缩停止，腹痛稍感轻
        │   些，此后产妇出现的全身情况与破裂的性质（完全或不完全）、出血的
        │   多少有关
        │
        │   完全破裂，内出血多，患者血压迅速下降，很快出现休克，胎动停止，
 破裂 ───┤   胎心消失。因出血和羊水的刺激有腹膜刺激症状，如腹痛、反跳痛及肌
        │   紧张等，不完全破裂症状可不典型，但在破裂处有固定的压痛
        │
        └─ 典型的子宫破裂诊断不困难，但若破裂发生在子宫后壁或不完全破裂则
            诊断较困难
```

【诊断】

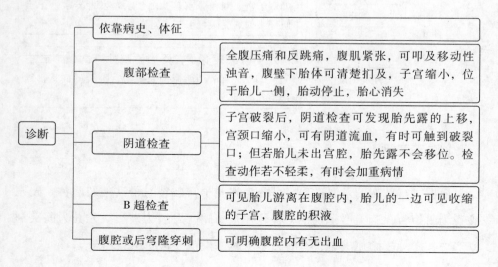

【治疗措施】

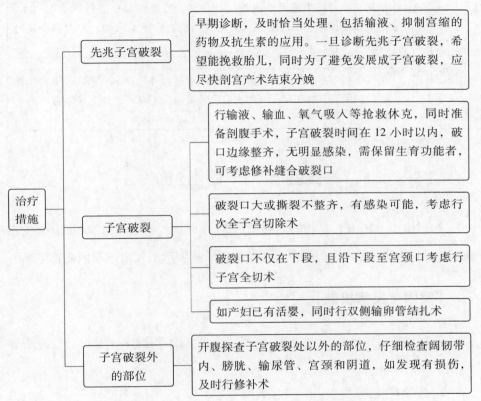

治疗措施

先兆子宫破裂
早期诊断，及时恰当处理，包括输液、抑制宫缩的药物及抗生素的应用。一旦诊断先兆子宫破裂，希望能挽救胎儿，同时为了避免发展成子宫破裂，应尽快剖宫产术结束分娩

子宫破裂
行输液、输血、氧气吸入等抢救休克，同时准备剖腹手术，子宫破裂时间在12小时以内，破口边缘整齐，无明显感染，需保留生育功能者，可考虑修补缝合破裂口

破裂口大或撕裂不整齐，有感染可能，考虑行次全子宫切除术

破裂口不仅在下段，且沿下段至宫颈口考虑行子宫全切术

如产妇已有活婴，同时行双侧输卵管结扎术

子宫破裂外的部位
开腹探查子宫破裂处以外的部位，仔细检查阔韧带内、膀胱、输尿管、宫颈和阴道，如发现有损伤，及时行修补术

【预防措施】

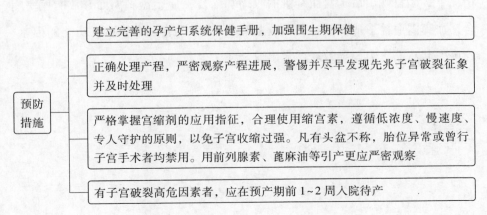

预防措施

建立完善的孕产妇系统保健手册，加强围生期保健

正确处理产程，严密观察产程进展，警惕并尽早发现先兆子宫破裂征象并及时处理

严格掌握宫缩剂的应用指征，合理使用缩宫素，遵循低浓度、慢速度、专人守护的原则，以免子宫收缩过强。凡有头盆不称，胎位异常或曾行子宫手术者均禁用。用前列腺素、蓖麻油等引产更应严密观察

有子宫破裂高危因素者，应在预产期前1~2周入院待产

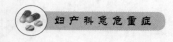

续流程

预防
措施

正确掌握产科手术助产的指征及技术，按操作常规进行阴道助产术，避免粗暴操作，阴道助产术后应仔细检查宫颈及宫腔，发现损伤及时修补

正确掌握剖宫产指征，对前次剖宫产指征为骨盆狭窄、术式为子宫体部切口、子宫下段切口有撕伤或术后感染愈合不良者，均需行剖宫产终止妊娠

第四节　产后出血

产后出血（PPH）是指胎儿娩出后 24 小时内失血量超过 500ml，剖宫产时超过 1000ml，是分娩期的严重并发症，居我国产妇死亡的原因之首。

【病因与发病机制】

产后出血可由宫缩乏力、软产道裂伤、胎盘胎膜残留、凝血功能障碍等原因引起。

1. 子宫收缩乏力

产后子宫收缩不良引起的出血，为产后出血最常见的原因之一。在正常情况下，胎盘娩出后子宫肌纤维的收缩和缩复，使胎盘剥离面开放的血窦闭合，血窦内血栓形成而止血。凡是影响子宫肌纤维收缩和缩复功能的因素，均可引起宫缩乏力，导致产后大出血。

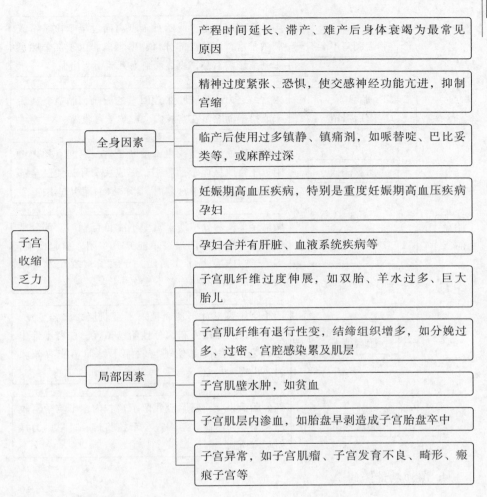

2. 软产道损伤

软产道裂伤后未及时发现、处理，可导致产后出血。常见原因有阴道手术助产（如产钳助产、臀牵引术等）、巨大胎儿分娩、急产、软产道静脉曲张、外阴水肿、软产道组织弹性差而产力过强等。

3. 胎盘滞留

胎儿娩出后30分钟，胎盘未娩出者称胎盘滞留，是产后出血的另一重要原因。

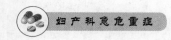

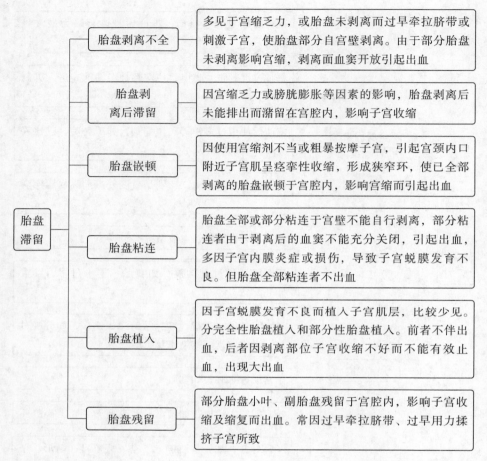

4. 凝血功能障碍

较为少见，如妊娠合并白血病、PLT 减少症、再生障碍性贫血、重症肝炎等及妊娠并发症如重度妊娠高血压疾病、胎盘早剥、羊水栓塞、死胎滞留过久等，均可影响凝血功能，发生 DIC，常难以控制。

【临床表现】

主要为阴道出血量多，继发失血性休克、贫血及感染。临床表现与出血量的多少、出血速度及产妇机体反应、全身状况有关。如出血量多、速度快，超过机体代偿能力时，可发生休克。若抢救不及时，可造成不可逆性死亡。休克前常出现眩晕、打呵欠、口渴、呕吐、烦躁不安等，随后有出冷汗、面色苍白、脉搏细弱、呼吸急促、血压下降等休克表现。诊断的关键在于正确判断出血的原因，以便及时抢救处理。

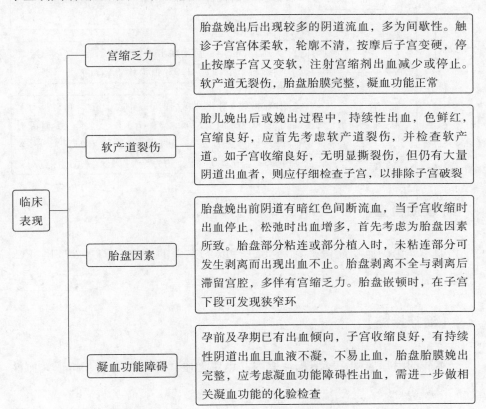

【诊断方法】

判断出血量不推荐目测法，该法评估的失血量往往明显少于实际出血量。推荐使用以下方法：

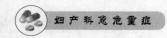

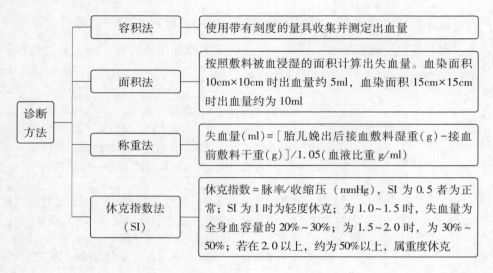

诊断方法	容积法	使用带有刻度的量具收集并测定出血量
	面积法	按照敷料被血浸湿的面积计算出失血量。血染面积 10cm×10cm 时出血量约 5ml，血染面积 15cm×15cm 时出血量约为 10ml
	称重法	失血量(ml)=［胎儿娩出后接血敷料湿重(g)-接血前敷料干重(g)］/1.05(血液比重 g/ml)
	休克指数法（SI）	休克指数=脉率/收缩压（mmHg），SI 为 0.5 者为正常；SI 为 1 时为轻度休克；为 1.0~1.5 时，失血量为全身血容量的 20%~30%；为 1.5~2.0 时，为 30%~50%；若在 2.0 以上，约为 50% 以上，属重度休克

【辅助检查】

如考虑为凝血功能障碍，需要进行以下方面的检查：PT、APTT、PC、纤维蛋白原、FDP 及血块收缩试验。

【治疗措施】

本病的治疗原则：针对出血原因，迅速止血；补充血容量、纠正失血性休克及防治感染。

1. 止血

迅速检查出血原因，排除软产道裂伤及胎盘因素所致的出血。若为软产道裂伤，须及时准确地修补缝合，否则可采取以下措施。

（1）按摩子宫

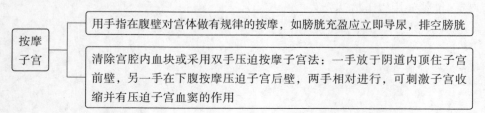

按摩子宫	用手指在腹壁对宫体做有规律的按摩，如膀胱充盈应立即导尿，排空膀胱
	清除宫腔内血块或采用双手压迫按摩子宫法：一手放于阴道内顶住子宫前壁，另一手在下腹按摩压迫子宫后壁，两手相对进行，可刺激子宫收缩并有压迫子宫血窦的作用

（2）注射宫缩剂

催产素 10U 静脉注射，然后维持催产素静脉滴注或麦角新碱 0.2mg，肌内注射，或经阴道宫颈注射催产素及麦角新碱，也可经腹壁直接注射于子宫体部。

（3）纱布填塞宫腔

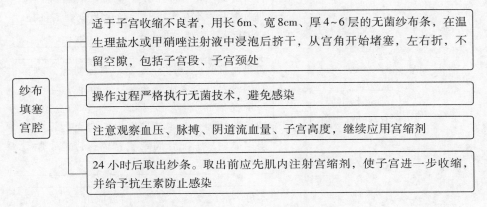

纱布填塞宫腔 ──┬── 适于子宫收缩不良者，用长 6m、宽 8cm、厚 4~6 层的无菌纱布条，在温生理盐水或甲硝唑注射液中浸泡后挤干，从宫角开始堵塞，左右折，不留空隙，包括子宫段、子宫颈处

├── 操作过程严格执行无菌技术，避免感染

├── 注意观察血压、脉搏、阴道流血量、子宫高度，继续应用宫缩剂

└── 24 小时后取出纱条。取出前应先肌内注射宫缩剂，使子宫进一步收缩，并给予抗生素防止感染

（4）结扎子宫动脉、髂内动脉

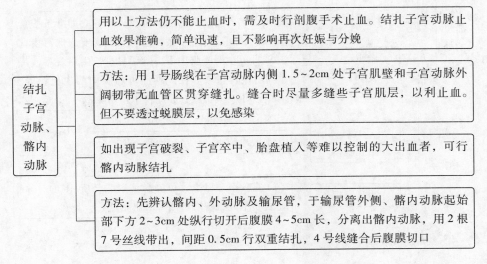

结扎子宫动脉、髂内动脉 ──┬── 用以上方法仍不能止血时，需及时行剖腹手术止血。结扎子宫动脉止血效果准确，简单迅速，且不影响再次妊娠与分娩

├── 方法：用 1 号肠线在子宫动脉内侧 1.5~2cm 处子宫肌壁和子宫动脉外阔韧带无血管区贯穿缝扎。缝合时尽量多缝些子宫肌层，以利止血。但不要透过蜕膜层，以免感染

├── 如出现子宫破裂、子宫卒中、胎盘植入等难以控制的大出血者，可行髂内动脉结扎

└── 方法：先辨认髂内、外动脉及输尿管，于输尿管外侧、髂内动脉起始部下方 2~3cm 处纵行切开后腹膜 4~5cm 长，分离出髂内动脉，用 2 根 7 号丝线带出，间距 0.5cm 行双重结扎，4 号线缝合后腹膜切口

（5）介入治疗

随着介入医学的发展，选择性动脉造影及髂内动脉栓塞术在妇产科中的应用逐渐增多，对难以控制的产后出血，通过股动脉穿刺，既可快速输血扩

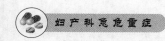

容，又能进行造影及栓塞，有效控制子宫出血，保留子宫。

（6）子宫切除

经上述各种止血措施无效时，为抢救产妇生命，可行子宫切除术。

2. 胎盘滞留的处理

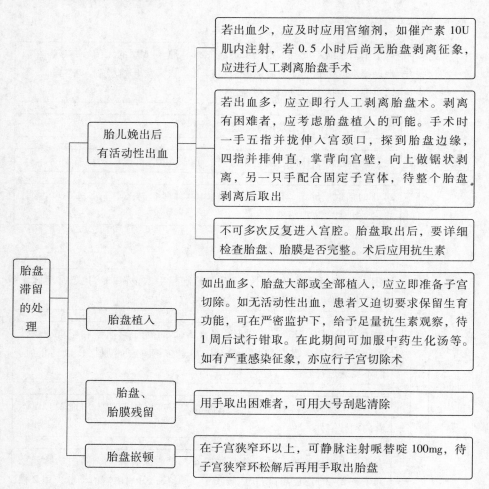

胎盘滞留的处理	胎儿娩出后有活动性出血	若出血少，应及时应用宫缩剂，如催产素 10U 肌内注射，若 0.5 小时后尚无胎盘剥离征象，应进行人工剥离胎盘手术
		若出血多，应立即行人工剥离胎盘术。剥离有困难者，应考虑胎盘植入的可能。手术时一手五指并拢伸入宫颈口，探到胎盘边缘，四指并排伸直，掌背向宫壁，向上做锯状剥离，另一只手配合固定子宫体，待整个胎盘剥离后取出
		不可多次反复进入宫腔。胎盘取出后，要详细检查胎盘、胎膜是否完整。术后应用抗生素
	胎盘植入	如出血多、胎盘大部或全部植入，应立即准备子宫切除。如无活动性出血，患者又迫切要求保留生育功能，可在严密监护下，给予足量抗生素观察，待 1 周后试行钳取。在此期间可加服中药生化汤等。如有严重感染征象，亦应行子宫切除术
	胎盘、胎膜残留	用手取出困难者，可用大号刮匙清除
	胎盘嵌顿	在子宫狭窄环以上，可静脉注射哌替啶 100mg，待子宫狭窄环松解后再用手取出胎盘

3. 抗休克治疗

（1）补充血容量

在寻找病因的同时，积极抢救。发现产妇出血多时应立即静脉输液，做输血的准备。输血和补液是抢救休克的主要措施，急性出血性休克输血必须快速进行，以维持血压≥13.33kPa、动脉压≥10.67kPa，紧急情况下同时开放数条输液通道。补液的量、速度以及液体的选择需要根据患者的具体情况、血流动力学变化及生化的测定结果而定，包括以下几点。

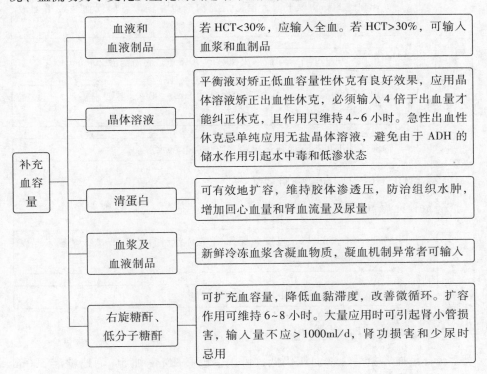

需要注意的几点：

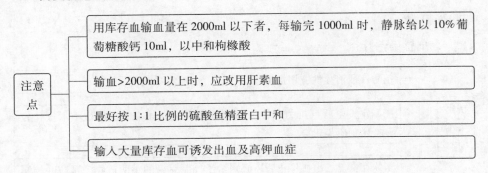

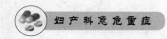

输液量的估计可根据临床症状或 CVP 测定来推算。

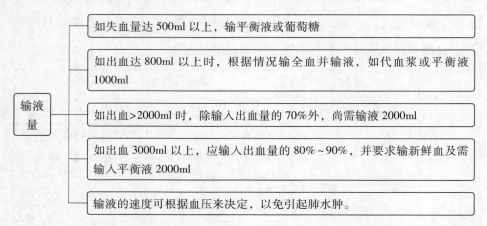

输液量

如失血量达 500ml 以上，输平衡液或葡萄糖

如出血达 800ml 以上时，根据情况输全血并输液，如代血浆或平衡液 1000ml

如出血>2000ml 时，除输入出血量的 70%外，尚需输液 2000ml

如出血 3000ml 以上，应输入出血量的 80%～90%，并要求输新鲜血及需输入平衡液 2000ml

输液的速度可根据血压来决定，以免引起肺水肿。

（2）纠正酸碱失调和电解质紊乱

适量补充碱性液体。

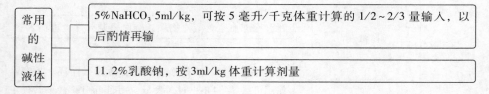

常用的碱性液体

5%NaHCO$_3$ 5ml/kg，可按 5 毫升/千克体重计算的 1/2～2/3 量输入，以后酌情再输

11.2%乳酸钠，按 3ml/kg 体重计算剂量

（3）血管活性药物的应用

在补足血容量后，如血压仍低，可用多巴胺 20mg 加 5%葡萄糖液 500ml 静脉滴注。休克好转时，为改善微循环和组织灌注量，可应用舒血管药物，如酚妥拉明等。

4. 抗感染治疗

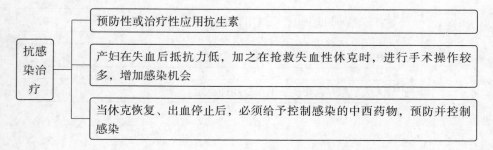

抗感染治疗

预防性或治疗性应用抗生素

产妇在失血后抵抗力低，加之在抢救失血性休克时，进行手术操作较多，增加感染机会

当休克恢复、出血停止后，必须给予控制感染的中西药物，预防并控制感染

第十二章　产褥期并发症

第一节　产 褥 感 染

产褥期内生殖道受病原体侵袭而引起局部或全身的感染称为产褥感染。它与医疗条件密切相关。农村、边远贫困地区多发，是产妇死亡的主要原因之一。

产褥病率是指分娩 24 小时以后的 10 天内，每日测量 4 次体温，体温有 2 次达到或超过 38℃者。产褥病率的原因主要为产褥感染，也有其他原因的感染，如上呼吸道、泌尿道、乳腺感染等。

【病因】

1. 感染来源

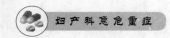
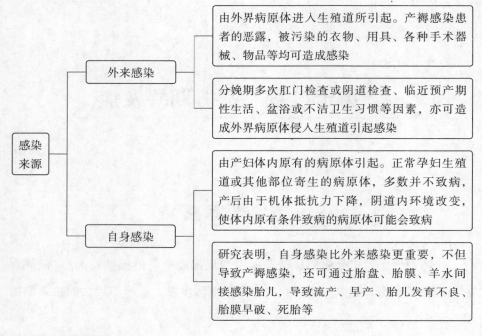

感染来源

外来感染
- 由外界病原体进入生殖道所引起。产褥感染患者的恶露，被污染的衣物、用具、各种手术器械、物品等均可造成感染
- 分娩期多次肛门检查或阴道检查、临近预产期性生活、盆浴或不洁卫生习惯等因素，亦可造成外界病原体侵入生殖道引起感染

自身感染
- 由产妇体内原有的病原体引起。正常孕妇生殖道或其他部位寄生的病原体，多数并不致病，产后由于机体抵抗力下降，阴道内环境改变，使体内原有条件致病的病原体可能会致病
- 研究表明，自身感染比外来感染更重要，不但导致产褥感染，还可通过胎盘、胎膜、羊水间接感染胎儿，导致流产、早产、胎儿发育不良、胎膜早破、死胎等

2. 感染诱因

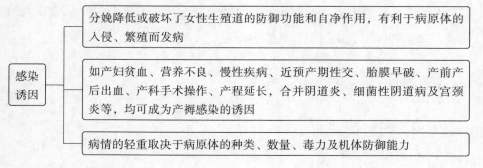

感染诱因
- 分娩降低或破坏了女性生殖道的防御功能和自净作用，有利于病原体的入侵、繁殖而发病
- 如产妇贫血、营养不良、慢性疾病、近预产期性交、胎膜早破、产前产后出血、产科手术操作、产程延长，合并阴道炎、细菌性阴道病及宫颈炎等，均可成为产褥感染的诱因
- 病情的轻重取决于病原体的种类、数量、毒力及机体防御能力

3. 病原体种类

产褥感染的病原体种类繁多，孕期及产褥期阴道内的生态环境复杂，存在大量需氧菌、厌氧菌、真菌、衣原体及支原体，以厌氧菌为主。非致病病原体在特定的环境下可致病。

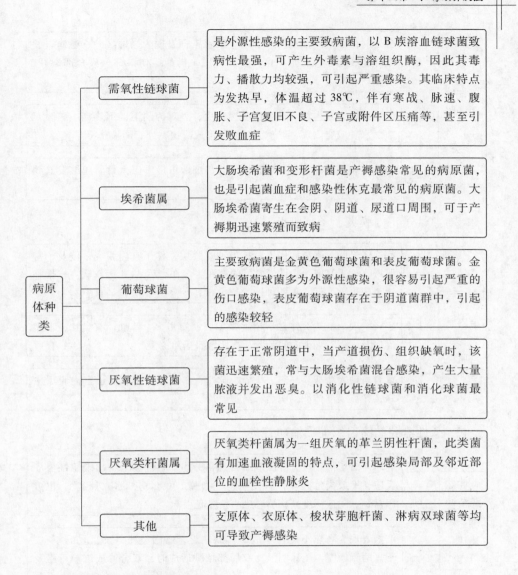

【病理与临床表现】

1. 急性外阴、阴道、宫颈炎

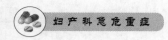

急性外阴、阴道、宫颈炎	分娩时由于会阴部损伤或手术导致感染，表现为局部红肿、触痛、硬结，缝线陷于肿胀组织中，针孔流脓，拆线后伤口部分或全部裂开。多在产后 4~7 天发生
	阴道感染多发生在阴道裂伤或挫伤后，表现为阴道局部疼痛、黏膜充血、水肿或有溃疡，严重者日后可形成阴道粘连、瘢痕狭窄
	急性宫颈炎往往由于宫颈裂伤引起，细菌可沿淋巴上行引起继发盆腔结缔组织炎

2. 急性子宫内膜炎、子宫肌炎

急性子宫内膜炎、子宫肌炎	病原体经胎盘剥离面侵入，扩散到蜕膜层，称子宫内膜炎；侵及子宫肌层，称子宫肌炎。两者常同时存在。多在产后 3~4 天发病。根据临床表现可分为轻、重两种
	轻者表现为低热，体温不超过 38℃，恶露量多、浑浊、有臭味，下腹疼痛及压痛，如能及时治疗，内膜数日后可修复
	重者表现为寒战、高热、头痛、脉速、白细胞增多，而子宫内膜反应轻，往往局部体征不明显，易被误诊

3. 急性盆腔结缔组织炎、输卵管炎

| 急性盆腔结缔组织炎、输卵管炎 | 病原体沿子宫、宫旁淋巴或血行达宫旁组织、输卵管，出现急性炎症反应，形成炎症包块；若侵及整个盆腔，可形成"冰冻骨盆"。也可因宫颈、阴道深度裂伤后感染直接蔓延引起 |
| | 产妇表现为高热不退伴寒战，食欲缺乏，肛门坠胀，子宫复旧不良，子宫两侧增厚、压痛明显，有局部脓肿形成时，双合诊或肛检可触及包块 |

4. 急性盆腔腹膜炎及弥漫性腹膜炎

急性盆腔腹膜炎及弥漫性腹膜炎	炎症继续发展，扩散至子宫浆膜，形成盆腔腹膜炎
	患者病情重，可出现全身中毒症状，畏寒、高热（体温可持续 40℃ 左右）、恶心、呕吐及腹胀、全腹疼痛
	检查时腹部有明显压痛、反跳痛。因腹膜表面有渗出的纤维素覆盖，易引起腹膜、大网膜、肠管之间互相粘连，炎性渗出物化脓积聚在子宫直肠陷凹内，形成盆腔脓肿，若波及肠管及膀胱时，可出现腹泻、里急后重与排尿困难，急性期治疗不彻底可发展为慢性盆腔炎

5. 血栓性静脉炎

血栓性静脉炎	厌氧性链球菌和类杆菌是常见的致病菌。常见的有盆腔内血栓性静脉炎及下肢血栓性静脉炎两大类
	盆腔内血栓性静脉炎来源于胎盘剥离面感染，可累及卵巢静脉、子宫静脉、髂内静脉、髂总静脉、下腔静脉及阴道静脉，以卵巢静脉最常见。多为单侧性。多数在产后 1~2 周发病，出现寒战、高热，呈弛张热，持续数周，不易与盆腔结缔组织炎相鉴别
	下肢血栓性静脉炎，常起源于盆腔静脉炎或周围结缔组织炎，多累及股静脉、大隐静脉，常发生在产后 2~3 周，全身反应轻，患者自觉患肢疼痛难忍，受累静脉呈条索状，触痛明显，由于下肢静脉回流受阻，致使患肢肿胀发硬，皮肤发白，习称"股白肿"。下肢血栓性静脉炎病程持续较久，肿胀消退很慢

6. 脓毒血症及败血症

脓毒血症及败血症	当感染血栓脱落进入血液循环可引起脓毒血症。在身体各处如肺、脑、肾等处形成脓肿或肺栓塞而致死
	若细菌大量进入血液循环并繁殖形成败血症，常继发于宫旁结缔组织炎和盆腔腹膜炎后
	临床表现为寒战、高热、谵妄、昏迷和抽搐，抢救不及时可发生中毒性休克而危及生命

【诊断】

- 诊断
  - 病史
    - 详细询问病史、分娩经过、产褥期状况，认真进行全身及局部体检。注意有无引起感染的诱因，排除可致产褥病率的其他因素或切口感染等，查血尿常规、C 反应蛋白（CRP）、ESR 则有助于早期诊断
  - 病原体确诊
    - 急性期取分泌物做病原体种类鉴定对确诊和治疗极其重要
    - 病原体培养和药物敏感试验对治疗极有参考价值，但注意厌氧菌培养时应在厌氧培养基中培养
    - 分泌物涂片检查：对淋病奈瑟菌或厌氧菌感染有一定的参考意义
    - 病原体抗原抗体检测、可采用相应免疫试剂盒进行快速检测
  - 确定病变部位
    - 通过仔细全面体检，双合诊及三合诊，可触及增粗的输卵管或盆腔脓肿包块，诊断不难。必要时可进行 B 超、彩色多普勒、CT、MRI 等检查对其炎性包块、脓肿或静脉血栓进行定性定位检测

【治疗措施】

- 治疗措施
  - 支持疗法
    - 加强营养并补充足够维生素，增强全身抵抗力，纠正水、电解质失衡。病情严重或贫血者，多次少量输新鲜血或血浆，以增加抵抗力。取半卧位，利于恶露引流或使炎症局限于盆腔
  - 应用抗生素
    - 未能确定病原体时，应根据临床表现及临床经验，选用广谱高效抗生素。然后依据细菌培养和药敏试验结果，调整抗生素种类和剂量，保持有效的血药浓度。当中毒症状严重者，短期加用肾上腺皮质激素，提高机体应激能力

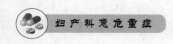

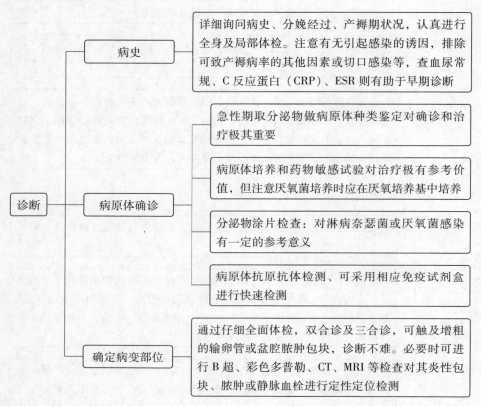

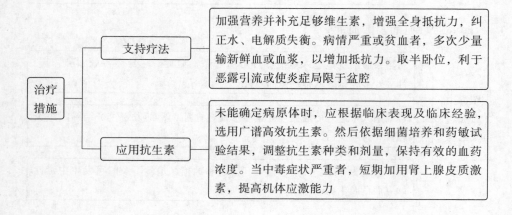

续流程

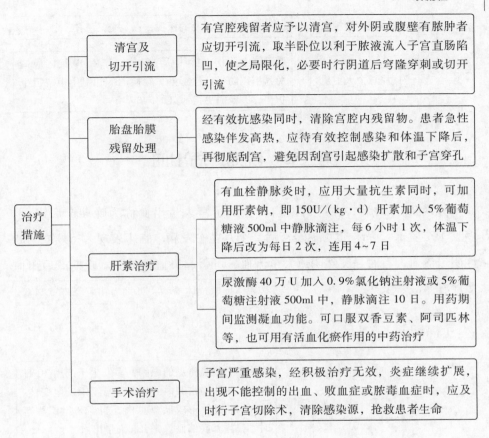

	清宫及切开引流	有宫腔残留者应予以清宫，对外阴或腹壁有脓肿者应切开引流，取半卧位以利于脓液流入子宫直肠陷凹，使之局限化，必要时行阴道后穹隆穿刺或切开引流
治疗措施	胎盘胎膜残留处理	经有效抗感染同时，清除宫腔内残留物。患者急性感染伴发高热，应待有效控制感染和体温下降后，再彻底刮宫，避免因刮宫引起感染扩散和子宫穿孔
	肝素治疗	有血栓静脉炎时，应用大量抗生素同时，可加用肝素钠，即 150U/（kg·d）肝素加入 5% 葡萄糖液 500ml 中静脉滴注，每 6 小时 1 次，体温下降后改为每日 2 次，连用 4~7 日
		尿激酶 40 万 U 加入 0.9% 氯化钠注射液或 5% 葡萄糖注射液 500ml 中，静脉滴注 10 日。用药期间监测凝血功能。可口服双香豆素、阿司匹林等，也可用有活血化瘀作用的中药治疗
	手术治疗	子宫严重感染，经积极治疗无效，炎症继续扩展，出现不能控制的出血、败血症或脓毒血症时，应及时行子宫切除术，清除感染源，抢救患者生命

【预防措施】

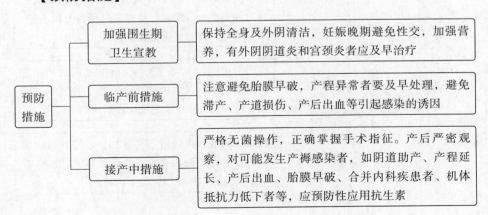

	加强围生期卫生宣教	保持全身及外阴清洁，妊娠晚期避免性交，加强营养，有外阴阴道炎和宫颈炎者应及早治疗
预防措施	临产前措施	注意避免胎膜早破，产程异常者要及早处理，避免滞产、产道损伤、产后出血等引起感染的诱因
	接产中措施	严格无菌操作，正确掌握手术指征。产后严密观察，对可能发生产褥感染者，如阴道助产、产程延长、产后出血、胎膜早破、合并内科疾患者、机体抵抗力低下者等，应预防性应用抗生素

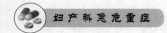

续流程

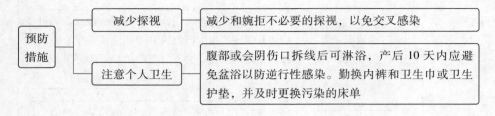

预防措施	减少探视	减少和婉拒不必要的探视，以免交叉感染
	注意个人卫生	腹部或会阴伤口拆线后可淋浴，产后 10 天内应避免盆浴以防逆行性感染。勤换内裤和卫生巾或卫生护垫，并及时更换污染的床单

第二节　晚期产后出血

　　分娩 24 小时后，在产褥期内发生的子宫大量出血称为晚期产后出血。多见于产后 1~2 周，也可迟至产后 2 个月左右发病。临床表现为持续或间断性阴道流血，有时是突然阴道大量流血，可引起失血性休克。晚期产后出血多伴有寒战、低热。

【病因】

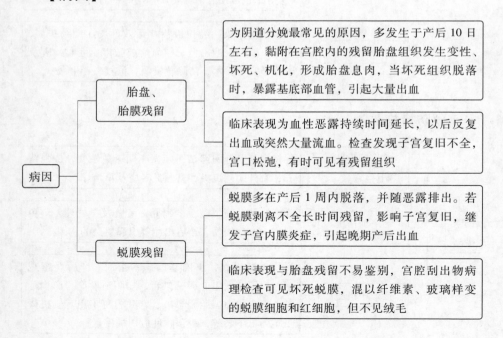

病因	胎盘、胎膜残留	为阴道分娩最常见的原因，多发生于产后 10 日左右，黏附在宫腔内的残留胎盘组织发生变性、坏死、机化，形成胎盘息肉，当坏死组织脱落时，暴露基底部血管，引起大量出血
		临床表现为血性恶露持续时间延长，以后反复出血或突然大量流血。检查发现子宫复旧不全，宫口松弛，有时可见有残留组织
	蜕膜残留	蜕膜多在产后 1 周内脱落，并随恶露排出。若蜕膜剥离不全长时间残留，影响子宫复旧，继发子宫内膜炎症，引起晚期产后出血
		临床表现与胎盘残留不易鉴别，宫腔刮出物病理检查可见坏死蜕膜，混以纤维素、玻璃样变的蜕膜细胞和红细胞，但不见绒毛

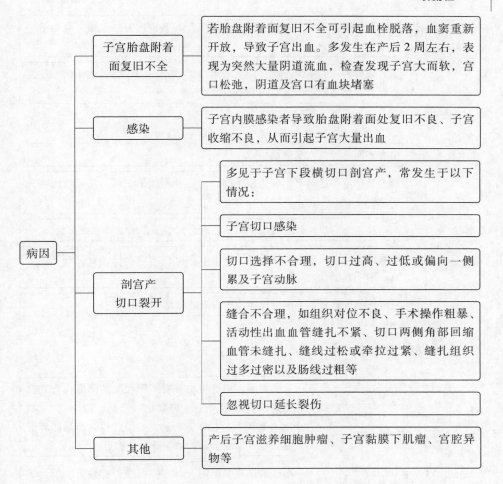

【临床表现】

1. 症状

症状 —— 阴道流血或伴发热、腹痛。产后恶露不净，有臭味，颜色由暗红变鲜红，反复或突然阴道流血，少量或中量，持续或间断，也可表现为急剧大量流血导致严重贫血或休克

胎盘残留所致者，多发生于产后 10 天左右，流血量多，常突然发生

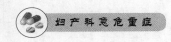
续流程

症状
- 子宫胎盘附着部位复旧不全者，多于产后2~3周内突然流血，流血量一般较少
- 子宫切口裂开的阴道流血常发生于术后2~4周。应排除其他疾病。反复流血合并感染则可出现发热及下腹痛

2. 体征

体征
- 出血多而急者，常呈贫血貌
- 血容量严重不足时可出现血压下降、出冷汗、脉搏细弱，甚至意识丧失等休克征
- 妇科检查见宫口松弛或有组织堵塞，双合诊时子宫增大、软或有触痛
- 剖宫产术后者，可以示指轻触子宫下段剖宫产切口部位，有时可触及子宫下段明显变软
- 滋养细胞肿瘤者，有时可于产道内发现转移结节

【辅助检查】

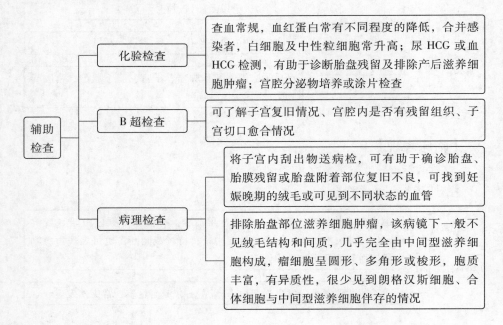

辅助检查

化验检查
查血常规，血红蛋白常有不同程度的降低，合并感染者，白细胞及中性粒细胞常升高；尿 HCG 或血 HCG 检测，有助于诊断胎盘残留及排除产后滋养细胞肿瘤；宫腔分泌物培养或涂片检查

B 超检查
可了解子宫复旧情况、宫腔内是否有残留组织、子宫切口愈合情况

病理检查
- 将子宫内刮出物送病检，可有助于确诊胎盘、胎膜残留或胎盘附着部位复旧不良，可找到妊娠晚期的绒毛或可见到不同状态的血管
- 排除胎盘部位滋养细胞肿瘤，该病镜下一般不见绒毛结构和间质，几乎完全由中间型滋养细胞构成，瘤细胞呈圆形、多角形或梭形，胞质丰富，有异质性，很少见到朗格汉斯细胞、合体细胞与中间型滋养细胞伴存的情况

【鉴别诊断】

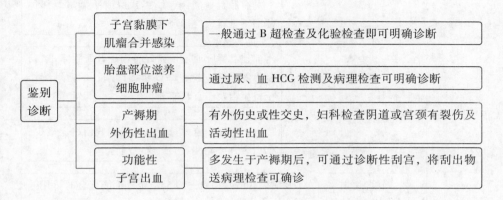

鉴别诊断

- 子宫黏膜下肌瘤合并感染 —— 一般通过 B 超检查及化验检查即可明确诊断
- 胎盘部位滋养细胞肿瘤 —— 通过尿、血 HCG 检测及病理检查可明确诊断
- 产褥期外伤性出血 —— 有外伤史或性交史，妇科检查阴道或宫颈有裂伤及活动性出血
- 功能性子宫出血 —— 多发生于产褥期后，可通过诊断性刮宫，将刮出物送病理检查可确诊

【治疗措施】

1. 治疗原则

以急救为先，抗休克、输血、止血，并迅速找到出血原因，给予相应处理。

2. 治疗方法

（1）一般处理

卧床休息，加强营养，纠正贫血。

（2）药物治疗

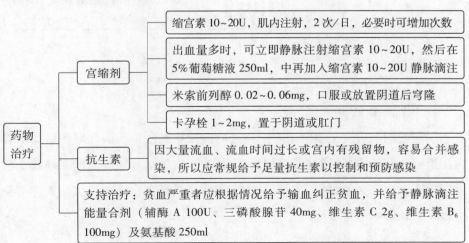

药物治疗

- 宫缩剂
  - 缩宫素 10~20U，肌内注射，2 次/日，必要时可增加次数
  - 出血量多时，可立即静脉注射缩宫素 10~20U，然后在 5% 葡萄糖液 250ml，中再加入缩宫素 10~20U 静脉滴注
  - 米索前列醇 0.02~0.06mg，口服或放置阴道后穹隆
  - 卡孕栓 1~2mg，置于阴道或肛门
- 抗生素 —— 因大量流血、流血时间过长或宫内有残留物，容易合并感染，所以应常规给予足量抗生素以控制和预防感染
- 支持治疗：贫血严重者应根据情况给予输血纠正贫血，并给予静脉滴注能量合剂（辅酶 A 100U、三磷酸腺苷 40mg、维生素 C 2g、维生素 B_6 100mg）及氨基酸 250ml

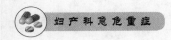

（3）手术治疗

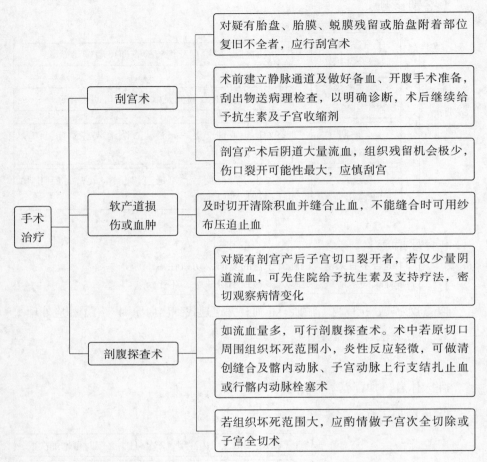

手术治疗 — 刮宫术 — 对疑有胎盘、胎膜、蜕膜残留或胎盘附着部位复旧不全者，应行刮宫术

术前建立静脉通道及做好备血、开腹手术准备，刮出物送病理检查，以明确诊断，术后继续给予抗生素及子宫收缩剂

剖宫产术后阴道大量流血，组织残留机会极少，伤口裂开可能性最大，应慎刮宫

软产道损伤或血肿 — 及时切开清除积血并缝合止血，不能缝合时可用纱布压迫止血

剖腹探查术 — 对疑有剖宫产后子宫切口裂开者，若仅少量阴道流血，可先住院给予抗生素及支持疗法，密切观察病情变化

如流血量多，可行剖腹探查术。术中若原切口周围组织坏死范围小，炎性反应轻微，可做清创缝合及髂内动脉、子宫动脉上行支结扎止血或行髂内动脉栓塞术

若组织坏死范围大，应酌情做子宫次全切除或子宫全切术

【预防措施】

1. 预防胎盘残留

引起晚期产后大出血的主要原因是胎盘及胎膜残留，因此对产后 2 小时内阴道流血较多或怀疑胎盘残留时，应仔细检查胎盘、胎膜。如有残缺，应立即探查取出，必要时用大刮勺刮宫，产后给予子宫收缩剂及抗生素，避免产褥感染及影响子宫复旧。

2. 预防严重并发症发生

剖宫产引起产后大出血是最严重的并发症之一。所以，术中的注意事项包括以下几点。

注意事项

- 剖宫产时子宫下段横切口不宜过低。因宫颈处纤维组织多，血供相对较少，切口愈合能力较子宫下段差，切口越接近子宫颈外口感染机会越大

- 术中避免横切口向两侧角部撕裂，切口可先行钝性分离，长度视胎儿大小而定，一般为10~12cm。当胎儿过大时，可在横切口两侧角略向上剪开，使切口呈弧形，以免切口撕裂损伤子宫动脉

- 缝合切口时注意检查两侧角，有时外侧肌层完整，而内侧黏膜、肌层有撕裂，应仔细检查按解剖关系对位缝合。如有活动性出血时，可先钳夹后用丝线单独缝扎止血，避免多次缝扎，缝合不宜过紧、过密。尽量不穿透蜕膜层，以免影响血运导致伤口愈合不良

- 缝合不宜太密，因随着子宫的复旧，切口在短期内迅速缩短，而这时的缝线尚未溶解，缝线太多易致组织缺血、坏死及感染

- 术后及时纠正贫血，控制感染

第三节　产褥期抑郁症

产褥期抑郁症（PPD）是指产妇在产褥期间出现抑郁症状，是产褥期精神综合征最常见的一种类型。主要表现为持续和严重的情绪低落以及一系列症候，如失眠、悲观等，甚至影响对新生儿的照料能力。该病通常在产后2周内发病，产后4~6周症状明显。

【病因】

病因不明，可能与下列因素有关：遗传因素、心理因素、妊娠因素、分娩因素和社会因素等。

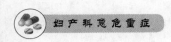

遗传因素 —— 有精神病家族史的产妇，其产后抑郁症的发生率亦特别高，这提示可能在这些家族中存在抑郁症的易感因子，这样的产妇更易受外界因素的影响而发病

心理因素 —— 产褥期抑郁症的发生与产妇孕前的心理素质、心理承受能力及个性特征密切相关，产褥期抑郁症多见于以自我为中心、情绪不稳定、固执、性格内向者

内分泌因素 —— 胎盘类固醇与孕产妇的情绪变化有关。胎盘类固醇升高，可以使孕产妇情绪愉快，反之可以使产妇产生抑郁。产褥期抑郁症与垂体、甲状腺功能低下有关

病因

妊娠因素 —— 妇女妊娠以后，首先表现为兴奋状态，但接下来就面临许多精神上的压力，常常考虑胎儿是否畸形、胎儿是否正常、生产过程能否顺利等各种和胎儿、分娩有关的问题，这些问题在分娩以前一直困扰着孕妇，使孕妇表现为焦虑和抑郁

生产因素 —— 生产过程是产褥期抑郁症的一个重要的诱因，分娩疼痛、其他产妇情绪的影响、产程的长短及不同分娩方式给产妇的刺激不同，均可使孕妇在心理上、生理上产生不平衡，诱发产后抑郁症

社会因素

—— 妊娠期不愉快事件的发生，如夫妻关系不和睦、家人下岗、家庭经济条件差等

—— 不良的妊娠结局，如死胎、胎儿畸形等，担心社会、家庭的压力

—— 有的家庭特别在意婴儿的性别，也可成为诱发产褥期抑郁症的重要因素

【临床表现】

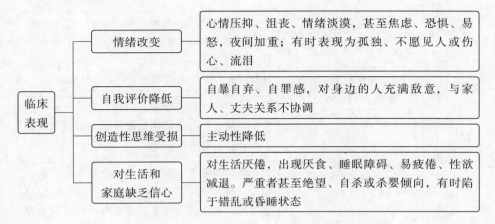

【诊断标准】

美国精神病学会（APA，1994 年）在《精神疾病的诊断与统计手册》（DSM-Ⅳ）一书中，制定了产褥期抑郁症的诊断标准如下。

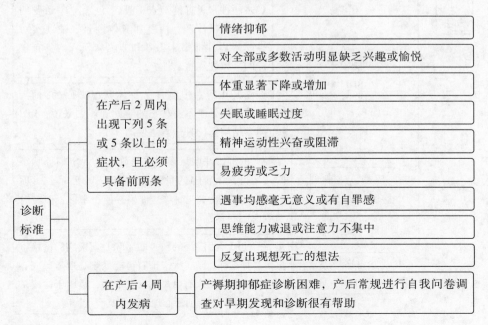

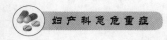

【筛选方法】

筛选方法
├─ 爱丁堡产后抑郁量表（EPDS）
│   ├─ 是目前采用较多的自评量表，包括 10 项内容，于产后 6 周进行调查，每项内容分 4 级评分（0~3）分，总分相加≥13 分者可诊断为产褥期抑郁症，9 或 10 分也提示可能有抑郁障碍
│   └─ 这一调查问卷易于管理、简便、可靠，是目前普遍采用的一种有效的初级保健筛查工具，但不能评估病情的严重程度
├─ Zung 抑郁自评量表（SDS）
│   ├─ 为短程自评量表，操作方便，容易掌握，不受年龄、经济状况等因素影响，适于综合医院早期发现抑郁患者、衡量抑郁状态的轻重度及评估治疗中的变化
│   └─ 这是一个 20 道题的自评调查表，将抑郁程度分为 4 个等级；中国常模 SDS 标准分为（41.88±10）分，分界值标准为 53 分，即将 SDS>53 分者定为阳性（抑郁症状存在）
├─ 贝克抑郁问卷（BDI）
│   ├─ 也是一种常见抑郁筛查工具，是一个 21 道题的问卷，包括认知、情感和身体因素，被证实对诊断产后抑郁临床患者和非临床患者均具有较好的一致性和重复性
│   └─ 但是 BDI 问卷中包含了身体状况方面的内容，对于身体处于不适状态的孕妇和产妇来说，BDI 问卷结果会比其他方法偏高
├─ 汉密顿抑郁量表（HAMD）
│   └─ 是经典的抑郁评定量表，也是临床上评定抑郁状态时应用得最为普遍的量表，本量表有 17 项、21 项和 24 项 3 种版本，简单、准确、便于掌握，但有时与焦虑不易鉴别
└─ 症状自评量表（SCL90）
    └─ 是当前使用最为广泛的精神障碍和心理疾病门诊检查量表，对于有心理症状（即有可能处于心理障碍或心理障碍边缘）的人有良好的区分能力，适用于检测是否有心理障碍、有何种心理障碍及其严重程度

【治疗措施】

产褥期抑郁症通常不能很好地诊断和进行适宜的治疗，所以必须引起我们的充分重视。产褥期抑郁症的治疗包括心理治疗和药物治疗。

1. 心理治疗

心理治疗对产褥期抑郁症非常重要。

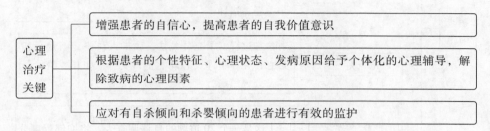

心理治疗关键
- 增强患者的自信心，提高患者的自我价值意识
- 根据患者的个性特征、心理状态、发病原因给予个体化的心理辅导，解除致病的心理因素
- 应对有自杀倾向和杀婴倾向的患者进行有效的监护

2. 药物治疗

重症患者单纯心理治疗远远不够，还应进行药物治疗。选用的抗抑郁症的药物以不进入乳汁为佳，目前常用的药物有以下几种。

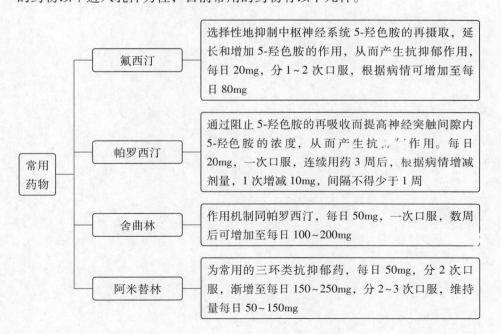

常用药物

氟西汀	选择性地抑制中枢神经系统 5-羟色胺的再摄取，延长和增加 5-羟色胺的作用，从而产生抗抑郁作用，每日 20mg，分 1~2 次口服，根据病情可增加至每日 80mg
帕罗西汀	通过阻止 5-羟色胺的再吸收而提高神经突触间隙内 5-羟色胺的浓度，从而产生抗抑郁作用。每日 20mg，一次口服，连续用药 3 周后，根据病情增减剂量，1 次增减 10mg，间隔不得少于 1 周
舍曲林	作用机制同帕罗西汀，每日 50mg，一次口服，数周后可增加至每日 100~200mg
阿米替林	为常用的三环类抗抑郁药，每日 50mg，分 2 次口服，渐增至每日 150~250mg，分 2~3 次口服，维持量每日 50~150mg

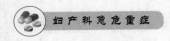

【预防措施】

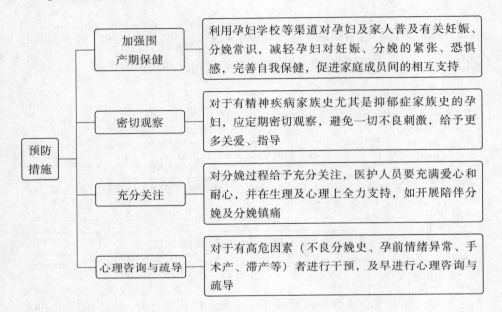

第十三章 人工流产并发症

第一节 子宫穿孔

妇女因避孕失败或不宜怀孕而已妊娠者，常采用人工流产术这一补救手段来结束妊娠。人工流产手术为非完全直视的操作，如对子宫位置、倾屈度了解不详细，宫体性状异常，操作粗暴，或吸引压力过高，抽动吸管不当，均可能损伤子宫。子宫穿孔是人流损伤中最为常见的严重并发症，如穿孔伴有盆腹腔脏器损伤，则后果更为严重，甚至可危及生命。

【病因】

通常是由手术操作不当所致，客观上也可能存在下列容易发生子宫穿孔的因素。

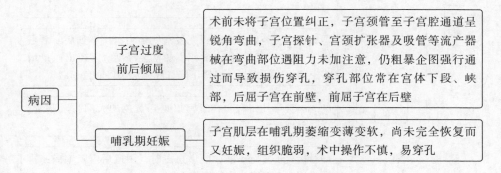

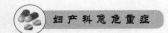

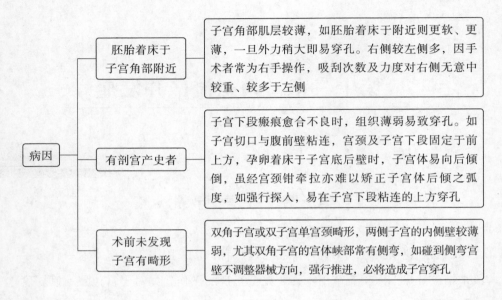

病因

胚胎着床于
子宫角部附近 — 子宫角部肌层较薄，如胚胎着床于附近则更软、更薄，一旦外力稍大即易穿孔。右侧较左侧多，因手术者常为右手操作，吸刮次数及力度对右侧无意中较重、较多于左侧

有剖宫产史者 — 子宫下段瘢痕愈合不良时，组织薄弱易致穿孔。如子宫切口与腹前壁粘连，宫颈及子宫下段固定于前上方，孕卵着床于子宫底后壁时，子宫体易向后倾倒，虽经宫颈钳牵拉亦难以矫正子宫体后倾之弧度，如强行探入，易在子宫下段粘连的上方穿孔

术前未发现
子宫有畸形 — 双角子宫或双子宫单宫颈畸形，两侧子宫的内侧壁较薄弱，尤其双角子宫的宫体峡部常有侧弯，如碰到侧弯宫壁不调整器械方向，强行推进，必将造成子宫穿孔

【临床表现】

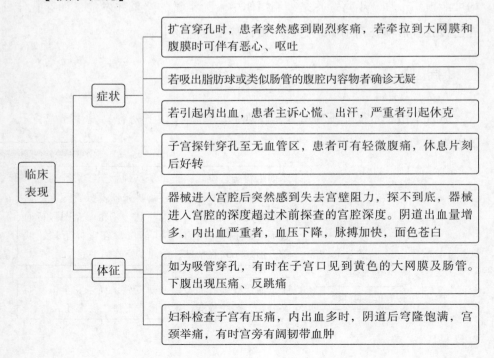

临床
表现

症状 — 扩宫穿孔时，患者突然感到剧烈疼痛，若牵拉到大网膜和腹膜时可伴有恶心、呕吐

若吸出脂肪球或类似肠管的腹腔内容物者确诊无疑

若引起内出血，患者主诉心慌、出汗，严重者引起休克

子宫探针穿孔至无血管区，患者可有轻微腹痛，休息片刻后好转

体征 — 器械进入宫腔后突然感到失去宫壁阻力，探不到底，器械进入宫腔的深度超过术前探查的宫腔深度。阴道出血量增多，内出血严重者，血压下降，脉搏加快，面色苍白

如为吸管穿孔，有时在子宫口见到黄色的大网膜及肠管。下腹出现压痛、反跳痛

妇科检查子宫有压痛，内出血多时，阴道后穹隆饱满，宫颈举痛，有时宫旁有阔韧带血肿

【诊断】

具备上述临床表现即应考虑子宫穿孔。术者在操作时有下列感觉者，也应考虑子宫穿孔。

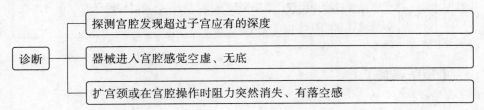

诊断 —— 探测宫腔发现超过子宫应有的深度

器械进入宫腔感觉空虚、无底

扩宫颈或在宫腔操作时阻力突然消失、有落空感

【治疗措施】

一旦穿孔立即停止手术。判断穿孔的大小、有无活动性内出血及腹腔脏器损伤。

1. 人工流产已完成

受术者一般情况好，无出血或邻近组织损伤，可给予缩宫剂及抗生素治疗，无异常出院。若观察过程中出现明显内出血或邻近组织损伤，应立即开腹探查。

2. 发现穿孔而手术未完成

穿孔小，无内出血，患者情况好，可请有经验的医师在 B 超监测下吸宫，若在清宫时血压下降或再次穿孔，应立即剖腹探查。

3. 以下情况应立即剖腹探查

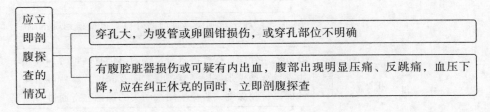

应立即剖腹探查的情况 —— 穿孔大，为吸管或卵圆钳损伤，或穿孔部位不明确

有腹腔脏器损伤或可疑有内出血，腹部出现明显压痛、反跳痛，血压下降，应在纠正休克的同时，立即剖腹探查

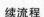
续流程

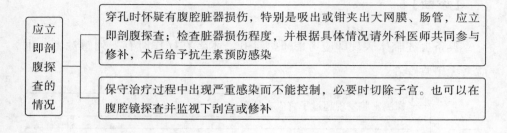

| 应立即剖腹探查的情况 | 穿孔时怀疑有腹腔脏器损伤，特别是吸出或钳夹出大网膜、肠管，应立即剖腹探查；检查脏器损伤程度，并根据具体情况请外科医师共同参与修补，术后给予抗生素预防感染 |
| | 保守治疗过程中出现严重感染而不能控制，必要时切除子宫。也可以在腹腔镜探查并监视下刮宫或修补 |

【预防措施】

要重视人工流产手术，绝不可因是一个简易的小手术而掉以轻心，要以高度责任心细致操作，提高手术质量。

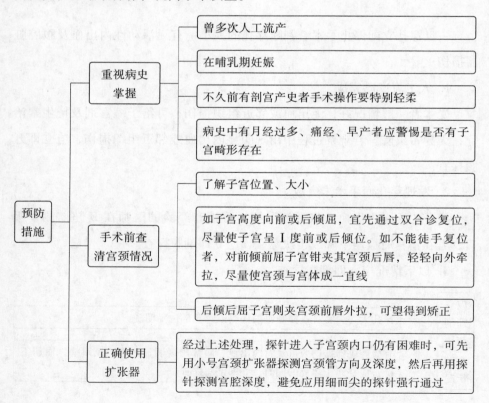

	重视病史掌握	曾多次人工流产
		在哺乳期妊娠
		不久前有剖宫产史者手术操作要特别轻柔
		病史中有月经过多、痛经、早产者应警惕是否有子宫畸形存在
预防措施	手术前查清宫颈情况	了解子宫位置、大小
		如子宫高度向前或后倾屈，宜先通过双合诊复位，尽量使子宫呈Ⅰ度前或后倾位。如不能徒手复位者，对前倾前屈子宫钳夹其宫颈后唇，轻轻向外牵拉，尽量使宫颈与宫体成一直线
		后倾后屈子宫则夹宫颈前唇外拉，可望得到矫正
	正确使用扩张器	经过上述处理，探针进入子宫颈内口仍有困难时，可先用小号宫颈扩张器探测宫颈管方向及深度，然后再用探针探测宫腔深度，避免应用细而尖的探针强行通过

续流程

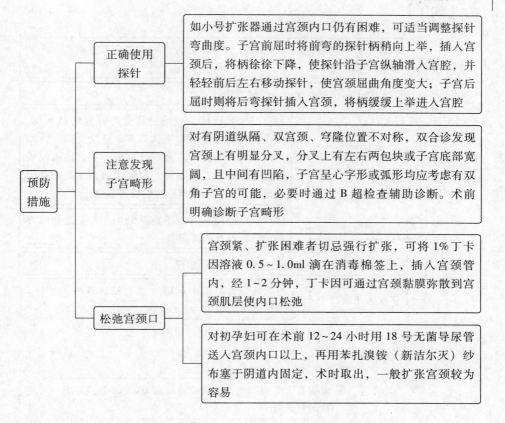

预防措施

正确使用探针 —— 如小号扩张器通过宫颈内口仍有困难，可适当调整探针弯曲度。子宫前屈时将前弯的探针柄稍向上举，插入宫颈后，将柄徐徐下降，使探针沿子宫纵轴滑入宫腔，并轻轻前后左右移动探针，使宫颈屈曲角度变大；子宫后屈时则将后弯探针插入宫颈，将柄缓缓上举进入宫腔

注意发现子宫畸形 —— 对有阴道纵隔、双宫颈、穹隆位置不对称，双合诊发现宫颈上有明显分叉，分叉上有左右两包块或子宫底部宽阔，且中间有凹陷，子宫呈心字形或弧形均应考虑有双角子宫的可能，必要时通过 B 超检查辅助诊断。术前明确诊断子宫畸形

松弛宫颈口 —— 宫颈紧、扩张困难者切忌强行扩张，可将 1% 丁卡因溶液 0.5～1.0ml 滴在消毒棉签上，插入宫颈管内，经 1～2 分钟，丁卡因可通过宫颈黏膜弥散到宫颈肌层使内口松弛

对初孕妇可在术前 12～24 小时用 18 号无菌导尿管送入宫颈内口以上，再用苯扎溴铵（新洁尔灭）纱布塞于阴道内固定，术时取出，一般扩张宫颈较为容易

第二节 吸宫不全

　　吸宫不全又称人工流产不全，是指人工流产术后部分妊娠组织物残留，引起持续性阴道出血或大出血及继发感染。

　　负压吸引人工流产术虽然是一种简单、安全的手术，但由于吸、刮宫等操作均在非直视下进行，只凭借手术者感觉和经验，尤其是困难的手术，容易发生一些并发症。其中流产不全比较常见，术后常引起较长时间的阴道出血，严重时可因出血过多而危及生命，应给予重视并加以预防。

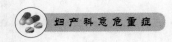

【病因】

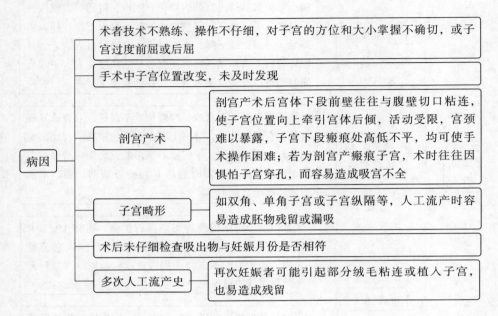

病因
- 术者技术不熟练、操作不仔细，对子宫的方位和大小掌握不确切，或子宫过度前屈或后屈
- 手术中子宫位置改变，未及时发现
- 剖宫产术：剖宫产术后宫体下段前壁往往与腹壁切口粘连，使子宫位置向上牵引宫体后倾，活动受限，宫颈难以暴露，子宫下段瘢痕处高低不平，均可使手术操作困难；若为剖宫产瘢痕子宫，术时往往因惧怕子宫穿孔，而容易造成吸宫不全
- 子宫畸形：如双角、单角子宫或子宫纵隔等，人工流产时容易造成胚物残留或漏吸
- 术后未仔细检查吸出物与妊娠月份是否相符
- 多次人工流产史：再次妊娠者可能引起部分绒毛粘连或植入子宫，也易造成残留

【临床表现】

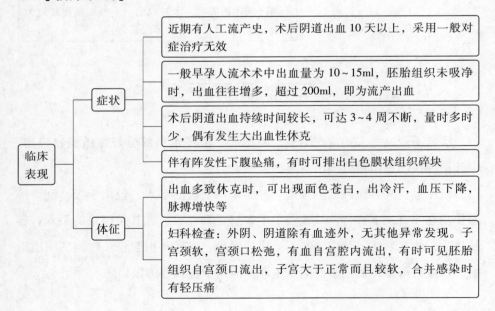

临床表现
- 症状
  - 近期有人工流产史，术后阴道出血 10 天以上，采用一般对症治疗无效
  - 一般早孕人流术术中出血量为 10~15ml，胚胎组织未吸净时，出血往往增多，超过 200ml，即为流产出血
  - 术后阴道出血持续时间较长，可达 3~4 周不断，量时多时少，偶有发生大出血性休克
  - 伴有阵发性下腹坠痛，有时可排出白色膜状组织碎块
- 体征
  - 出血多致休克时，可出现面色苍白，出冷汗，血压下降，脉搏增快等
  - 妇科检查：外阴、阴道除有血迹外，无其他异常发现。子宫颈软，宫颈口松弛，有血自宫腔内流出，有时可见胚胎组织自宫颈口流出，子宫大于正常而且较软，合并感染时有轻压痛

【辅助检查】

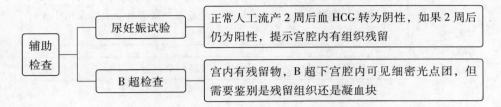

辅助检查
- 尿妊娠试验 —— 正常人工流产2周后血HCG转为阴性，如果2周后仍为阳性，提示宫腔内有组织残留
- B超检查 —— 宫内有残留物，B超下宫腔内可见细密光点团，但需要鉴别是残留组织还是凝血块

【诊断】

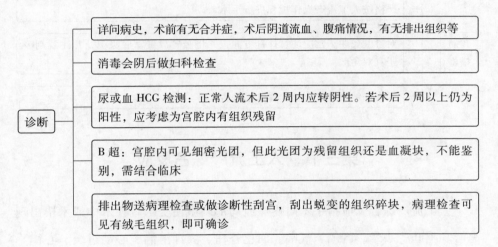

诊断
- 详问病史，术前有无合并症，术后阴道流血、腹痛情况，有无排出组织等
- 消毒会阴后做妇科检查
- 尿或血HCG检测：正常人流术后2周内应转阴性。若术后2周以上仍为阳性，应考虑为宫腔内有组织残留
- B超：宫腔内可见细密光团，但此光团为残留组织还是血凝块，不能鉴别，需结合临床
- 排出物送病理检查或做诊断性刮宫，刮出蜕变的组织碎块，病理检查可见有绒毛组织，即可确诊

【治疗措施】

一旦确诊，需再次清宫。若有大量阴道出血，需积极抗休克，血压恢复后立即清宫。

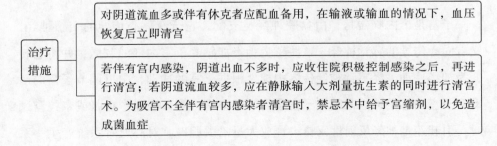

治疗措施
- 对阴道流血多或伴有休克者应配血备用，在输液或输血的情况下，血压恢复后立即清宫
- 若伴有宫内感染，阴道出血不多时，应收住院积极控制感染之后，再进行清宫；若阴道流血较多，应在静脉输入大剂量抗生素的同时进行清宫术。为吸宫不全伴有宫内感染者清宫时，禁忌术中给予宫缩剂，以免造成菌血症

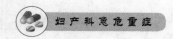

续流程

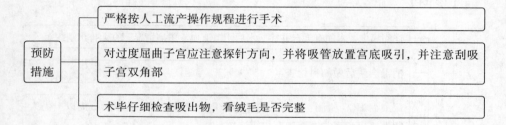

治疗措施
- 吸宫不全，阴道流血量不多，无任何合并症时，可先用中药补气养血、活血化瘀、收敛止血。若服药后仍不能止血，需清宫。术后服用 3 天抗生素，以防感染
- 清宫术后常规使用抗生素，并常规口服益母草冲剂，有助于子宫收缩

【预防措施】

预防措施
- 严格按人工流产操作规程进行手术
- 对过度屈曲子宫应注意探针方向，并将吸管放置宫底吸引，并注意刮吸子宫双角部
- 术毕仔细检查吸出物，看绒毛是否完整

第三节　人工流产综合反应

人工流产综合反应指手术时疼痛或局部刺激使受术者在术中或术毕出现恶心、呕吐、头晕、胸闷、气喘、面色苍白、大汗淋漓、心动过缓、心律不齐，严重者甚至出现血压下降、晕厥、抽搐等迷走神经兴奋症状，与受术者的情绪、身体状况及手术操作有关。

【病因】

子宫是个内脏器官，由盆腔神经丛支配，它既有离心传导的交感神经，又有向心传导的感觉神经，这些感觉神经能感受子宫内部的刺激，并将它转变为神经冲动，经感觉神经传入中枢，根据子宫的冲动，中枢调节子宫的活动；子宫的感觉神经末梢在子宫颈内口最丰富，当人流术中扩张或牵拉宫颈时，引起迷走神经反射性兴奋，释放大量乙酰胆碱，对心血管系统产生一系

列影响。

人流综合反应中最重要的是心血管反应，心脏由心丛神经支配，该丛神经是由交感神经干上的心支及迷走神经的心支共同组成。窦房结的神经最丰富，房室结次之。当来自子宫的冲动传至中枢即可引起迷走神经兴奋，释放大量的乙酰胆碱，对心血管产生一系列影响。

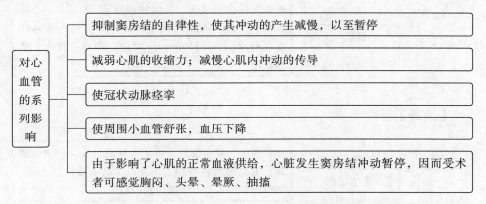

由于局部刺激的强弱、机体的个体差异、神经系统功能状态对客观刺激的耐受性不同，大部分孕妇对人流刺激均能耐受，但也有部分孕妇产生强烈反应，出现一系列的综合反应。

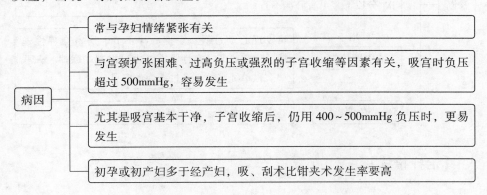

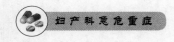

【临床表现】

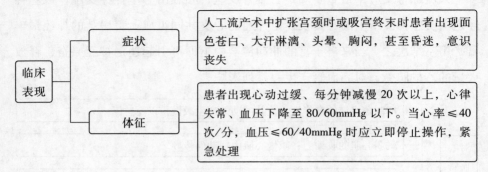

临床表现	症状	人工流产术中扩张宫颈时或吸宫终末时患者出现面色苍白、大汗淋漓、头晕、胸闷，甚至昏迷，意识丧失
	体征	患者出现心动过缓、每分钟减慢 20 次以上，心律失常、血压下降至 80/60mmHg 以下。当心率≤40 次/分，血压≤60/40mmHg 时应立即停止操作，紧急处理

【诊断】

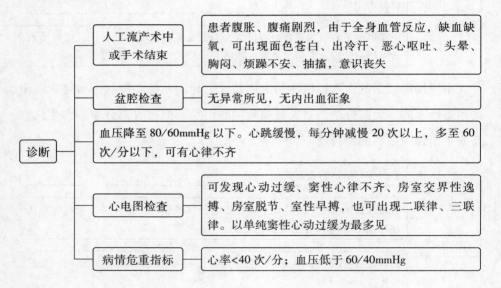

诊断	人工流产术中或手术结束	患者腹胀、腹痛剧烈，由于全身血管反应，缺血缺氧，可出现面色苍白、出冷汗、恶心呕吐、头晕、胸闷、烦躁不安、抽搐，意识丧失
	盆腔检查	无异常所见，无内出血征象
		血压降至 80/60mmHg 以下。心跳缓慢，每分钟减慢 20 次以上，多至 60 次/分以下，可有心律不齐
	心电图检查	可发现心动过缓、窦性心律不齐、房室交界性逸搏、房室脱节、室性早搏，也可出现二联律、三联律。以单纯窦性心动过缓为最多见
	病情危重指标	心率<40 次/分；血压低于 60/40mmHg

【治疗措施】

治疗原则是尽早发现，及时对症处理。对症给予阿托品、血管收缩药物等。

治疗措施

立即平卧，测量脉搏和血压，给予吸氧改善心肌及脑缺氧状态

肌内或静脉注射阿托品 0.5~1mg，或山莨菪碱，使心肌组织对由于迷走神经兴奋而产生的乙酰胆碱不再发生反应，而使心率恢复正常

给予 25%或 50%葡萄糖液 100ml 静脉注射或滴注

可酌情用血管收缩药如麻黄素、肾上腺素等，必要时静脉注射多巴胺、间羟胺（阿拉明）等

若发生心搏骤停，应立即行心脏按压，积极抢救

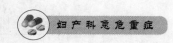

第十四章　产　科 DIC

弥散性血管内凝血（DIC）是指在某些致病因素的作用下，凝血因子和血小板被激活，大量凝血物质进入血液循环，引起血管内广泛性的微血栓形成，凝血因子大量被消耗，并继发纤溶亢进，引起凝血功能障碍性出血，继而发生循环功能障碍及组织坏死的一种综合征。DIC 是一种产科严重并发症，是产科并发症中引起大出血和病死较常见的原因之一，产科 DIC 占 DIC 总病例的 8.6%~20%。

产科 DIC 起病急骤，发展迅速，严重威胁着孕产妇及胎儿的生命安全。为此产科临床医师必须熟练掌握 DIC 的早期诊断和处理原则，及时有效地处理诱发 DIC 的疾病，以预防或减少 DIC 的发生，降低 DIC 的病死率。

【病因】

引起产科 DIC 的主要原因有妊娠期高血压病、胎盘早剥、羊水栓塞、死胎滞留、感染性休克以及严重的产科大出血、妊娠合并重症肝炎、宫内感染、HELLP 综合征、葡萄胎及植入性胎盘、子宫破裂、刮宫术、剖宫产、母婴血型不合而有大量血进入母体循环时或孕妇接受不同血型的输血时均可以触发 DIC。

【主要特点】

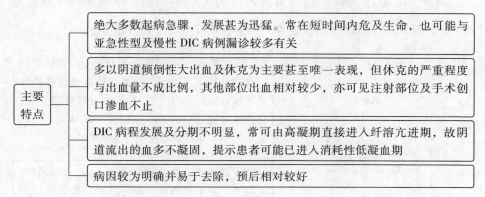

主要特点

- 绝大多数起病急骤，发展甚为迅猛。常在短时间内危及生命，也可能与亚急性型及慢性 DIC 病例漏诊较多有关
- 多以阴道倾倒性大出血及休克为主要甚至唯一表现，但休克的严重程度与出血量不成比例，其他部位出血相对较少，亦可见注射部位及手术创口渗血不止
- DIC 病程发展及分期不明显，常可由高凝期直接进入纤溶亢进期，故阴道流出的血多不凝固，提示患者可能已进入消耗性低凝血期
- 病因较为明确并易于去除，预后相对较好

【分型与分期】

1. 分型

根据 DIC 起病的急缓和病程长短可分为三种类型。

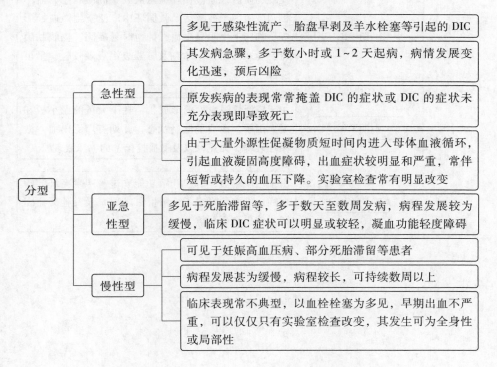

分型

- 急性型
  - 多见于感染性流产、胎盘早剥及羊水栓塞等引起的 DIC
  - 其发病急骤，多于数小时或 1~2 天起病，病情发展变化迅速，预后凶险
  - 原发疾病的表现常常掩盖 DIC 的症状或 DIC 的症状未充分表现即导致死亡
  - 由于大量外源性促凝物质短时间内进入母体血液循环，引起血液凝固高度障碍，出血症状较明显和严重，常伴短暂或持久的血压下降。实验室检查常有明显改变
- 亚急性型
  - 多见于死胎滞留等，多于数天至数周发病，病程发展较为缓慢，临床 DIC 症状可以明显或较轻，凝血功能轻度障碍
- 慢性型
  - 可见于妊娠高血压病、部分死胎滞留等患者
  - 病程发展甚为缓慢，病程较长，可持续数周以上
  - 临床表现常不典型，以血栓栓塞为多见，早期出血不严重，可以仅仅只有实验室检查改变，其发生可为全身性或局部性

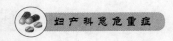

2. 分期

根据 DIC 发病过程的病理表现可分为为临床前期、早期 DIC（高凝血期）、中期 DIC（消耗性低凝血期）、晚期 DIC（继发性纤溶期）。

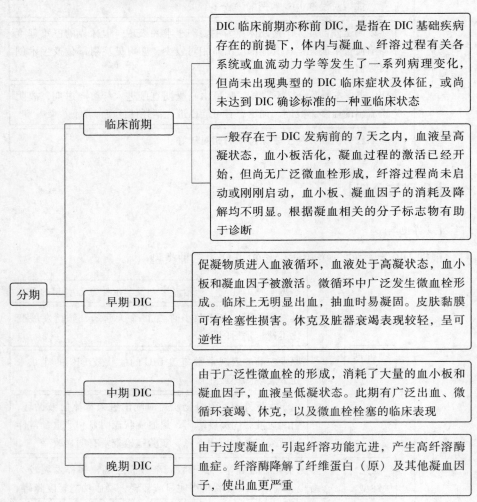

分期
- 临床前期
  - DIC 临床前期亦称前 DIC，是指在 DIC 基础疾病存在的前提下，体内与凝血、纤溶过程有关各系统或血流动力学等发生了一系列病理变化，但尚未出现典型的 DIC 临床症状及体征，或尚未达到 DIC 确诊标准的一种亚临床状态
  - 一般存在于 DIC 发病前的 7 天之内，血液呈高凝状态，血小板活化，凝血过程的激活已经开始，但尚无广泛微血栓形成，纤溶过程尚未启动或刚刚启动，血小板、凝血因子的消耗及降解均不明显。根据凝血相关的分子标志物有助于诊断
- 早期 DIC
  - 促凝物质进入血液循环，血液处于高凝状态，血小板和凝血因子被激活。微循环中广泛发生微血栓形成。临床上无明显出血，抽血时易凝固。皮肤黏膜可有栓塞性损害。休克及脏器衰竭表现较轻，呈可逆性
- 中期 DIC
  - 由于广泛性微血栓的形成，消耗了大量的血小板和凝血因子，血液呈低凝状态。此期有广泛出血、微循环衰竭、休克，以及微血栓栓塞的临床表现
- 晚期 DIC
  - 由于过度凝血，引起纤溶功能亢进，产生高纤溶酶血症。纤溶酶降解了纤维蛋白（原）及其他凝血因子，使出血更严重

【临床表现】

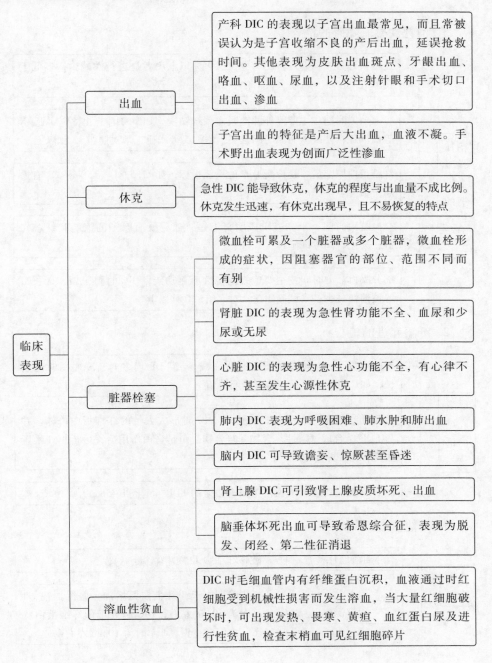

临床表现

出血

产科 DIC 的表现以子宫出血最常见，而且常被误认为是子宫收缩不良的产后出血，延误抢救时间。其他表现为皮肤出血斑点、牙龈出血、咯血、呕血、尿血，以及注射针眼和手术切口出血、渗血

子宫出血的特征是产后大出血，血液不凝。手术野出血表现为创面广泛性渗血

休克

急性 DIC 能导致休克，休克的程度与出血量不成比例。休克发生迅速，有休克出现早，且不易恢复的特点

脏器栓塞

微血栓可累及一个脏器或多个脏器，微血栓形成的症状，因阻塞器官的部位、范围不同而有别

肾脏 DIC 的表现为急性肾功能不全、血尿和少尿或无尿

心脏 DIC 的表现为急性心功能不全，有心律不齐，甚至发生心源性休克

肺内 DIC 表现为呼吸困难、肺水肿和肺出血

脑内 DIC 可导致谵妄、惊厥甚至昏迷

肾上腺 DIC 可引致肾上腺皮质坏死、出血

脑垂体坏死出血可导致希恩综合征，表现为脱发、闭经、第二性征消退

溶血性贫血

DIC 时毛细血管内有纤维蛋白沉积，血液通过时红细胞受到机械性损害而发生溶血，当大量红细胞破坏时，可出现发热、畏寒、黄疸、血红蛋白尿及进行性贫血，检查末梢血可见红细胞碎片

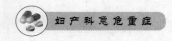

【辅助检查】

1. 消耗性凝血障碍的检查

<table>
<tr><td rowspan="5">消耗性凝血障碍的检查</td><td>血小板计数：动态观察更有意义，95%以上患者是进行性减少，多低于100×10⁹/L</td></tr>
<tr><td>凝血酶原时间：主要测外源性凝血系统功能，DIC 时因子Ⅱ、Ⅴ、Ⅶ、Ⅹ等被消耗，使凝血酶原时间延长，常>15 秒或比正常对照组>3 秒以上</td></tr>
<tr><td>纤维蛋白原定量：是诊断 DIC 的重要指标，如<1.5g/L（150mg%）有诊断价值</td></tr>
<tr><td>全血凝固时间：于高凝阶段明显缩短，随着凝血因子的消耗和纤溶亢进，凝血时间逐渐延长</td></tr>
<tr><td>部分凝血活酶时间：主要检查内源性凝血功能，DIC 时因子Ⅷ、Ⅸ、Ⅺ等被消耗减少，本试验比正常对照组>10 秒以上</td></tr>
</table>

2. 纤溶亢进的检查

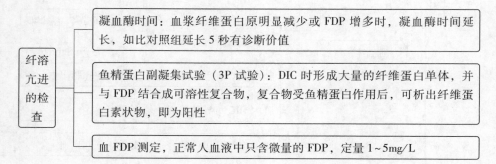

<table>
<tr><td rowspan="3">纤溶亢进的检查</td><td>凝血酶时间：血浆纤维蛋白原明显减少或 FDP 增多时，凝血酶时间延长，如比对照组延长 5 秒有诊断价值</td></tr>
<tr><td>鱼精蛋白副凝集试验（3P 试验）：DIC 时形成大量的纤维蛋白单体，并与 FDP 结合成可溶性复合物，复合物受鱼精蛋白作用后，可析出纤维蛋白素状物，即为阳性</td></tr>
<tr><td>血 FDP 测定，正常人血液中只含微量的 FDP，定量 1~5mg/L</td></tr>
</table>

3. 其他检查

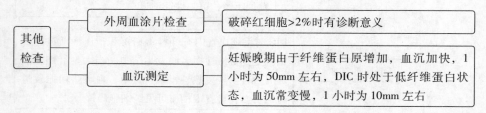

<table>
<tr><td rowspan="2">其他检查</td><td>外周血涂片检查</td><td>破碎红细胞>2%时有诊断意义</td></tr>
<tr><td>血沉测定</td><td>妊娠晚期由于纤维蛋白原增加，血沉加快，1 小时为 50mm 左右，DIC 时处于低纤维蛋白状态，血沉常变慢，1 小时为 10mm 左右</td></tr>
</table>

续流程

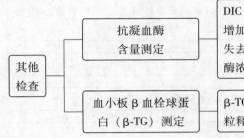

其他检查

抗凝血酶含量测定 —— DIC 时血中凝血酶、活化的凝血因子、纤溶酶增加，抗凝血酶能与它们结合形成复合物使其失去活性，因而被大量消耗，使血浆中抗凝血酶浓度下降，正常血浆浓度为 0.2mg/ml

血小板 β 血栓球蛋白（β-TG）测定 —— β-TG 是血小板特有的蛋白质，由血小板 α 颗粒释放，DIC 时血浆 β-TG 增多

【诊断标准】

1. 存在易引起 DIC 的基础疾病

如感染、恶性肿瘤、病理产科、大型手术及创伤等。

2. 有下列两项以上临床表现

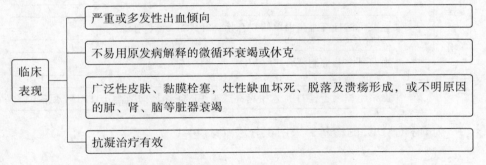

临床表现

- 严重或多发性出血倾向
- 不易用原发病解释的微循环衰竭或休克
- 广泛性皮肤、黏膜栓塞，灶性缺血坏死、脱落及溃疡形成，或不明原因的肺、肾、脑等脏器衰竭
- 抗凝治疗有效

3. 实验室指标同时有下列各项中三项以上异常

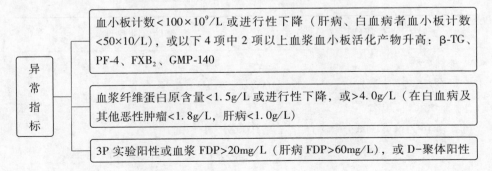

异常指标

- 血小板计数 $<100\times10^9/L$ 或进行性下降（肝病、白血病者血小板计数 $<50\times10/L$），或以下 4 项中 2 项以上血浆血小板活化产物升高：β-TG、PF-4、FXB_2、GMP-140
- 血浆纤维蛋白原含量 $<1.5g/L$ 或进行性下降，或 $>4.0g/L$（在白血病及其他恶性肿瘤 $<1.8g/L$，肝病 $<1.0g/L$）
- 3P 实验阳性或血浆 FDP$>20mg/L$（肝病 FDP$>60mg/L$），或 D-聚体阳性

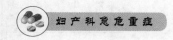

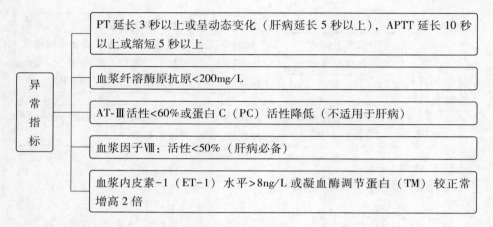

异常指标
- PT 延长 3 秒以上或呈动态变化（肝病延长 5 秒以上），APTT 延长 10 秒以上或缩短 5 秒以上
- 血浆纤溶酶原抗原<200mg/L
- AT-Ⅲ活性<60%或蛋白 C（PC）活性降低（不适用于肝病）
- 血浆因子Ⅷ：活性<50%（肝病必备）
- 血浆内皮素-1（ET-1）水平>8ng/L 或凝血酶调节蛋白（TM）较正常增高 2 倍

4. 疑难病例应有下列两项以上异常

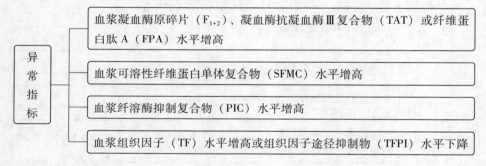

异常指标
- 血浆凝血酶原碎片（F$_{1+2}$）、凝血酶抗凝血酶Ⅲ复合物（TAT）或纤维蛋白肽 A（FPA）水平增高
- 血浆可溶性纤维蛋白单体复合物（SFMC）水平增高
- 血浆纤溶酶抑制复合物（PIC）水平增高
- 血浆组织因子（TF）水平增高或组织因子途径抑制物（TFPI）水平下降

为有利于 DIC 的诊断，采用积分法（表 14-1）。

表 14-1 DIC 和 pre-DIC 的积分诊断标准

	失代偿性（显性）	代偿性（非显性）
原发疾病		
存在	+2 分	+2 分
不存在	0 分	0 分
PLT（×10^9/L）	>1000 分	>1000 分
	<100+1 分	<100+1 分
	<50+2 分	动态观察：升高−1 分，稳定 0 分，降低+1 分

	失代偿性（显性）	代偿性（非显性）
SFMC/FDP	不升高 0 分	不升高 0 分
	中度升高+2 分	升高+1 分
	高度升高+3 分	动态观察：升高−1 分，稳定 0 分，不升高+1 分
PT（秒）	未延长或延长<30 分	未延长或延长<30 分
	延长 3~6，+1 分	延长>3+1 分
	延长>6，+2 分	动态观察：缩短−1 分，稳定 0 分，延长+1 分
Fg（g/L）	≥1.00 分	特殊检查：AT 正常−1 分，降低+1 分
	<1.0，+1 分	PC 正常−1 分，降低+1 分
		TAT 正常−1 分，降低+1 分
		PAP 正常−1 分，降低+1 分
		TAFI 正常−1 分，降低+1 分

判断标准：积分>5 分者，符合显性 DIC 诊断；12 分≤积分<5 分，提示非显性 DIC。每日需要重复测定记分，以做动态观察 PLT（血小板）；SFMC/FDP［可溶性纤维蛋白单体复合物/纤维蛋白（原）降解产物］；PT（凝血酶原时间）；Fg（纤维蛋白原）；AT（抗凝血酶）；PC（蛋白 C）TAT（凝血酶-抗凝血酶Ⅲ复合物）；PAP（纤溶酶-抗纤溶酶复合物）；TAFI（凝血酶活化纤溶抑制物）。

【基层医院的诊断标准】

同时有下列三项或三项以上即可确诊 DIC。

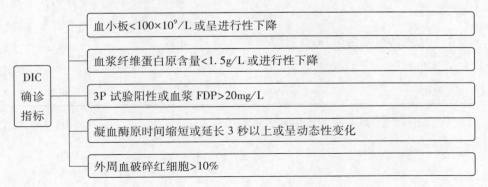

DIC 确诊指标：
- 血小板<100×10⁹/L 或呈进行性下降
- 血浆纤维蛋白原含量<1.5g/L 或进行性下降
- 3P 试验阳性或血浆 FDP>20mg/L
- 凝血酶原时间缩短或延长 3 秒以上或呈动态性变化
- 外周血破碎红细胞>10%

续流程

```
┌──────┐   ┌─────────────────────────────────────────────────────┐
│ DIC  │───│ 不明原因的血沉降低或血沉应增快的疾病但其值正常         │
│ 确诊 │   └─────────────────────────────────────────────────────┘
│ 指标 │   ┌─────────────────────────────────────────────────────┐
└──────┘───│ 血凝块静置 2 小时内出现溶解现象；血凝块变小，或完整性破坏，或血 │
           │ 块周边血清呈毛玻璃样浑浊                               │
           └─────────────────────────────────────────────────────┘
```

【鉴别诊断】

DIC 需与重症肝病及原发性纤维蛋白溶解亢进相鉴别，见表 14-2。

表 14-2　DIC 与重症肝病及原发性纤维蛋白溶解亢进鉴别要点

类　别	DIC	重症肝病	原发性纤溶亢进
发生率	易见	多见	罕见
血小板计数	重度减低	正常或减低	正常
血小板活化分子标志物（PF-4、β-TG、TXB$_2$、GMP-140）	显著增加	正常或轻度增加	正常
红细胞形态	碎片、棘刺状、头盔状	正常	正常
3P 试验	阳性	阴性*	阴性
FDP	增加	正常*	正常
Ⅷ：C	减低	正常	正常
凝血因子激活标志物（TAT、F$_{1+2}$、FPA）	显著增加	正常	正常
D-二聚体	升高	正常*	正常

＊：如肝病并发纤溶亢进，则可为阳性或增加。

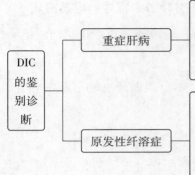

| DIC 的鉴别诊断 | 重症肝病 | 血小板生成减少或消耗过多，血小板功能受到抑制，凝血因子或纤溶成分的合成减少或消耗增多，或循环抗凝物质生成增多或消耗减少而引起出血。临床上可有广泛的出血，尤以皮肤、黏膜和内脏出血多见 |
| | 原发性纤溶症 | 较罕见，是由于激活纤溶系统的组织型纤溶酶原活化物（t-PA）、尿激酶型纤溶酶原活化物（u-PA）的活性增强或由于抑制 t-PA、u-PA 的纤溶酶原活化抑制物（PAI）的活性减低所引起。临床出血表现类似 DIC，止血需要抗纤溶剂而不是肝素。须与 DIC 鉴别 |

【治疗措施】

1. 原发病的治疗或诱因的去除

治疗原发病的目的在于阻止促凝物质的释放，阻断 DIC 的诱发因素。密切监测凝血功能的变化，并根据凝血功能的改变程度，选择合适的产科处理措施。在产前合并 DIC 的患者，对于病情发展迅速且短期内难以结束分娩者应考虑手术终止妊娠。尽早娩出胎儿胎盘和清除宫腔内容物。DIC 较为明显者在给予肝素治疗及补充凝血因子的基础上进行引产。

2. 抗生素的合理应用及抗休克治疗

细菌产生的内毒素是诱发 DIC 的因素，及时控制感染，减少内毒素的产生有利于 DIC 的治疗，亦可为去除诱因为行手术治疗创造条件。及时清除感染病灶，并给予大剂量抗生素治疗。

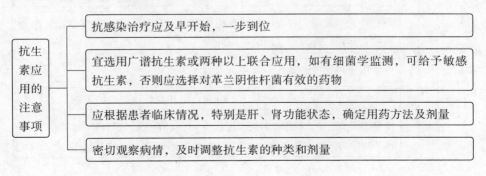

抗生素应用的注意事项	抗感染治疗应及早开始，一步到位
	宜选用广谱抗生素或两种以上联合应用，如有细菌学监测，可给予敏感抗生素，否则应选择对革兰阴性杆菌有效的药物
	应根据患者临床情况，特别是肝、肾功能状态，确定用药方法及剂量
	密切观察病情，及时调整抗生素的种类和剂量

休克造成机体微循环灌流不足，组织缺氧引起酸中毒等，应及时用5%碳酸氢钠予以纠正，低血容量造成的休克可补充输液或输血纠正，同时给予吸氧，纠正电解质紊乱。

抗休克必须采用扩血管升压药物。对DIC本身微循环衰竭引起的休克，一般抗休克治疗效果差，有待DIC的控制。

3. 肝素

肝素是常用而有效的抗凝剂，其作用是阻断凝血过程，防止血小板、凝血因子消耗，但对已形成的微血栓无效。产科DIC使用肝素治疗必须慎重，因体内常有较大创面，使用不当反而增加流血。原则上凡有促凝物质入血引起进行性凝血因子消耗者，都可使用肝素。

肝素的抗凝机制，目前认为主要是通过抗凝血酶Ⅲ与丝氨酸蛋白酶结合使其灭活，凝血因子Ⅱ、Ⅷ、Ⅸ、Ⅹ等被激活后都属于丝氨酸蛋白酶，因此肝素对凝血过程具有广泛的抗凝作用。肝素注入后10分钟即显效果，其半衰期为2小时，用后4~6小时被破坏，因分子量大，不能通过胎盘，故不影响胎儿的凝血功能。

（1）肝素的合理应用问题

1）普通肝素的使用：DIC时，肝素可防止血小板及各种凝血因子的消耗，阻断血栓形成，改善微循环，修复受损的血管内皮细胞。但肝素对于已形成的微血栓无效。肝素不通过胎盘，对胎儿是安全的。肝素的适应证与用量随病情而异。以下几点可作为参考。

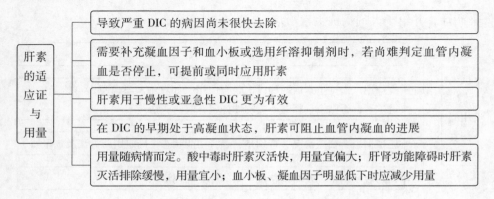

肝素的适应证与用量
- 导致严重DIC的病因尚未很快去除
- 需要补充凝血因子和血小板或选用纤溶抑制剂时，若尚难判定血管内凝血是否停止，可提前或同时应用肝素
- 肝素用于慢性或亚急性DIC更为有效
- 在DIC的早期处于高凝血状态，肝素可阻止血管内凝血的进展
- 用量随病情而定。酸中毒时肝素灭活快，用量宜偏大；肝肾功能障碍时肝素灭活排除缓慢，用量宜小；血小板、凝血因子明显低下时应减少用量

急性羊水栓塞时 DIC 的发生较急，多在数分钟内出现严重症状，如急性呼吸衰竭、低血压、子宫强烈收缩及昏迷等，应及时处理。不应等实验室检查结果即可静脉注射，首剂 50mg，然后再采用连续静脉滴注，滴注剂量以每小时 25～35 单位/千克体重（肝素 1mg＝125U）。死胎滞留而伴有严重凝血功能障碍者，可静脉滴注肝素 50mg，每 4 小时重复给药，24～48 小时后停用肝素再行引产。对妊娠高血压综合征患者，如存在慢性 DIC 或凝血功能亢进时，可早期开始肝素治疗。败血症诱发 DIC 时，早期肝素治疗可挽救患者的生命。

肝素的用药方法：一般采用连续静脉滴注效果较好。剂量按每小时滴入 100mg 左右计算，24 小时给予 200～400mg。

2）低分子量肝素的应用

低分子量肝素的应用
- 低分子量肝素保留了抗因子 Xa 的活性而抗凝血酶的作用减弱，具有抗凝作用强、出血危险小、生物利用度高、不良反应少、安全等优点
- 低分子量肝素可促进纤溶酶原活化剂的释放，增强纤维蛋白溶解作用，这对已有明显纤溶亢进的 DIC 患者的影响尚不了解
- 标准肝素的抗凝血酶作用是 DIC 治疗的重要部分，低分子量肝素的抗凝血酶作用减弱从理论上讲不一定对 DIC 的治疗有利，其效果和优越性有待进一步证实
- 每日 200U/kg 体重，分两次皮下注射，用药间隔时间 8～12 小时，疗程 5～8 天

3）肝素过量的表现及处理

肝素过量的表现及处理
- 肝素治疗过程中，一般情况恶化，出血现象加重，或已停止、减轻的出血现象再度加重而且能排除 DIC 加重的出血症状
- 试管法凝血时间超过 30 分钟，APTT 超过 100 秒
- 肝素过量可用鱼精蛋白对抗，剂量与末次肝素剂量相同。用法：硫酸鱼精蛋白加入 25% 葡萄糖液 20ml 静脉缓慢注入（3～10 分钟），每次注入鱼精蛋白剂量不宜超过 50mg。若为低分子肝素则用 0.6ml 鱼精蛋白中和 0.1ml 低分子肝素

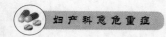

4）肝素治疗有效的指标

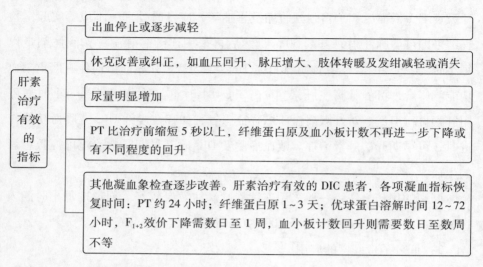

肝素治疗有效的指标

- 出血停止或逐步减轻
- 休克改善或纠正，如血压回升、脉压增大、肢体转暖及发绀减轻或消失
- 尿量明显增加
- PT 比治疗前缩短 5 秒以上，纤维蛋白原及血小板计数不再进一步下降或有不同程度的回升
- 其他凝血象检查逐步改善。肝素治疗有效的 DIC 患者，各项凝血指标恢复时间：PT 约 24 小时；纤维蛋白原 1~3 天；优球蛋白溶解时间 12~72 小时，F_{1+2} 效价下降需数日至 1 周，血小板计数回升则需要数日至数周不等

5）停用肝素的指征和方法

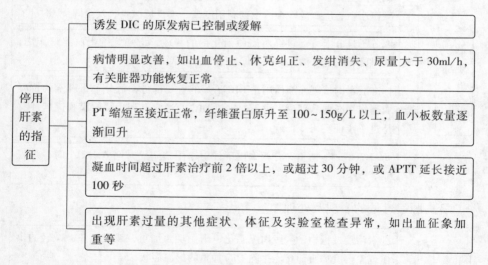

停用肝素的指征

- 诱发 DIC 的原发病已控制或缓解
- 病情明显改善，如出血停止、休克纠正、发绀消失、尿量大于 30ml/h，有关脏器功能恢复正常
- PT 缩短至接近正常，纤维蛋白原升至 100~150g/L 以上，血小板数量逐渐回升
- 凝血时间超过肝素治疗前 2 倍以上，或超过 30 分钟，或 APTT 延长接近 100 秒
- 出现肝素过量的其他症状、体征及实验室检查异常，如出血征象加重等

肝素停药需逐步进行，一般取逐日减半的方式以免 DIC 复发。停药 6~8 小时应复查 DIC 有关指标，以后每日检查 1 次，连续 3~5 天，以观察凝血紊乱是否消失或 DIC 是否复发。经治疗稳定后，仍宜每日监测血小板数量、凝血酶原时间、纤维蛋白原、3P 试验。

若肝素治疗效果不满意，要考虑：

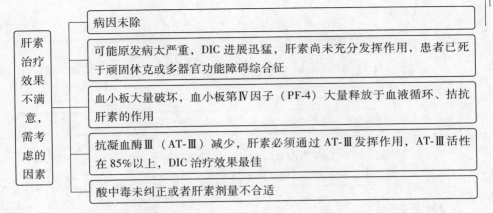

肝素治疗效果不满意，需考虑的因素
- 病因未除
- 可能原发病太严重，DIC 进展迅猛，肝素尚未充分发挥作用，患者已死于顽固休克或多器官功能障碍综合征
- 血小板大量破坏，血小板第Ⅳ因子（PF-4）大量释放于血液循环、拮抗肝素的作用
- 抗凝血酶Ⅲ（AT-Ⅲ）减少，肝素必须通过 AT-Ⅲ发挥作用，AT-Ⅲ活性在 85%以上，DIC 治疗效果最佳
- 酸中毒未纠正或者肝素剂量不合适

6）使用肝素的注意事项

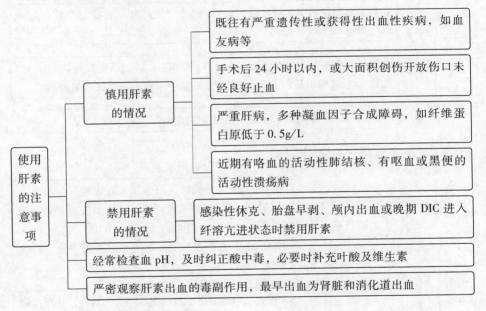

使用肝素的注意事项
- 慎用肝素的情况
  - 既往有严重遗传性或获得性出血性疾病，如血友病等
  - 手术后 24 小时以内，或大面积创伤开放伤口未经良好止血
  - 严重肝病，多种凝血因子合成障碍，如纤维蛋白原低于 0.5g/L
  - 近期有咯血的活动性肺结核、有呕血或黑便的活动性溃疡病
- 禁用肝素的情况
  - 感染性休克、胎盘早剥、颅内出血或晚期 DIC 进入纤溶亢进状态时禁用肝素
- 经常检查血 pH，及时纠正酸中毒，必要时补充叶酸及维生素
- 严密观察肝素出血的毒副作用，最早出血为肾脏和消化道出血

（2）丹参或复方丹参注射液

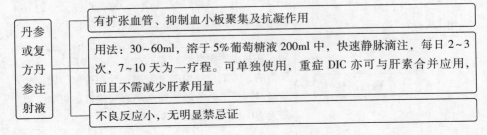

丹参或复方丹参注射液
- 有扩张血管、抑制血小板聚集及抗凝作用
- 用法：30~60ml，溶于 5%葡萄糖液 200ml 中，快速静脉滴注，每日 2~3 次，7~10 天为一疗程。可单独使用，重症 DIC 亦可与肝素合并应用，而且不需减少肝素用量
- 不良反应小，无明显禁忌证

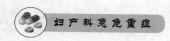

（3）AT-Ⅲ

AT-Ⅲ
- 在生理条件下，血浆中的 AT-Ⅲ 占血浆抗凝活性的 75%～80%，凝血酶可以与 AT-Ⅲ 相结合，生成凝血酶抗凝血酶复合物（TAT），从而使凝血酶失活
- DIC 时 AT-Ⅲ 降低，足量的 AT-Ⅲ 可使肝素充分发挥作用，提高疗效
- 用法：第一天输注 1000～2000U，以后每日给予 500～1000U，疗程 5～7 天，使其在体内的活性达到 80%～160% 为宜

（4）活化蛋白 C

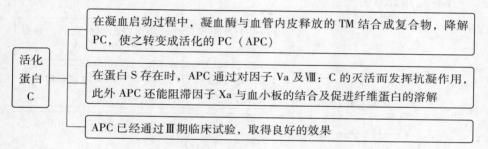

活化蛋白 C
- 在凝血启动过程中，凝血酶与血管内皮释放的 TM 结合成复合物，降解 PC，使之转变成活化的 PC（APC）
- 在蛋白 S 存在时，APC 通过对因子 Va 及Ⅷ：C 的灭活而发挥抗凝作用，此外 APC 还能阻滞因子 Xa 与血小板的结合及促进纤维蛋白的溶解
- APC 已经通过Ⅲ期临床试验，取得良好的效果

4. 抗血小板药物的应用

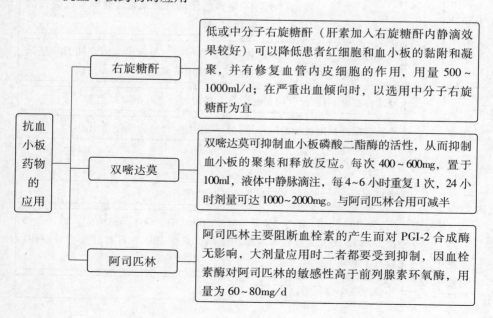

抗血小板药物的应用
- 右旋糖酐：低或中分子右旋糖酐（肝素加入右旋糖酐内静滴效果较好）可以降低患者红细胞和血小板的黏附和凝聚，并有修复血管内皮细胞的作用，用量 500～1000ml/d；在严重出血倾向时，以选用中分子右旋糖酐为宜
- 双嘧达莫：双嘧达莫可抑制血小板磷酸二酯酶的活性，从而抑制血小板的聚集和释放反应。每次 400～600mg，置于 100ml 液体中静脉滴注，每 4～6 小时重复 1 次，24 小时剂量可达 1000～2000mg。与阿司匹林合用可减半
- 阿司匹林：阿司匹林主要阻断血栓素的产生而对 PGI-2 合成酶无影响，大剂量应用时二者都要受到抑制，因血栓素酶对阿司匹林的敏感性高于前列腺素环氧酶，用量为 60～80mg/d

5. 血小板及凝血因子的补充

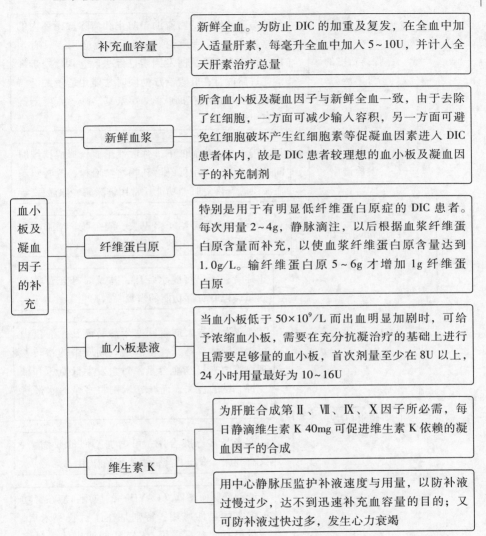

血小板及凝血因子的补充

补充血容量 —— 新鲜全血。为防止 DIC 的加重及复发，在全血中加入适量肝素，每毫升全血中加入 5~10U，并计入全天肝素治疗总量

新鲜血浆 —— 所含血小板及凝血因子与新鲜全血一致，由于去除了红细胞，一方面可减少输入容积，另一方面可避免红细胞破坏产生红细胞素等促凝血因素进入 DIC 患者体内，故是 DIC 患者较理想的血小板及凝血因子的补充制剂

纤维蛋白原 —— 特别是用于有明显低纤维蛋白原症的 DIC 患者。每次用量 2~4g，静脉滴注，以后根据血浆纤维蛋白原含量而补充，以使血浆纤维蛋白原含量达到 1.0g/L。输纤维蛋白原 5~6g 才增加 1g 纤维蛋白原

血小板悬液 —— 当血小板低于 $50×10^9$/L 而出血明显加剧时，可给予浓缩血小板，需要在充分抗凝治疗的基础上进行且需要足够量的血小板，首次剂量至少在 8U 以上，24 小时用量最好为 10~16U

维生素 K —— 为肝脏合成第 Ⅱ、Ⅶ、Ⅸ、Ⅹ 因子所必需，每日静滴维生素 K 40mg 可促进维生素 K 依赖的凝血因子的合成

用中心静脉压监护补液速度与用量，以防补液过慢过少，达不到迅速补充血容量的目的；又可防补液过快过多，发生心力衰竭

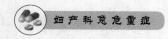

6. 促进脏器功能的恢复

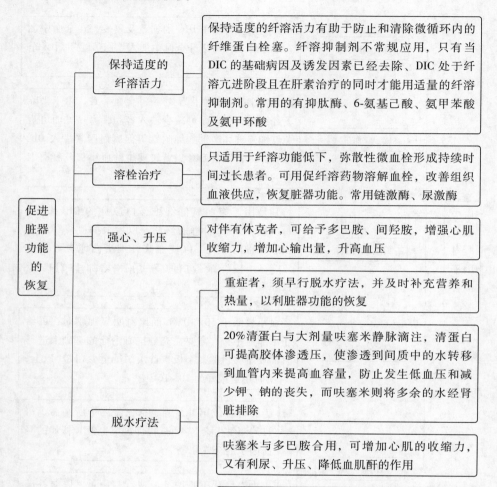

促进脏器功能的恢复

保持适度的纤溶活力 —— 保持适度的纤溶活力有助于防止和清除微循环内的纤维蛋白栓塞。纤溶抑制剂不常规应用，只有当 DIC 的基础病因及诱发因素已经去除、DIC 处于纤溶亢进阶段且在肝素治疗的同时才能用适量的纤溶抑制剂。常用的有抑肽酶、6-氨基己酸、氨甲苯酸及氨甲环酸

溶栓治疗 —— 只适用于纤溶功能低下，弥散性微血栓形成持续时间过长患者。可用促纤溶药物溶解血栓，改善组织血液供应，恢复脏器功能。常用链激酶、尿激酶

强心、升压 —— 对伴有休克者，可给予多巴胺、间羟胺，增强心肌收缩力，增加心输出量，升高血压

脱水疗法 ——
重症者，须早行脱水疗法，并及时补充营养和热量，以利脏器功能的恢复

20%清蛋白与大剂量呋塞米静脉滴注，清蛋白可提高胶体渗透压，使渗透到间质中的水转移到血管内来提高血容量，防止发生低血压和减少钾、钠的丧失，而呋塞米则将多余的水经肾脏排除

呋塞米与多巴胺合用，可增加心肌的收缩力，又有利尿、升压、降低血肌酐的作用

连续动静脉血滤器（CAVH）的应用：应在肾功能损害的早期应用，特别是在注射呋塞米后，尿量仍不增多时采用。CAVH 能滤出体内过多的水分、尿素氮、肌酐、尿酸和过高的钾、镁离子及各种酸性终末代谢产物，并能补充营养、热能和钠、钙等电解质，维持机体内环境的相对平衡，为脏器功能恢复创造条件

7. 关于 DIC 患者的终止妊娠方式问题

关于 DIC 患者终止妊娠的方式问题

- 一般认为，除有产科指征或需紧急终止妊娠外，阴道分娩比剖宫产或子宫切除好，因为手术可使切口严重出血及腹腔内广泛出血
- 阴道分娩时尽量避免会阴侧切和软组织的损伤，产后应及时使用宫缩剂以减少出血。如需手术则应尽量在手术前纠正凝血机制紊乱
- 当有明显的血小板减少性紫癜或持续的凝血障碍存在时，手术需推迟至补充新鲜血或凝血因子、待凝血功能改善后再实施手术
- 术中如子宫有损伤或出血，最好采取综合措施修补及止血，而不首先考虑切除子宫

8. 子宫切除术的选用

子宫切除术的选用

- 急性羊水栓塞、重型胎盘早剥引发的 DIC，因促凝物质对子宫壁的刺激和发生在宫壁内微血管的栓塞与出血，均可减低子宫的收缩力，加重子宫出血
- 此种出血，注射宫缩剂和按压子宫，或宫腔内填纱布等措施，非但不能止血，反而将宫壁内的促凝物质挤入母血，加重 DIC
- 结束分娩后，留在子宫壁内的凝血活酶，仍有随血流经下腔静脉入右心和肺循环的可能，故在子宫出血不能控制时，需创造条件及早切除子宫

【预防措施】

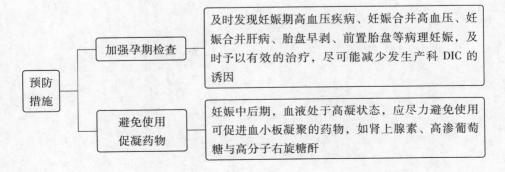

预防措施

- 加强孕期检查 — 及时发现妊娠期高血压疾病、妊娠合并高血压、妊娠合并肝病、胎盘早剥、前置胎盘等病理妊娠，及时予以有效的治疗，尽可能减少发生产科 DIC 的诱因
- 避免使用促凝药物 — 妊娠中后期，血液处于高凝状态，应尽力避免使用可促进血小板凝聚的药物，如肾上腺素、高渗葡萄糖与高分子右旋糖酐

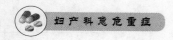

续流程

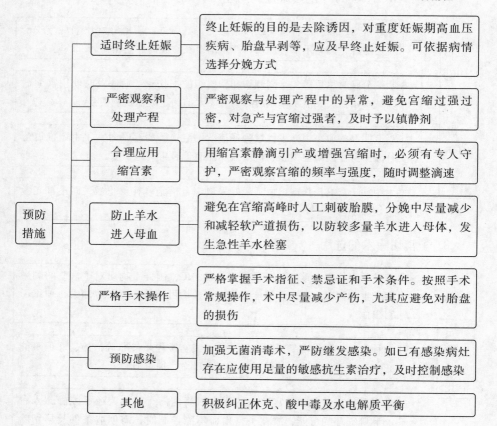

```
                  ┌─ 适时终止妊娠 ──┤ 终止妊娠的目的是去除诱因,对重度妊娠期高血压
                  │                  疾病、胎盘早剥等,应及早终止妊娠。可依据病情
                  │                  选择分娩方式
                  │
                  │  严密观察和       严密观察与处理产程中的异常,避免宫缩过强过
                  ├─ 处理产程 ──────┤ 密,对急产与宫缩过强者,及时予以镇静剂
                  │
                  │  合理应用         用缩宫素静滴引产或增强宫缩时,必须有专人守
                  ├─ 缩宫素 ────────┤ 护,严密观察宫缩的频率与强度,随时调整滴速
                  │
   预防            │  防止羊水         避免在宫缩高峰时人工刺破胎膜,分娩中尽量减少
   措施 ──────────┤─ 进入母血 ──────┤ 和减轻软产道损伤,以防较多量羊水进入母体,发
                  │                  生急性羊水栓塞
                  │
                  │                   严格掌握手术指征、禁忌证和手术条件。按照手术
                  ├─ 严格手术操作 ──┤ 常规操作,术中尽量减少产伤,尤其应避免对胎盘
                  │                  的损伤
                  │
                  │                   加强无菌消毒术,严防继发感染。如已有感染病灶
                  ├─ 预防感染 ──────┤ 存在应使用足量的敏感抗生素治疗,及时控制感染
                  │
                  └─ 其他 ──────────┤ 积极纠正休克、酸中毒及水电解质平衡
```

第十五章 产科休克

　　休克是临床上常见的一种急危重综合征，是机体由于各种严重的致病因素引起的神经-体液因子失调与急性微循环障碍，心排出量降低不能满足机体代谢的需要，导致重要器官广泛细胞缺血、受损为特征的综合征。

　　产科休克是指产科特有的、与妊娠及分娩直接有关的休克。失血性休克占产科休克首位，发生原因多与胎盘和胎儿有关，是产科临床中一项最突出的紧急情况。常因血液循环总量不足，使组织灌注量急剧减少，引起细胞缺氧和代谢障碍，导致重要脏器如心、肾、肺、脑等受到严重损害而死亡，是威胁孕产妇和围生儿生命的重要原因之一。

【休克分类】

　　休克一般分为 5 类：低血容量休克（包括失血性休克和创伤性休克）、心源性休克、神经源性休克、感染性休克、过敏性休克。产科休克以失血性休克为主，其次为感染性休克或其他特殊原因所致的休克。故将产科休克分为失血性和非失血性休克两类。

　　1. 失血性休克

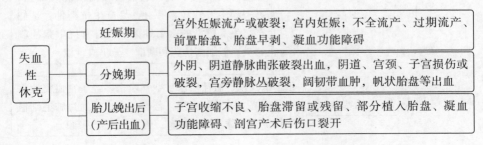

失血性休克	妊娠期	宫外妊娠流产或破裂；宫内妊娠；不全流产、过期流产、前置胎盘、胎盘早剥、凝血功能障碍
	分娩期	外阴、阴道静脉曲张破裂出血，阴道、宫颈、子宫损伤或破裂，宫旁静脉丛破裂，阔韧带血肿、帆状胎盘等出血
	胎儿娩出后（产后出血）	子宫收缩不良、胎盘滞留或残留、部分植入胎盘、凝血功能障碍、剖宫产术后伤口裂开

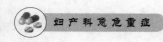

2. 非失血性休克

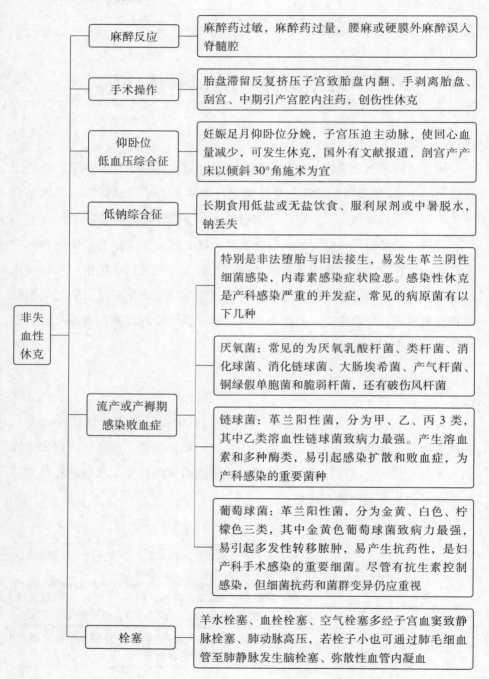

麻醉反应	麻醉药过敏，麻醉药过量，腰麻或硬膜外麻醉误入脊髓腔
手术操作	胎盘滞留反复挤压子宫致胎盘内翻、手剥离胎盘、刮宫、中期引产宫腔内注药，创伤性休克
仰卧位低血压综合征	妊娠足月仰卧位分娩，子宫压迫主动脉，使回心血量减少，可发生休克，国外有文献报道，剖宫产产床以倾斜 30°角施术为宜
低钠综合征	长期食用低盐或无盐饮食、服利尿剂或中暑脱水，钠丢失
流产或产褥期感染败血症	特别是非法堕胎与旧法接生，易发生革兰阴性细菌感染，内毒素感染症状险恶。感染性休克是产科感染严重的并发症，常见的病原菌有以下几种
	厌氧菌：常见的为厌氧乳酸杆菌、类杆菌、消化球菌、消化链球菌、大肠埃希菌、产气杆菌、铜绿假单胞菌和脆弱杆菌，还有破伤风杆菌
	链球菌：革兰阳性菌，分为甲、乙、丙 3 类，其中乙类溶血性链球菌致病力最强。产生溶血素和多种酶类，易引起感染扩散和败血症，为产科感染的重要菌种
	葡萄球菌：革兰阳性菌，分为金黄、白色、柠檬色三类，其中金黄色葡萄球菌致病力最强，易引起多发性转移脓肿，易产生抗药性，是妇产科手术感染的重要细菌。尽管有抗生素控制感染，但细菌抗药和菌群变异仍应重视
栓塞	羊水栓塞、血栓栓塞、空气栓塞多经子宫血窦致静脉栓塞、肺动脉高压，若栓子小也可通过肺毛细血管至肺静脉发生脑栓塞、弥散性血管内凝血

【临床分期】

1. 休克的临床分期

根据发生休克的原因和个人体质的耐受性，休克的程度轻重有所不同，但按微循环病理变化的分期，其表现还是共同的。

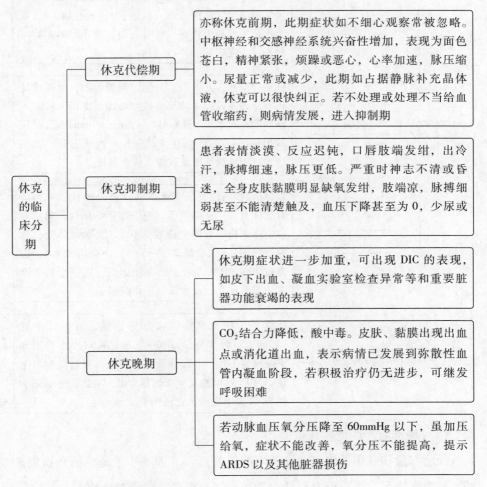

2. 休克的临床监测

（1）临床一般监测

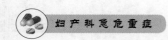

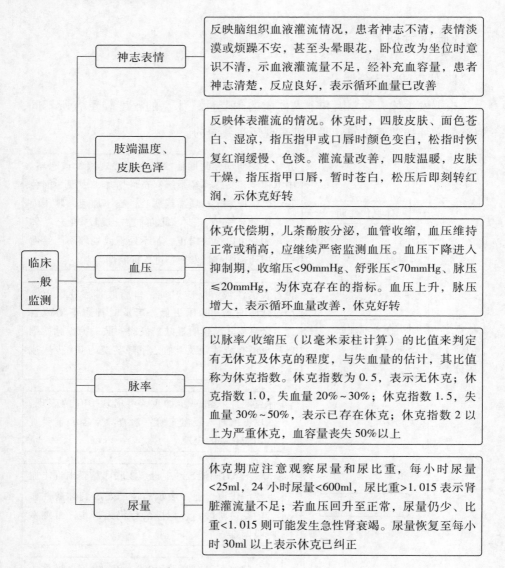

临床一般监测	神志表情	反映脑组织血液灌流情况，患者神志不清，表情淡漠或烦躁不安，甚至头晕眼花，卧位改为坐位时意识不清，示血液灌流量不足，经补充血容量，患者神志清楚，反应良好，表示循环血量已改善
	肢端温度、皮肤色泽	反映体表灌流的情况。休克时，四肢皮肤、面色苍白、湿凉，指压指甲或口唇时颜色变白，松指时恢复红润缓慢、色淡。灌流量改善，四肢温暖，皮肤干燥，指压指甲口唇，暂时苍白，松压后即刻转红润，示休克好转
	血压	休克代偿期，儿茶酚胺分泌，血管收缩，血压维持正常或稍高，应继续严密监测血压。血压下降进入抑制期，收缩压<90mmHg、舒张压<70mmHg、脉压≤20mmHg，为休克存在的指标。血压上升，脉压增大，表示循环血量改善，休克好转
	脉率	以脉率/收缩压（以毫米汞柱计算）的比值来判定有无休克及休克的程度，与失血量的估计，其比值称为休克指数。休克指数为0.5，表示无休克；休克指数1.0，失血量20%~30%；休克指数1.5，失血量30%~50%，表示已存在休克；休克指数2以上为严重休克，血容量丧失50%以上
	尿量	休克期应注意观察尿量和尿比重，每小时尿量<25ml，24小时尿量<600ml，尿比重>1.015表示肾脏灌流量不足；若血压回升至正常，尿量仍少、比重<1.015则可能发生急性肾衰竭。尿量恢复至每小时30ml以上表示休克已纠正

（2）特殊监测严重休克

低血容量和感染性休克，经久不能改善，为了进一步了解病情和血液缺氧、酸中毒情况，需进行血流动力学和血气分析等，以指导治疗。

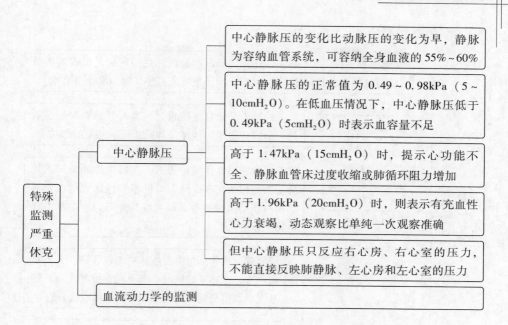

【诊断与鉴别诊断】

1. 低血容量性休克

出血性休克，尤其是由急性出血所致的休克，属低血容量性休克的一种，是最常见的产科休克。

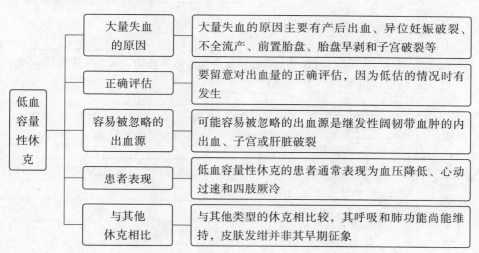

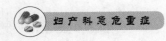

2. 感染性休克

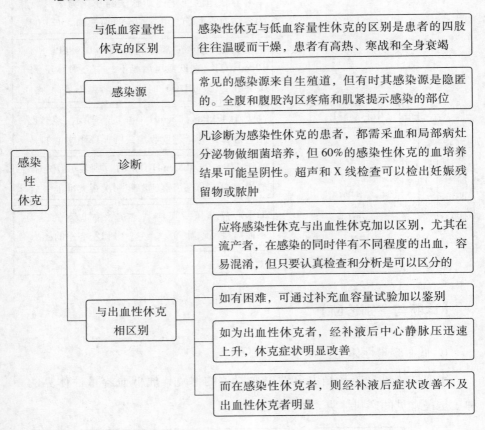

感染性休克

- 与低血容量性休克的区别：感染性休克与低血容量性休克的区别是患者的四肢往往温暖而干燥，患者有高热、寒战和全身衰竭
- 感染源：常见的感染源来自生殖道，但有时其感染源是隐匿的。全腹和腹股沟区疼痛和肌紧提示感染的部位
- 诊断：凡诊断为感染性休克的患者，都需采血和局部病灶分泌物做细菌培养，但60%的感染性休克的血培养结果可能呈阴性。超声和X线检查可以检出妊娠残留物或脓肿
- 与出血性休克相区别：
  - 应将感染性休克与出血性休克加以区别，尤其在流产者，在感染的同时伴有不同程度的出血，容易混淆，但只要认真检查和分析是可以区分的
  - 如有困难，可通过补充血容量试验加以鉴别
  - 如为出血性休克者，经补液后中心静脉压迅速上升，休克症状明显改善
  - 而在感染性休克者，则经补液后症状改善不及出血性休克者明显

3. 过敏性休克

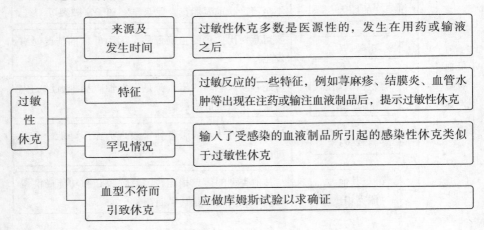

过敏性休克

- 来源及发生时间：过敏性休克多数是医源性的，发生在用药或输液之后
- 特征：过敏反应的一些特征，例如荨麻疹、结膜炎、血管水肿等出现在注药或输注血液制品后，提示过敏性休克
- 罕见情况：输入了受感染的血液制品所引起的感染性休克类似于过敏性休克
- 血型不符而引致休克：应做库姆斯试验以求确证

4. 神经源性休克

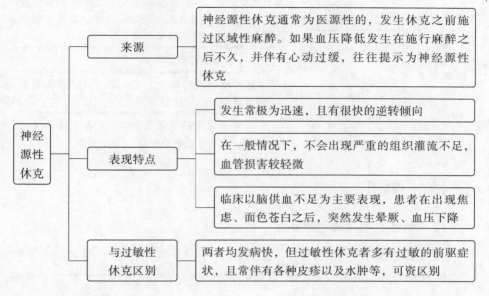

| | 来源 | 神经源性休克通常为医源性的，发生休克之前施过区域性麻醉。如果血压降低发生在施行麻醉之后不久，并伴有心动过缓，往往提示为神经源性休克 |

神经源性休克

- 来源：神经源性休克通常为医源性的，发生休克之前施过区域性麻醉。如果血压降低发生在施行麻醉之后不久，并伴有心动过缓，往往提示为神经源性休克
- 表现特点：
  - 发生常极为迅速，且有很快的逆转倾向
  - 在一般情况下，不会出现严重的组织灌流不足，血管损害较轻微
  - 临床以脑供血不足为主要表现，患者在出现焦虑、面色苍白之后，突然发生晕厥、血压下降
- 与过敏性休克区别：两者均发病快，但过敏性休克者多有过敏的前驱症状，且常伴有各种皮疹以及水肿等，可资区别

5. 心源性休克

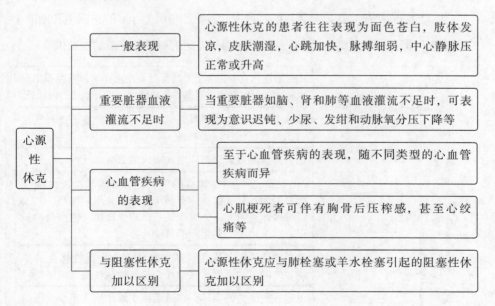

心源性休克

- 一般表现：心源性休克的患者往往表现为面色苍白，肢体发凉，皮肤潮湿，心跳加快，脉搏细弱，中心静脉压正常或升高
- 重要脏器血液灌流不足时：当重要脏器如脑、肾和肺等血液灌流不足时，可表现为意识迟钝、少尿、发绀和动脉氧分压下降等
- 心血管疾病的表现：
  - 至于心血管疾病的表现，随不同类型的心血管疾病而异
  - 心肌梗死者可伴有胸骨后压榨感，甚至心绞痛等
- 与阻塞性休克加以区别：心源性休克应与肺栓塞或羊水栓塞引起的阻塞性休克加以区别

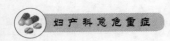

6. 阻塞性休克

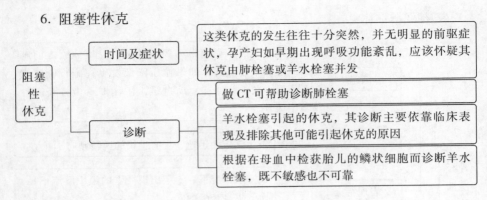

阻塞性休克 ── 时间及症状 ── 这类休克的发生往往十分突然，并无明显的前驱症状，孕产妇如早期出现呼吸功能紊乱，应该怀疑其休克由肺栓塞或羊水栓塞并发

诊断 ── 做 CT 可帮助诊断肺栓塞

羊水栓塞引起的休克，其诊断主要依靠临床表现及排除其他可能引起休克的原因

根据在母血中检获胎儿的鳞状细胞而诊断羊水栓塞，既不敏感也不可靠

【治疗措施】

1. 产科休克治疗的一般原则

一旦发现或产妇发生休克，首要的是立即予以急救，再针对不同类型的休克做特别处理，并对孕妇选定分娩时间和分娩方法。在休克未能完全解脱之前，应对孕妇做严密的监护。

休克的急救措施：在抢救休克的过程中，需要产科医生、麻醉科医生和助产士三者的密切配合。最重要的是应使患者即时得到充足的氧供和有效的血液供应。

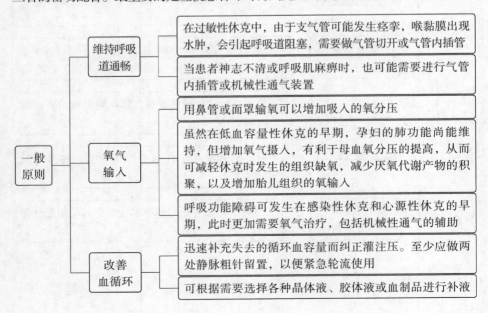

一般原则

维持呼吸道通畅 ── 在过敏性休克中，由于支气管可能发生痉挛，喉黏膜出现水肿，会引起呼吸道阻塞，需要做气管切开或气管内插管

当患者神志不清或呼吸肌麻痹时，也可能需要进行气管内插管或机械性通气装置

氧气输入 ── 用鼻管或面罩输氧可以增加吸入的氧分压

虽然在低血容量性休克的早期，孕妇的肺功能尚能维持，但增加氧气摄入，有利于母血氧分压的提高，从而可减轻休克时发生的组织缺氧，减少厌氧代谢产物的积聚，以及增加胎儿组织的氧输入

呼吸功能障碍可发生在感染性休克和心源性休克的早期，此时更加需要氧气治疗，包括机械性通气的辅助

改善血循环 ── 迅速补充失去的循环血容量而纠正灌注压。至少应做两处静脉粗针留置，以便紧急轮流使用

可根据需要选择各种晶体液、胶体液或血制品进行补液

常用晶体液是平稳液，如生理盐水和乳酸钠林格溶液等。

补液的种类

- 晶体液
  - 优点：可以较快进入组织，有利于休克细胞的电解质平衡和细胞代谢紊乱的恢复。乳酸盐可在肝脏中代谢为碳酸氢盐而纠正酸中毒
  - 缺点：不能在血管床长时间保留而维持作用时间短

- 胶体液
  - 常用的胶体液有右旋糖酐、血浆、白蛋白及血浆代用品等，它们可以使微循环内的胶体渗透压增加和血容量得到扩充。由于肢体液在血管中的保留时间长，作用较为持久
  - 中分子右旋糖酐扩容效果较好，在血管内可留存约24小时，但不宜用于感染性休克
  - 低分子右旋糖酐不仅可以做血容量的补充，并可降低血液的黏稠度、避免红细胞和血小板的积聚而改善循环。但大量输入低分子右旋糖酐会使血浆内纤维蛋白含量下降而引发出血倾向
  - 有报道将低渗盐水用于出血性休克的抢救，理论上输入低渗盐水的好处是用液量小而扩容量作用大，但其临床有效性和安全性尚待进一步证实

- 血制品
  - 血浆和血浆代用品均可通过增加胶体渗透压而起补充和维持血容量的作用
  - 新鲜冻干血浆内含有较多凝血因子，对伴有凝血机制障碍者尤为适用
  - 血液是用于补充血容量的最理想液体，既可扩充血容量，又可提高机体运氧能力，但并非任何情况下都需要输血，例如当血细胞比容较高时，应输血浆或血浆代用品，全血输入有时可引起输血反应
  - 在输血时应注意防止由输血引起的酸中毒、高血钾或枸橼酸盐中毒
  - 白蛋白和其他血制品如冷沉淀物等，虽然效用专一，但价格较高，并需注意其引发过敏反应和传播感染的潜在危险性

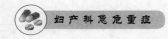

2. 产科休克不同类型的特别处理

（1）低血容量性休克

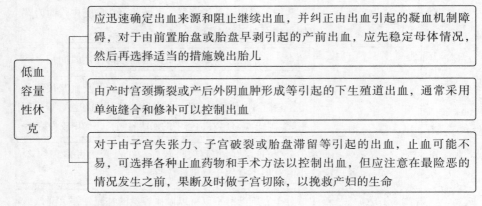

低血容量性休克	应迅速确定出血来源和阻止继续出血，并纠正由出血引起的凝血机制障碍，对于由前置胎盘或胎盘早剥引起的产前出血，应先稳定母体情况，然后再选择适当的措施娩出胎儿
	由产时宫颈撕裂或产后外阴血肿形成等引起的下生殖道出血，通常采用单纯缝合和修补可以控制出血
	对于由子宫失张力、子宫破裂或胎盘滞留等引起的出血，止血可能不易，可选择各种止血药物和手术方法以控制出血，但应注意在最险恶的情况发生之前，果断及时做子宫切除，以挽救产妇的生命

（2）感染性休克

成功抢救感染性产科休克的关键是根除感染，可以根据具体情况选用药物或手术方法去除感染源。感染性休克使血管扩张和心肌抑制，故通常需用血管活性药，支持血管运动张力和增加心脏收缩，以改善微循环，预防并发症的发生。感染灶内细菌的生长、繁殖及其产生的毒素是感染性休克的根源，在消除感染灶之前，宜先以抗生素控制感染，使之局限化。

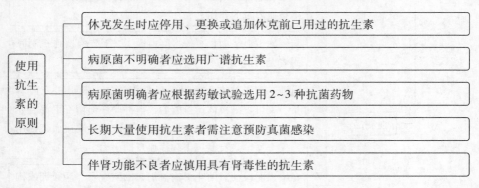

使用抗生素的原则	休克发生时应停用、更换或追加休克前已用过的抗生素
	病原菌不明确者应选用广谱抗生素
	病原菌明确者应根据药敏试验选用2~3种抗菌药物
	长期大量使用抗生素者需注意预防真菌感染
	伴肾功能不良者应慎用具有肾毒性的抗生素

对革兰阳性细菌感染宜选用的药物。

对革兰阳性细菌感染宜选用的药物	对革兰阳性细菌感染，宜选用青霉素族抗生素
	对青霉素过敏或革兰阳性菌、厌氧菌感染，则可选用庆大霉素、头孢菌素、甲硝唑、红霉素
	疗效不明显者可选用其他高效抗菌药物，如头孢哌酮（先锋必）、氧氟沙星（氟嗪酸）等

关于感染灶：

感染灶	感染灶的血液供应较差，抗菌药物难以抵达病灶发挥效用，因此及时清除感染灶是抢救产科休克的重要一环。应在休克得到基本控制后，及时清理、引流感染灶
	一般不难发现位于盆腔、宫腔、腹腔的产科感染灶，手术时机和范围需视病况而定
	宫腔内感染应于大剂量使用抗生素及病情稳定之后，钳出宫腔内容物，而不必彻底清宫，也不可挤压子宫，以免感染扩散蔓延。待基本情况好转之后再做第二次清宫术
	对于盆腔、腹腔内脓肿或宫腔积脓者，或经初步抗感染及清理宫内感染后无明显改善者，则应及时做子宫切除术或脓肿切开引流术
	通常不提倡做负压引流，这是因为休克患者容易发生弥散性血管内凝血，负压引流可能会使腹腔内出血更趋恶化。如孕妇有绒毛膜羊膜炎发生，应及时结束分娩

虽然感染性产科休克中，一般并无直接的血液丢失，但由于微循环淤滞，毛细血管通透性增加，大量液体反向渗入到组织间隙，会引起血容量下降、血黏稠度增加，并会有红细胞凝聚。致病菌的内毒素可吸附血小板引起血小板凝聚和启动凝血过程，故很容易导致弥散性血管内凝血的发生。因此进行液体补充，借以降低血细胞比容及血液黏稠度。如果单用液体补充效果不明显，动脉压仍低于60mmHg，则需用血管活性药。

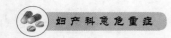

血管活性药	首选的血管活性剂是多巴胺，一般可用 $2\sim5\mu g/(kg\cdot min)$ 静脉输入，既可扩张内脏小血管，又可兴奋心脏，故可提高组织灌流量
	如果多巴胺不能奏效，则可选异丙肾上腺素和地高辛
	皮质激素可抑制细菌内毒素所引起的全身组织中毒，保护细胞膜和细胞内亚细胞结构，防止细胞的非特异性损伤，还可保护血管内皮，阻滞凝血过程启动。改善血液循环，并可增强血管平滑肌细胞对肾上腺素类药物敏感性
	应用异丙肾上腺素前先用泼尼松龙静脉推注，可增强异丙肾上腺素的扩血管作用，但到目前为止，尚未有充分证据证明这类皮质激素制剂的应用可以提高感染性休克的生存率

（3）过敏性休克

处理过敏性产科休克主要是逆转血管扩张和支气管痉挛，寻找、证实和去除致敏源。

| 过敏性休克 | 首选 0.1%肾上腺素溶液 0.3~0.4ml 肌内注射，视需要间隔 5~10 分钟做重复注射 |
| | 如上述注射无效，则可改用在心脏监护下，继以 0.1%肾上腺素 0.1~0.2ml，稀释于 10ml 生理盐水中做缓慢静脉注射。肾上腺素兼具激动 α 和 β 两种受体的作用。兴奋 α 受体可引起血管收缩而改变血液循环，兴奋 β 受体引致支气管松弛 |

抗组胺药物例如苯海拉明，通过与组胺竞争靶细胞受体可抑制 IgE 释放而对抗过敏反应，可应用 60~80mg 缓慢静脉注射或肌内注射。

甲基黄嘌呤制剂例如氨茶碱，为强效的支气管松弛剂，但同时具有血管扩张作用，可能加重低血压状态，故仅在用肾上腺素或抗组胺药减轻支气管痉挛的效果不显著，而患者的血压经抢救已获稳定后，才考虑应用氨茶碱，使用时可用 250mg 溶于 10~20ml 生理盐水中静脉注射，5 分钟内注毕。

（4）神经源性休克

由脊髓阻断引起的神经源性产科休克的基本处理。

基本处理

- 应用血管加压剂以逆转血管运动张力的丧失
- 如呼吸肌也产生麻痹，则需用机械通气装置，以便保持呼吸道通畅和氧气吸入
- 血管加压药的治疗宜选用麻黄碱，因为其不会引起子宫、胎盘血管的收缩而导致该器官缺血
- 如果麻黄碱效果不显著，则需改用其他更强的血管加压药

（5）心源性休克

心源性休克

- 心源性产科休克常继其他类型的休克而发生。应注意维持血压，以保证重要脏器（包括心脏本身）的血流灌注
- 因而可应用多巴胺、间羟胺与多巴酚丁胺等
- 需纠治心律失常，补充血容量和应用血管扩张剂，必要时应用合适的强心苷

（6）阻塞性休克

阻塞性休克

- 发生由肺栓塞引起的阻塞性休克患者，应立即取左侧头低卧位，以避免肺小动脉栓塞进一步加重
- 有条件者应置入高压氧舱，既能纠正缺氧，又可增加周围环境和肺内压力，减轻栓塞程度
- 若无高压氧舱设施，可予正压供氧
- 患者有烦躁不安现象出现时，可给予吗啡镇痛使患者镇静，减轻肺动脉高压，解除支气管反射性痉挛，预防右心进一步衰竭
- 对于由羊水栓塞引起的产科休克，处理关键是解除肺动脉高压和改善循环
- 一旦有出血倾向，便应立即使用肝素做抗凝治疗

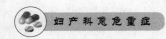

3. 选择分娩时间和分娩方式

发生休克时，由于子宫-胎盘血流减少而导致胎儿产生窘迫是颇为常见的。虽然立即分娩可避免胎儿死亡，但也可能进一步加重母体的休克状态。

分娩时间和方式的选择	首先应考虑母体的利益。母体情况如得到稳定，也有助于胎儿状况的改善
	经抢救休克，母体状况获得稳定之后，如果胎儿仍然存活，尤其是对产前出血和宫内感染的孕妇，剖宫产为常选的分娩方式
	对某些可逆的状况，例如麻醉诱导的低血压和过敏性休克，在母儿双方情况均获稳定后，可以考虑允许阴道分娩
	如果胎儿已死宫内，而延长妊娠期所带给母体的危害性低于立即做剖宫产时，则宜选用阴道分娩

4. 特别监护

特别监护	产科休克患者经抢救复苏后，应该留于重点监护病房做严密观察
	定时进行血压、脉搏、中心静脉压测定。在进行补液期间要做尿量记录。必要时测定肺毛细血管楔压
	应使用心脏监护仪持续监测心律，宜用血氧计持续监测肺功能
	定时做动脉血氧分析，血浆和尿中的尿素、肌酐和电解质测定